Psychotherapie: Praxis

Die Reihe Psychotherapie: Praxis unterstützt Sie in Ihrer täglichen Arbeit – praxisorientiert, gut lesbar, mit klarem Konzept und auf dem neuesten wissenschaftlichen Stand.

Volker Münch

Krise in der Lebensmitte

Perspektiven der analytischen Psychologie für Psychotherapie und Beratung

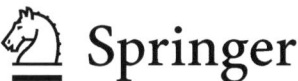 Springer

Volker Münch
Psychologische Praxis
München

ISBN 978-3-662-47984-1   ISBN 978-3-662-47985-8 (eBook)
DOI 10.1007/978-3-662-47985-8

Die Deutsche Nationalbibliothek verzeichnet diese Publikation in der Deutschen Nationalbibliografie;
detaillierte bibliografische Daten sind im Internet über ► http://dnb.d-nb.de abrufbar.

Umschlaggestaltung: deblik Berlin
Fotonachweis Umschlag: © Ingram Publishing / thinkstock
Satz: Crest Premedia Solutions (P) Ltd., Pune, India

Gedruckt auf säurefreiem und chlorfrei gebleichtem Papier

Springer-Verlag ist Teil der Fachverlagsgruppe Springer Science+Business Media
(www.springer.com)

Dank

Gedankt sei beim Zustandekommen dieses Buches zuallererst den Teilnehmern von Seminaren am C. G. Jung-Institut München, bei den Psychotherapiewochen in Lindau, meiner Kollegin B. Gollwitzer, mit der ich ein erstes Seminar zu diesem Thema leiten durfte, L. Otscheret, die mich stets ermunterte, meine Gedanken auch öffentlich zu machen. Dank gebührt auch den hilfreichen Kommentaren meiner Erstleser J. Weimer und B. Freyer; auch B. Gollwitzer, H. Borstel und C. Makowski sei herzlich gedankt, und – last, but not least den Lektorinnen M. Radecki, L. Burato und C. Bier, die dieses Buch von Beginn an hilfreich und ermunternd begleitet und betreut haben.

Vorwort

Spätestens seit die Lebenserwartung ständig steigt, das Rentenalter in weite Ferne zu rücken scheint, die Massenkultur die Unterschiede zwischen den Lebensaltern hilft zu verwischen, begegnet man immer wieder dem Versuch einer Neudeutung dessen, was man im Alltagssprachgebrauch meist die »midlife-crisis« nennt, als gäbe es eigentlich schon eine allgemeinverbindliche Definition. Inwiefern diese Krise vielleicht auch Ausdruck unserer postmodernen Verhältnisse und Befindlichkeiten sein könnte, soll hier näher untersucht werden. Anknüpfen will dieses Buch damit auch an eine diesbzgl. Arbeit von Dieckmann (1971, ▶ Kap. 1), der allerdings notgedrungen den damals geltenden gesellschaftlichen Normen Tribut zollte, auch wenn er bereits versuchte, den Aufbruch in die Postmoderne in seine Überlegungen einzubeziehen.

Die Widersprüche des Lebens In der Krise der Lebensmitte, so man sie so nennen will, spiegeln sich die Widersprüche und Faktizitäten des Lebens selbst in kondensierter Weise wider. Aufbau und Abschied, Werden und Vergehen, Bewahrung und Neuanfang sind nur scheinbar Widersprüche, logisch sind sie das oft nicht. Vielmehr scheinen sich diese Prozesse gegenseitig zu ergänzen und zu befruchten. Das Thema der Lebensmitte ist ein so umfassendes, da hier alle zentralen Themen unseres Lebens zur (Neu-)Verhandlung kommen.

Rückschau auf halbem Wege Ist man »auf halbem Wege«, wie Dante es so treffend beschrieben hat, erscheint einem vieles veränderungsbedürftig, man hält Rückschau, man beginnt, den Rest der Lebenszeit bewusster zu planen. Doch wie kann man die Veränderungen, die einem oft scheinbar nur zustoßen, einem geschehen, als Ausdruck psychologischer Vorgänge verstehen, welche Rolle spielt dabei überhaupt die Psyche? Geht es nur darum, irgendwie damit klar zu kommen, dass man nun mal älter wird? Dass die Thematik etwas vielschichtiger ist und damit auch faszinieren kann, soll ebenfalls in diesem Buch deutlicher werden. In einer sowohl für Fachleute, also Therapeuten und Ärzte interessanten, als auch für Fachfremde lesbaren Weise sollen vor allem solche psychologischen Konzepte und Theorien vorgestellt werden, die auf der Tradition der Analytischen Psychologie C. G. Jungs fußen. Dieser gilt selbst als Ur-Begründer einer Psychologie der Lebensmitte, nachdem er seine eigene Lebensmittekrise in einer höchst kreativen und dennoch systematischen Weise verarbeitete, sodass sich daraus eine ganze Psychologie entwickelte. Die von dieser Psychologie inspirierten Gedanken können sowohl auf die eigene Lebensgeschichte wie die Arbeit mit Patienten angewandt werden. Es geht in der Analytischen Psychologie nicht um eine Ordnung von »hier krank - dort gesund«, sondern um das Kontinuum und die Vielfalt des menschlichen psychischen Lebens. Der Schwerpunkt der theoretischen Annahmen wird also, ganz analog dem Arbeitsschwerpunkt des Autors, im Bereich jungianisch-analytischer Konzepte liegen.

Der Blick auf die Ressourcen In dieser Sicht geht es um die großen Lebensthemen, weniger um Pathologisches, mehr um die Ressourcen des Menschen, der erstaunliche Fähigkeiten zeigt, wenn es darum geht, mit Traumata und kollektiven Katastrophen fertig zu werden und weiterzuleben. Die zentrale Frage eines jungianischen Therapeuten ist zudem die, wie das Leben eines Patienten »gemeint« sein könnte. Wo lebt dieser »an sich vorbei«, zeigt in seinen Symptomen, dass er Schwierigkeiten hat, »zu sich zu kommen«, »mit sich ins Reine zu kommen«? Wir kennen viele Ausdrücke für die als beglückend erlebte Übereinstimmung mit uns selbst, erreichen können wir sie oft nur für Augenblicke. Dennoch bildet diese Denkfigur den Hintergrund für den oft großen Veränderungsdruck, der viele in der Lebensmitte begleitet. Lange Verdrängtes setzt sich mit Macht in Szene, unterdrückte Wünsche brechen sich Bahn, es ist nicht mehr so leicht, das zu übersehen, was im eigenen Leben fehlt. Aufgrund der großen Vielfalt der Probleme und Situationen in der Lebensmitte kann es naturgemäß keine allgemeingültigen Rezepte oder Empfehlungen geben. Ich werde mich darum dem Thema der Lebensmittekrise von verschiedenen Seiten nähern, es umkreisen und hoffentlich einige Anregungen geben können, die sich für die psychotherapeutische Praxis nutzbringend umsetzen lassen, aber auch für den psychologischen Laien anregend sein mögen.

Keine Frage der Technik   Dabei geht es mir nicht um die Vermittlung von Techniken, sondern einer Haltung. Das liegt daran, dass ich der Ansicht bin, dass psychotherapeutische Kompetenzen sich nur zum Teil als Handwerk erlernen lassen, zum anderen sind sie immer das »Kunstwerk« der individuellen, reflektierenden Begegnung zweier Menschen. Ähnlich wie die Krise der Lebensmitte gemeistert werden kann, wenn nicht in einen vorschnellen und übertriebenen Aktionismus geflüchtet wird, sondern die Dinge in Ruhe untersucht und auf ihr Wesen hin angeschaut werden, so ist ein therapeutischer Prozess nicht nur nicht machbar, nicht planbar, sondern in seinem Ausgang ungewiss. Sicher ist in der Sicht der analytischen Psychologie lediglich, dass allein der Patient die Antwort weiß, er weiß sie bloß noch nicht.

Bedeutung der korrigierenden emotionalen Erfahrung   In diesem Punkt hat sich heute die klassische Psychoanalyse der Sichtweise von Jung und seinen Nachfolgern angenähert: therapeutischer Erfolg wird mehr mit einer gelingenden therapeutischen Beziehung, einer impliziten, korrigierenden emotionalen Erfahrung in Zusammenhang gebracht als nur mit bewusster Einsicht aufgrund einer Deutung und expliziter Überwindung der Abwehr. Dass eine solche Therapie genügend Zeit braucht, dies untermauern auch neueste neurowissenschaftliche Untersuchungen, die die Neubildung von Neuronen in zentralen Hirnregionen nachgewiesen haben. Auch die Krise der Lebensmitte kann, mit oder ohne Inanspruchnahme von fachlicher Unterstützung, ein lang andauernder Prozess sein. Meist sind es mehrere Jahre bis zu einem Jahrzehnt, die die Krise der Lebensmitte währen kann.

Abhängigkeits-Autonomie-Konflikt   Noch eine wichtige Vorbemerkung: beim Blick auf das Inhaltsverzeichnis könnte einem der Gedanke kommen, dass die »Krise der Lebensmitte« ein Sammelbegriff für die unterschiedlichsten psychologischen Theorien, Begriffe und Konzepte zu sein scheint. Das liegt daran, dass jungianische Psychoanalytiker die Krise der Lebensmitte als Kulminationspunkt der uns lebenslang beschäftigenden Konflikte, vor allem der verschiedenen Formen des Abhängigkeits-Autonomie-Konflikts, verstehen. Dass dabei wie nebenbei viele Aspekte unseres Lebens zur Erwähnung kommen müssen, die nicht immer in direktem Zusammenhang mit der »midlife-crisis« stehen müssen, versteht sich von selbst.

Vielschichtigkeit des Themas   Es ist also keine Beliebigkeit am Werk, sondern mein Wunsch, auf diese Weise die Komplexität des Geschehens sichtbar werden zu lassen. Dies geschieht hoffentlich nicht auf Kosten der Verständlichkeit, erschwert vielleicht zuweilen die Übersicht, soll aber am Ende einer Annäherung an das Thema dienen. Jeder möge sich die Aspekte auswählen, die am ehesten den eigenen Erfahrungen entsprechen. Denn schließlich, so wird deutlich werden, verläuft eine Krise der Lebensmitte trotz aller Konzepte und Schemata, die man anzuwenden versucht sein mag, immer äußerst individuell; das liegt sozusagen in der Natur gerade dieser »Sache«. So wird sich mit diesem Buch, so hoffe ich, auch die angedeutete Perspektive einer manchmal mehrjährigen, allmählichen »Wandlung« erschließen. Obwohl manches zur Lebensmitte sich »Knall auf Fall« zu ereignen scheint, sind die daraus entstehenden Veränderungs- und damit auch Umgewöhnungsprozesse trotzdem langwierig und oft subliminal, nur wenig präsent. Wie man zu all diesen Einschätzungen kommen kann, dazu nun mehr.

Persönliches   Dieses Buch will mit seiner direkten Ansprache die Person des Therapeuten selbst ansprechen und spricht oft eher von »uns« als von fremden Anderen, also etwa Patienten. Hierdurch kommt auch die Grundannahme zum Tragen, dass wir Therapeuten selbst die Themen unserer Patienten und Patientinnen ausreichend kennen gelernt haben müssen, denn was liegt näher als die eigene Erfahrung. Mit wenig Phantasie ist jeder Gedankengang somit auch auf Klienten und Patienten anwendbar. Mir liegt jedoch viel an der Selbst-Erfahrung des Lesers. Schließlich möchte ich die unvermeidliche Frage aufgreifen, was das Lebensalter des Autors mit dem Thema zu tun hat und ob er die Lebensmittekrise schon hinter sich hat … Natürlich haben Sie recht! Und – selbstverständlich hat die Bevorzugung des männlichen Artikels nur den Vorteil der größeren Geläufigkeit, was sich hoffentlich günstig auf die Lesbarkeit auswirkt. Dies sollte aber Leserinnen in keinster Weise abschrecken: Die Seele beinhaltet in jedem Fall, so C. G. Jung, feminine und maskuline Aspekte gemeinsam, unabhängig von der Frage, welchem biologischen Geschlecht man angehört.

Viel Neugier und Freude beim Lesen!

Volker Münch
München, Herbst 2015

Vita

Volker Münch, geb. 16.7.1964 in Gießen, Studium der Psychologie in Gießen, Ausbildung zum Psychoanalytiker bei der Münchner Arbeitsgemeinschaft für Psychoanalyse und am Jung-Institut München, niedergelassen in eigener Praxis seit 2005. Dozent an den C. G. Jung-Instituten München und Stuttgart, an der Ludwig-Maximilians-Universität München sowie bei den Psychotherapiewochen Lindau, Vortragstätigkeit national und international. Veröffentlichungen in der Zeitschrift »Analytische Psychologie« zu den Themen Intersubjektive Wende, Digitale Medien, Buch- und Filmrezensionen.

Inhaltsverzeichnis

Serviceteil

Was ist eine »midlife-crisis«? – Einige Definitionsversuche als Einstieg

Volker Münch

V. Münch, *Krise in der Lebensmitte*, Psychotherapie: Praxis,
DOI 10.1007/978-3-662-47985-8_1, © Springer-Verlag Berlin Heidelberg 2016

Über allen Gipfeln ist Ruh
In allen Wipfeln spürest Du
Kaum einen Hauch
Die Vögelein schweigen im Walde.
Warte nur! Balde
Ruhest Du auch.
(J. W. v. Goethe; im Alter von 31 Jahren)

Als Einstieg werden sowohl die offiziellen wissenschaftlichen Definitionsversuche des Begriffs »midlife crisis« beschrieben als auch einige grundlegende Konzepte von Jung und seinen Nachfolgern skizziert. Die später zitierten Autoren werden vorgestellt und ihre Konzepte kurz erwähnt. Die nur angerissenen Definitionen lassen vieles offen; wir nähern uns im folgenden Kapitel diesem Midlife-Thema, indem wir auf dessen vielfältige Erscheinungsformen eingehen. Erst danach werden diese Aspekte vor dem Hintergrund der Autoren genauer untersucht. Die Position des Autors ist dabei die eines Vermittlers, der den Strauß der Interpretationsmöglichkeiten präsentieren will und die Vorteile und auch die Ergänzungsbedürftigkeit der je einzelnen theoretischen Idee herausstellen möchte.

Auf Wikipedia wird die »Mittlebenskrise« als Zustand der Unsicherheit im Lebensabschnitt von »ca. 30 bis Anfang 50 Jahren« beschrieben (Wikipedia 2015). Der Begriff stamme von der Amerikanerin Gail Sheehy, die das Buch »In der Mitte des Lebens« (Sheehy 1982) veröffentlicht habe. Die Alltagsverwendung ziele stark auf das männliche Geschlecht ab, wohingegen eine Krise bei Frauen eher mit den Veränderungen der Menopause verbunden würde. Betroffene berichteten von Stimmungsschwankungen, Grübeleien, Unzufriedenheit mit dem bisher Erreichten (»das soll alles gewesen sein?«). Sofern sich keine psychische Krankheit entwickle, gingen die Menschen aus diesem Lebensabschnitt gestärkt, gereift und bewusster lebend hervor.

Trennungs- und Verlusterfahrungen Ursachen für die »midlife-crisis« seien vor allem das veränderte Zeiterleben, das damit verbundene Bewusstwerden der eigenen Historizität, Trennungs- und Verlusterfahrungen (Kinder verlassen das Haus, Eltern sterben, das körperliche Altern wird spürbar, Arbeitsplatzverlust und Partnertrennung sind häufig). Durch diese Ereignisse wird eine verstärkte Suche nach »Sinn« angestoßen. Dem norwegisch-amerikanischen Psychoanalytiker Erik Erikson (Erikson 1973) zufolge werden in diesem Lebensalter die Konfliktfelder »Intimität vs. Isolation«, »Generativität vs. Selbstabkapselung« sowie »Ich-Integrität vs. Verzweiflung« für das hohe Alter maßgebend. Es soll aber im weiteren gezeigt werden, dass eine allzu schematisch verstandene Abfolge von Lebensphasen nicht der vielfältigen Lebensrealität entspricht. Die Annahme von Phasen kann aber helfen, die richtigen Fragen nach den Konflikten zu stellen, die sich typischerweise ereignen.

Das Rote Buch   Der »Postjungianer« Andrew Samuels (Samuels 1989) verweist auf die von C. G. Jung persönlich stammende Annahme, dass der Übergang von der ersten zur zweiten Lebenshälfte häufig mit Problemen einhergeht, was auch gehäuft zu psychischen Krisen führen kann. Zu Jungs Zeit, oder sollte man besser sagen, in seinem Leben, betraf dies die Zeit zwischen 38 und 45 Jahren. Samuels stellt nun in seiner Übersicht über »Jung und seine Nachfolger« diesen scheinbar feststehenden Satz Jungs infrage und erklärt ihn als Verallgemeinerung seiner Krise eben ab dem 38. Lebensjahr, von 1913–1916, nach dem Bruch mit Freud. Was Jung dabei erlebte, ist eindrücklich im 2009 erschienenen Werk »Das Rote Buch« (Jung 2009) dokumentiert. Nach einer anderen Formulierung von Jung endet das Jugendalter (!) mit eben 35–40 Jahren, um in die Lebensmitte überzugehen und später dem Alter zu weichen. Jung hat damit zwar die Grundlage für die Beschäftigung mit der Lebensmitte gelegt, es hat aber durchaus vieler Ergänzungen bedurft. Eine dieser Ergänzung ergibt sich aus der Kritik an der Vorstellung einer rein introvertierten, also nach innen gerichteten Individuation nach der Lebensmitte.

Introvertierte Individuation Bekannt ist die Idee, dass man (Mann?) sich bis zur Lebensmitte mehr mit dem Außen der Welt, dem Aufbau einer konkreten Realität in Beruf und Familie beschäftigt, um sich danach mittels einer Verschiebung, und hier wird es wichtig, hin zu einer »introvertierten Individuation« zu bewegen. Dies steht nach Neumann (1963) mit der Entwicklung der sog. Ich-Selbst-Achse in Zusammenhang. Dies geschehe, so die damals vorherrschende Ansicht und Praxis, in Abwendung vom interpersonellen hin zur Konzentration auf das Intrapsychische des Individuums. Nach Braun (2004, S. 429) geht es Jung »um die Befreiung des Helden-Ich von der Mutter, also um Ich-Differenzierung … und um die Entwicklung stabiler Ich-Funktionen, die für die Auseinandersetzung mit den Inhalten des kollektiven Unbewussten offenbar notwendig sind«.

Die Bilderwelt der Schöpfungsmythen Braun zufolge (Braun 2004) hat Jolande Jacobi als Erste den Begriff der Individuation von der Biologie auf das gesamte psychische menschliche Leben ausgedehnt. Die erste Lebenshälfte stehe im Zeichen der Ich-Bildung, wie dies auch in den Schöpfungsmythen abgebildet sei. Grundannahme der Jung'schen Psychologie dahinter ist, dass sich in Mythen und Erzählungen psychische Inhalte ablagern und kondensiert und verallgemeinernd zur Darstellung kommen. Mythen erzählen also von »psychischer Wahrheit«. In der zweiten Lebenshälfte dann, die durch eine »Nachtmeerfahrt«, – ein Bild, das auf die Fahrt des altägyptischen Sonnengottes Re durch die Unterwelt verweist –, eingeleitet werde, gehe es um die Herstellung einer verbesserten Ich-Selbst-Beziehung, wobei das Jung'sche Selbst als steuernde innere Instanz der Persönlichkeit angenommen wird, die größtenteils bereits zu Beginn des Lebens als vorhanden vorausgesetzt wird (Braun 2004). Wichtig ist es an dieser Stelle festzuhalten, dass die damalige Tiefenpsychologie aufgrund ihrer bahnbrechenden Befunde zunächst zu sehr auf das Intrapsychische konzentriert blieb und sich nicht besonders viel mit der Realität des Interpersonellen und des Sozialen beschäftigte. Dies ist inzwischen nachgeholt worden.

> **Nachtmeerfahrt**
>
> Jung nannte die Zeit einer psychischen Krise, die oft mit einer Regression, also einem Rückfall auf frühere, ursprünglich kindliche Erlebensweisen einhergeht, in Anlehnung an eine Vorstellung aus der Zeit der ägyptischen Pharaonen eine »Nachtmeerfahrt«. In der altägyptischen Legende bewegt sich ein Verstorbener auf dem Weg der versunkenen Sonne durch die dunklen Wasser (ein Symbol für das Unbewusste). Untergang und Tod, also Krise, ist damit symbolisch die Voraussetzung für Wiedergeburt und somit Heilung.

Die Lebensmittekrise ist keine Krankheit Die Krise der Lebensmitte ist keine Krankheit, sondern eine besonders bei narzisstischen Menschen sich an Dynamik und Intensität vermehrt ausbildende psychische Bewegung oder Lebensphase, deren Durchleiden und Bewältigt-Werden im günstigen Fall neue kreative Kräfte freisetzen und integrieren hilft, im ungünstigen Fall zu einer frühen Erstarrung und Rigidität führen kann. Dann werden noch dauerhafter und noch weniger veränderbar unbewältigte Ängste konserviert. Sicher gibt es immer fließende Übergänge zu Pathologien besonders der Selbstentwicklung. Der Fokus dieses Buches liegt darauf, zu zeigen, dass das Konzept einer Krise der Lebensmitte durchaus kein verstaubtes der Vergangenheit ist, vorausgesetzt, es wird ausreichend durchlüftet. Insbesondere die heute veränderten gesellschaftlichen Verhältnisse, die Rolle der Geschlechter, die neuen Medien, ein gewandelter Blick der Menschen auf sich selbst müssen in die Überlegungen darüber einbezogen werden, wie sich eine Lebensmittekrise zu Anfang des 21. Jahrhunderts in einem westlichen Land anfühlen kann und welche Einflussgrößen heute im Wechselspiel zwischen gesellschaftlichem und persönlichem Wandel eine Rolle spielen.

Lebensmitte zunehmend komplexer Die Aktualität des Konzeptes wird dadurch unterstrichen, dass die Krise der Lebensmitte ein zunehmend komplexer werdendes Geschehen ist. Es findet sich in sicherlich vielfältigen Ausprägungen, die im Folgenden thematisiert werden sollen. Zusammenfassend könnte man zunächst eher nüchtern formulieren:

>> **Die Krise der Lebensmitte kann verstanden werden als**
> a. **normaler kompensierender Vorgang angesichts des Alterungsprozesses oder**
> b. **problematisch zugespitzter Vorgang bei präexistierenden frühkindlichen Störungen im Bereich Narzissmus, Selbstempfindung, Beziehungsstörungen.**

Uns soll allerdings auch ein Blick interessieren, wie ihn der Jung'sche Psychoanalytiker Helmut Remmler auf die Lebensmitte geworfen hat. Er spricht davon, dass wir dann in die Lage kommen können, das Leben so zu betrachten: »Der Tod wird nicht als Ende des Lebens gesehen, sondern als sein Ziel.« (Remmler 1998, S. 214) und »Erst nach der Lebenswende erlebe ich …, dass angesichts der Wirklichkeit des Todes meine Zukunftspläne auf das rechte Maß eingestellt werden.« (ebd., S. 216).

Vorausschau Wir werden in den nächsten Kapiteln auch auf die Ansätze von Murray Stein, Marie-Louise von Franz oder James Hillman zu sprechen kommen, die sich alle auf die Lebensmitte beziehen. Die Konzepte des »Puer« und des »Senex« sowie die These der Liminalität zur Lebensmitte werden uns begleiten. Sie sollen Modellvorstellungen sein, die die psychischen Prozesse und Wandlungsvorgänge besser verständlich machen. Im gleichen Sinn sollen die Erzählungen der Odyssee und des Sisyphosmythos' herangezogen werden, um die epochenunabhängige Qualität der Midlife-Fragen hervorzuheben. Gleichzeitig wird darüber natürlich ein bestimmtes Bild der Psyche transportiert, wie es sich in jungianischen Theorien und Ansätzen wiederfindet. Die Hauptstränge des Buches werden nach einem kursorischen Anreißen verschiedener relevanter Themenbereiche im Bedeutungszusammenhang der »midlife-crisis« die o. g. Konzepte von Postjungianern sein, die Jungs Ideen weiterentwickelt haben. Später sollen die transgenerationalen, gesellschaftlichen und kulturellen Aspekte zu Wort kommen. Im Mittelteil wollen wir innehalten und uns noch einmal vergegenwärtigen, was

Jung selbst zu seinen Entdeckungen geführt hat. Vor diesem Hintergrund seiner Konzepte und der seiner Nachfolger wird die therapeutische Arbeit genauer beschrieben, Patientenbeispiele werden in loser Folge eingeflochten. Zum Abschluss werden auch die philosophischen und spirituellen Fragestellungen zum Thema Lebensmitte aufgegriffen.

Literatur

Braun C (2004) Der Mythos der introvertierten Individuation. Überlegungen zur intersubjektiven Dimension des Individuationsprozesses. Anal Psychol 35, 138, 423–447

Dante Alighieri (1991, ¹1320) Die göttliche Komödie. Übersetzung aus dem Italienischen von Philaletes (König Johann von Sachsen). Abdruck mit freundlicher Genehmigung der Erben. Diogenes, Zürich

Dieckmann H (1971) Probleme der Lebensmitte. Bonz, Stuttgart

Erikson E (1973) Identität und Lebenszyklus. Suhrkamp, Frankfurt a. M.

Jung (2009) Das Rote Buch (Hrsgg. von S. Shamdasani, übers. von Christian Hermes). Patmos, Stuttgart

Neumann E (1963) Das Kind. Rhein, Zürich

Remmler H (1998) Sterben und Tod in der Musik Bachs und Mozarts. In: Frick E, Huber R (Hrsg) Die Weise von Liebe und Tod. Sammlung. Vandenhoeck, Göttingen

Samuels A (1989) Jung und seine Nachfolger. Klett-Cotta, Stuttgart

Sheehy G (1982) In der Mitte des Lebens. Kindler, München

Wikipedia (2015) Midlife-crisis. ▶ http://de.Wikipedia.org/wiki/Midlife-Crisis. Gesehen 20. Juni 2015

Überblick über ein facettenreiches Phänomen

Volker Münch

V. Münch, *Krise in der Lebensmitte*, Psychotherapie: Praxis,
DOI 10.1007/978-3-662-47985-8_2, © Springer-Verlag Berlin Heidelberg 2016

2

Crisis – what crisis?

(Supertramp)

Wir nähern uns dem Begriff der »midlife-crisis« an, indem wir das Alltagswissen dazu befragen, uns von verschiedenen Assoziationen führen lassen und diese Wege zunächst nicht immer zu Ende gehen. Befragen werden wir auch die Erzählungen der Menschheit nach ihrem Wissen. In der Odyssee oder im Mythos des Sisyphos werden Themen angesprochen, die mit der Lebensmittekrise zu tun haben. Charakteristisch ist eine veränderte Zeitwahrnehmung, die uns für die Endlichkeit des Lebens sensibler macht und häufig die Frage nach dem Sinn des Lebens nach sich zieht. Es vollzieht sich ein Wandel in Richtung zu vermehrter Introspektion und Selbsterforschung. Aber auch das gesellschaftliche Eingebettetsein dieser Prozesse wird deutlicher.

Vorurteile und Klischees   Die Bedeutung des Begriffs »crisis« im griechischen weist zunächst auf die Notwendigkeit einer Urteilsbildung und Entscheidung hin. Über die Krise der Lebensmitte oder neudeutsch die »midlife-crisis« gibt es eine Menge Vorurteile und Klischees. Das klassische Bild ist das eines Mannes, der seine Frau und Kinder verlässt und mit einer 20 Jahre jüngeren Frau durchbrennt. Ihm wird vom Volksmund, je nach Standpunkt eher Abwertung und Häme, manchmal bloß achselzuckende, halb mit-verschwörerische Sympathie entgegen gebracht, frei nach dem Motto: »so ist es halt, das Leben und die Midlife-Krise«. Der krisengeschüttelte Einzelne sieht sich in einem Kreuzfeuer aus Kritik und wohlmeinenden Ratschlägen, die seine bisherige Lebensführung allesamt stark infrage stellen. Einiges von dem, was den Betroffenen in der Krise der Lebensmitte geraten wird, reiht sich ein in die grassierende Vorstellung vom »besser, höher, weiter«, als würde nicht gerade diese von den auftauchenden Umbrüchen, die immer auch mit Zweifeln und Ängsten einhergehen, infrage gestellt.

Was ist hinter der Alltagsmaske?   Gutes Beispiel für diesen Befund sind aktuelle Ausgaben von populärpsychologischen Zeitschriften, oft auch als Spezialausgabe zum Thema. Wird der Krise dann mit den gewohnten Mitteln einer lediglich aktiven, ja aktivistischen Problembewältigung begegnet, kann sich nur wenig echte Weiterentwicklung ereignen. Der Psychologe Carl Gustav Jung nannte das die »Wiederherstellung der Persona«, womit er unsere Alltagsmaske meint, hinter der wir vieles von dem, was uns sonst noch so umtreibt, geflissentlich vor Anderen zu verbergen suchen.

2.1   Mythen des Lebensmitte

Die klassischen Mythen und Erzählungen berichten uns einiges von dem, was dem Thema der Lebensmitte zugeordnet werden kann. Auch ein Sisyphos, ein Orpheus oder ein Odysseus beschäftigten die Fragen, die sich uns noch heute stellen, in je persönlicher Ausgestaltung und Abstufung. Hier zeigt sich, dass sich bereits unsere Vorfahren vor Tausenden von Jahren mit denselben, archetypischen Konflikten und Themen auseinandersetzen mussten. Diese Erzählungen können, wenn sie an passender Stelle eingeflochten werden, in therapeutischen Prozessen heilsame Wirkungen entfalten.

Der Mythos des Sisyphos   Es zeigt sich, dass die Lebensmitte jenen Zeitraum zu beschreiben versucht, der einen bislang nicht dagewesenen Überblick über den Lebenslauf bietet, mit allem was dieser Erschreckendes, aber auch Tröstliches bereit halten mag. Durch die Tatsache, dass auf dem symbolischen »Gipfel« des Lebens auch unsere Endlichkeit in den Blick genommen werden kann, kommt eine gründlichere und tiefgehende Erforschung des Vergangenen überhaupt erst in Gang. Man erkennt, was man schon erreicht und geleistet hat, sieht, welche Chancen unwiederbringlich verloren sind und man erkennt viel klarer die Wege, die man gegangen ist und vielleicht auch, wieso man sie gehen musste. Zwischen Verzweiflung und sich zunehmend entwickelnder Integrität ist hier Raum für viele mögliche Ausgänge der Krise; dies hat schon Erik Erikson (1973) in seiner Entwicklungspsychologie eindrücklich beschrieben.

2.2 Die sich verändernde Wahrnehmung der Zeit

Liminalität oder Schwellenzustand Ein verändertes Zeiterleben zur Lebensmitte ist oft ein Hinweis auf einen Schwellenzustand, das Betreten von psychischem Neuland (so auch in Homers Odyssee). In vielen Berichten aus persönlichen Krisen kommt es zu heftigen, überraschenden emotionalen Reaktionen. Heftige Gefühle führen aber oft zu einer passageren Auflösung unseres bisher vertrauten Sinnes für die Realität, was ängstigend, irritierend, aber auch als neugierig machend und Aufbruch verheißend empfunden werden kann. Was uns bewusster wird mit zunehmendem Alter, ist die Vergänglichkeit und damit der Wert der Zeit. Zeit wird kostbar und oft entsteht der Wunsch, sie bewusster zu erleben und mit sinnvolleren Tätigkeiten zu füllen. Das subjektive Gefühl sagt uns, dass die Zeit mit zunehmendem Alter schneller zu vergehen scheint, was wiederum einen gewissen Zugzwang erzeugen kann. Doch wir könnten auch fragen: was lässt die Zeit schneller vergehen? Ist es die zunehmende Geschäftigkeit im Alltag oder ist es die immer gleiche Routine, die sich tief in unserer Wahrnehmung einbrennt und so den Eindruck erzeugt, dass nicht wirklich etwas Neues entsteht, was nun eigentlich aber Langeweile und den Eindruck eines langsameren Vergehens der Zeit hervorrufen müsste.

Neue Perspektiven Unsere Geschichtlichkeit drängt sich uns ins Bewusstsein, was auch günstige, integrierende Entwicklungen zur Folge haben kann. Die Vergangenheit wird manchmal leichter als nicht wieder zurückzubringen erkannt, Verluste werden akzeptiert, wenn es allzu offensichtlich wird, wie viel Zeit vergangen ist seit Kindheit oder Jugend. Manchem (neurotischen) Menschen wird es langsam vielleicht auch überdrüssig bis peinlich, sich mit immer denselben Klagen und Symptomen zu äußern, hat das Leben doch oft genug gezeigt, dass es einfach weitergeht und Wiedergutmachung des Erlittenen in direkter Weise nicht zu erhalten ist. Wohingegen eine halbwegs befriedigende Gegenwart jedoch oft erreichbar ist. Manchem macht die Lebensmitte das Loslassen leichter, vielleicht auch,

weil er, und dies wäre ein weiterer Punkt, neben vielem, was ihm verlustig gehen mag, auch einiges dazugewinnt. Zuweilen setzt sich eine viel tiefere und befriedigendere Erfahrung durch, dass nämlich mehr Kontinuität und Disziplin möglich ist und sich so herausstellt, dass sich die Mühe des Aufbaus doch gelohnt hat, jetzt da die Ernte eingefahren werden kann. Auch in Beziehungen, die diese Krisenjahre überstehen, kann das Bewusstsein dafür wachsen, dass man sich glücklich schätzen kann, es »geschafft« zu haben, dass Verbundenheit und auch ein nachlassender Narzissmus es einem ermöglicht haben, die Erfahrung der Bindung und der Bezogenheit sicher in sich zu spüren.

Natürliches Nachlassen des Narzissmus Vielleicht ist auch die Zeit quälender psychologisierender Auseinandersetzungen in Paarbeziehungen einfach vorbei, haben sich Stürme gelegt, ist die Illusion, alles »verarbeiten« und »bearbeiten« zu können der Erkenntnis gewichen, dass man, hat man sich nun entschieden, einfach zusammen leben möchte oder auch zusammenleben sollte. Das Glück wird nicht **mehr,** indem wir uns ständig mit dem Unglück konfrontieren, schon gar nicht mit dem Unglück der Vergangenheit. Dies heißt nicht, dass es über Unwiederbringliches nicht Trauer geben darf und muss; aber auch dieser Trauer darf eine Genugtuung und ein Glück darüber beigemengt sein, dass es trotz manch schwerer Erfahrung möglich war, den eigenen Weg zu gehen und dabei sicher so manches zu lernen.

Soziales Engagement Es wird also unser aller Verhältnis zum Leben selbst auf den Prüfstand gestellt, wenn wir in unsere mittleren Jahre kommen. Wir sind zugleich an der Schwelle, wo unser privates Leben uns häufig nicht mehr in dem Maß fordert, wie dies vorher durch Kinder und Karriere der Fall gewesen sein mag. Soziale und kollektive Aufgaben bieten sich an, das Bewusstsein für Werte, die sich nicht unmittelbar »auszahlen«, wächst. Parallel erreicht der berufliche Status meist ein Plateau, von wo aus keine wirklich neuen Gipfel mehr in Angriff genommen werden können. Man wechselt also den Blick und schaut noch einmal auf den bisherigen Weg zurück.

2

2.3   Einige jungianische Konzepte

C. G. Jung, der sich mit seiner Analytischen Psychologie zu Beginn seiner eigenen Krise der Lebensmitte (Jung 1971) von Sigmund Freud absetzte, fand im Rückzug auf innere Bilder und Phantasien einen Weg, um an das, was Freud das Unbewusste nannte, heranzukommen. Wenn man diesen Bildern in Form von Träumen oder Imaginationen folgen und sie gestalten würde, dann könnte sich persönliches Wachstum und Wandlung ereignen. Das war seine Erfahrung und die daraus erwachsende Idee für therapeutisches Handeln. Was für Jung die Introversion, die »Innenschau« (ein zugegeben heute sehr altertümlich wirkender Begriff) war, kann sich nach heutigen Erkenntnissen aber ebenso auch als zunehmende Extraversion, als Hinwendung zur sozialen Gemeinschaft, etwa zu Gruppen äußern. Zur Begegnung mit dem eigenen Unbewussten bedarf es nämlich einem Gegenüber, zu dem wir in einer sicheren Bindung stehen. Die Sozietät oder Gruppe dient dabei immer auch der inneren Verankerung und wirkt angstreduzierend.

Der psychologische Schatten   Um Angstbewältigung geht es, zumal für einen Psychoanalytiker, bei allem im Leben. Unser Leben aus dieser Sicht ist ein mehr oder weniger gelungener »Tanz auf dem Vulkan«. In diesem schlummert die eigene Vergangenheit, sogar die ganze Familiengeschichte, sicher die eigenen ungeliebten und verdrängten Schattenaspekte. Jung sprach vom Schatten als den nicht integrierten Anteilen der Persönlichkeit. In diesem Schatten befinden sich nicht nur die Anteile der Persönlichkeit, die im Freud'schen Sinne verdrängt werden mussten, um nicht bewusst zu werden, sondern hier finden sich auch ungelebte Ressourcen und Talente.

Veränderungen   Doch was verändert sich alles zur Lebensmitte? Da sind zunächst die sich steigernden Ängste vor dem Älterwerden. Diese sind vielfältig: sie betreffen den Verlust der körperlichen und geistigen Leistungsfähigkeit ebenso wie die Angst vor Verlust von Attraktivität und Libido. Bezüglich keiner anderen Lebensphase aber gibt es so viele Vorurteile und so wenig Austausch, weil ja doch noch

vieles einfach weitergehen und organisiert werden muss. Weder sind die aktiven und damit vermeintlich vielleicht noch als jung erlebten Jahre endgültig vorbei, noch rechnet man sich zu »den Alten«, deren Lebensradius bereits als deutlich kleiner empfunden wird.

Verändertes Zeiterleben   Der Eindruck der stillstehenden Zeit nun verdankt sich zunächst der Abnahme an Trubel im äußeren Leben und der damit freiwerdenden Ressourcen. Es ist jedoch auch möglich, dass plötzlich die persönlichen Möglichkeiten zur Bewältigung einer Krise überfordert werden und es zu einem Einbruch von lange Verdrängtem kommt. Man regrediert, fällt in seinem Erleben zurück in der Zeit, verhält sich plötzlich albern und kindlich oder jugendlich »unvernünftig« und rebellisch und auch dies lässt den Eindruck der »Zeitlosigkeit«, der »stillstehenden Zeit« entstehen. Es gibt unerwartete Erlebnisse im emotionalen Bereich, in Träumen; es entstehen synchronistische Erlebnisse und Eindrücke.

Synchronizität

C. G. Jung hat diesen Begriff geprägt. Er ging aus der gemeinsamen Arbeit mit dem Physiker Wolfgang Pauli hervor und beschreibt das gleichzeitige Auftreten von nicht kausal und anders verbundenen Ereignissen und zwar auf verschiedenen Ebenen der Wirklichkeitsdefinition. Also etwa ein physikalisches Ereignis wie ein Knacken im Gebälk, immer wenn zwei Personen in konflikthafter Weise miteinander diskutieren (so geschehen bei Freud und Jung). Auch manche Formen der Vorahnung oder telepathische Erlebnisse können darunter subsumiert werden. Postuliert wird also ein Zusammenhang zwischen dem, was wir als physikalische und psychologische Welt getrennt zu definieren gelernt haben.

Das kollektive Unbewusste   Die Veränderungen um die Lebensmitte können dazu führen, ein wachsendes Bewusstsein dafür zu entwickeln, was Jung die kollektive Schicht des Unbewussten genannt hat. Oft genug geht es um die Rückkehr von Verdrängtem, von Aspekten, die weder in den Aufbruchsphasen der frühen Kindheit wie auch der Pubertät ausreichend entwickelt oder verarbeitet werden konnten, und oft geht es auch um die Bewältigung traumatischer Erlebnisse.

2.4 Lebensmitte und umgebende Kultur

Es gibt einige Bücher, die sich mit der Krise der Lebensmitte vornehmlich aus der Sicht des Laien befassen, wenig wurde bislang aus psychotherapeutischer Sicht gesagt. Einige der Werke lehnen sich sehr an Mythen und Märchen an, andere betonen mehr den Alltagsaspekt. Viele beschreiben und wollen nicht raten, andere tun dies implizit natürlich trotzdem. Ein Buch, das sowohl Fachleuten wie Laien interessant erscheinen mag, versucht einen schwierigen Spagat. Für Therapeuten und Berater erscheint es aber wichtig, das, was die alten Erzählungen über das Menschsein transportieren, in eine aktuelle Form zu gießen. Daher wird es auch darum gehen, einen Blick auf die Literatur und den Film zu werfen, aber auch in andere Bereiche des gesellschaftlichen Lebens, um zu sehen, was die Kultur zu sagen hat und auch, was die uns umgebende Kultur über uns aussagt. Dies alles, um zu verstehen, um was es in der Lebensmitte psychologisch-thematisch geht.

Die Psychologisierung des Alltags Die Soziologin Eva Illouz (2003, 2011). hat eine Reihe von sehr illustrativen Büchern geschrieben, die gerade auch Menschen in der Lebensmitte stark betreffen. Sie kritisiert vor allem die in den letzten Jahrzehnten um sich greifende Psychologisierung des Alltags und der Beziehungen und die Weise, wie heute Gefühle manipulativ eingesetzt werden, um zu den eigenen Zielen zu gelangen. Gerade die Art und Weise, wie man heute auf Partnersuche gehe und welche Ansprüche man an diese Suche herantrage, sei stark von der industriellen und kapitalistischen Logik geprägt.

Was steckt hinter der »Krise«? Wenn man sich dem Thema Lebensmitte zunächst einmal ganz naiv zuwendet und fragt, was das eigentlich sein soll, eine »Krise der Lebensmitte«, und ob man ihre Zeichen von anderen Problemlagen, Syndromen oder gar psychischen Krankheiten trennen kann, wird sich zeigen, und dies überrascht nicht, dass es sich zwar einerseits um eine Vielzahl von möglichen Konfliktlagen und individuellen Krisenerscheinungen handelt, andererseits dennoch von der Vorstellung einer inhaltlichen Klammer, eines Zusammenhangs auszugehen ist. Dabei wird deutlich werden, dass das Klischeebild der Krise der Lebensmitte wahrscheinlich deshalb so angreifbar ist, da es oft nicht unmittelbar einsichtig ist, worin eine Lebenskrise in dieser Phase in ihrer Tiefe eigentlich besteht, was denn die Not des Betreffenden eigentlich ausmacht. Die Konzepte und Ideen, die in diesem Buch vorgestellt werden, sollen dabei helfen, eine differenziertere Sicht auf die scheinbar nur oberflächlichen Konflikte zu werfen, die die Lebensmitte mit sich bringt.

Was ist noch »ungelebt«? Es wird sich zeigen, dass gerade darin eben die Chance und vielleicht der Sinn der Krise der Lebensmitte liegt: dass bisherige Motive hinterfragt werden und nach einer umfassenderen Lebensperspektive gesucht wird, die auch den bis dahin nicht infrage gestellten und ungelebten Aspekten der eigenen Person, dem eigenen Unbewussten, gerechter wird. Je einseitiger jemand gelebt hat, desto mehr Druck wird sich in ihm zu dieser Zeit aufbauen, wenn dies nicht gänzlich versucht wird zu leugnen. So wird ein vor allem an äußeren Dingen wie Macht und Prestige, aber auch an Familie und materieller Absicherung interessierter Mensch damit konfrontiert, dass seine unbewussten Wünsche nach Passivität, nach Genuss, danach, sich einmal auf Andere verlassen zu wollen, nun nicht weiter übersehen werden wollen. Was sich etwa so ausdrücken kann, dass jemand plötzlich körperlich nicht mehr in der Lage ist, sein früheres Arbeits- und Stresspensum zu absolvieren. Die nachlassende körperliche Leistungsfähigkeit führt so zu einer Verschiebung auch des inneren Gleichgewichtes. Jemand anderes, der sich vielleicht eher introvertiert vor allem seinem Gefühlsleben und seinen zarten Regungen hingegeben hat und darüber in allergrößte zwischenmenschliche

Konflikte und in Chaos gestürzt wurde, bekommt die Chance, noch einmal sein Leben »in die Hand zu nehmen«, aktiv zu werden und seine Umwelt und sich selbst neu zu sehen und zu gestalten. Interessant ist auch, was Dichter und Philosophen aller Zeiten zum Thema »midlife-crisis« gesagt haben. Bereits hier kommt man zu erstaunlichen Einsichten, die über das, was man im Alltag für gewöhnlich an Ratschlägen bereithält, weit hinausgehen.

2.5   Gelingen und Scheitern

Datenschutz wichtig   Beispielhaft, aber aus datenschutzrechtlichen Gründen in verfremdeter Weise, sollen Wege nachgezeichnet werden, die Patienten gegangen sind, die sich in der Lebensmittekrise in eine Therapie begeben haben. Diese Wege sollen die Theorien illustrieren, die herbeigezogen werden. Das Gelingen einer Veränderung, einer Wandlung zur Lebensmitte macht Mut und zeigt, dass wir viele von den Ressourcen, die es dazu braucht, bereits in uns tragen, sie müssen nur im dialogischen Kontakt mit anderen »geweckt« werden. Wenn das Selbstvertrauen, das durch Einbrüche von Angst oder Depression, durch Trennungserfahrungen und Verluste, angegriffen worden war, wieder gestärkt ist, dann ergeben sich die neuen Antworten oft scheinbar wie von alleine. Jung prägte dazu die Vorstellung eines immer bereits vorhandenen Kerns der Persönlichkeit, des Selbst, das die Entwicklung der Person in Richtung einer zunehmenden Individuation antreibt.

Scheitern und Neubeginn   Auch ein Scheitern, ob vorübergehend, oder, im tragischen Fall, als endgültiges Scheitern, kann sinnstiftend wirksam sein, da es immer auf unsere Begrenztheit verweist, auf die Grenzen unserer Fähigkeiten, unserer zeitlichen und persönlichen Ressourcen, unseres Glücks. Auch in jedem gelingenden Sich-Weiterentwickeln steckt immer ein vorangegangenes Scheitern. Wenn etwas nicht weitergeht, dann werde ich mit einer Grenze konfrontiert, die ich akzeptieren lernen muss, damit ich nicht in verzweifelter Auflehnung gegen mein Schicksal alle mir noch zur Verfügung stehenden Kräfte aufzehre und meine Lebenskraft abermals nicht für mich nutze.

2.6   Einzelner und Gesellschaft

Es wird offensichtlich, dass die Lebensmitte ein perspektivisch bestimmter Zeitraum ist: während einige mit den Krisenzeichen schon zum 30. Lebensjahr konfrontiert sind, beschäftigen sich andere erst deutlich nach dem 50. Lebensjahr mit ähnlichen Fragen. Menschliche psychologische Entwicklung ist vielfältig und kann nur wenig in allgemeingültige Schemata gepresst werden, sodass wir immer die kompletten Lebensumstände und vor allem die individuelle Einstellung dazu in den Blick nehmen müssen, um Entwicklungslinien besser zu verstehen.

Kritik am Wachstumswahn   Die verfrühte oder verspätete Lebensmittekrise wird forciert durch Einbrüche des Schicksals wie Krankheiten oder Verluste. Sie wird ermöglicht durch individuelle und gesellschaftlich erwünschte Verdrängung des Bewusstwerdens von Vergänglichkeit. Eine Gesellschaft, die von stetigen Wachstumsannahmen, Dauerkonsum und Ökonomisierung aller Lebensbereiche geprägt ist, wird es ihren Individuen schwer machen, sich mit der Begrenztheit, den Schattenseiten, der Endlichkeit des Lebens auseinanderzusetzen. Hier begegnen sich individualpsychologische und gesellschaftliche Diskussion. Insofern birgt eine ausgiebige Beschäftigung mit der Krise der Lebensmitte durchaus eine Menge politische Sprengkraft.

Das Bewusstsein der Vergänglichkeit   Gerade das Abschiednehmen von illusionären Vorstellungen über einen selbst und das Leben ist oft der entscheidende Motor, um überhaupt zu einem Bewusstsein über den eigenen Platz in der Gesellschaft, in der Geschichte zu gelangen und sich dann auch aktiv sozial zu engagieren. Nicht zufällig fällt für viele diese Entscheidung erst zu diesem Zeitpunkt des Lebens. Erst wenn ich erkenne, wie gewöhnlich und sterblich auch ich bin, bin ich wirklich in der Lage, auch andere und meine Verantwortung für andere, sei es innerhalb oder außerhalb der Familie, zu sehen und anzunehmen.

2.7   Wenn die Krise ausfällt …

In der Krise der Lebensmitte sind wir aufgerufen, uns einer Wandlung auszusetzen, von der wir nicht wissen, wohin sie führt. Das dazu notwendige Vertrauen erwächst uns in der Regel aus den uns tragenden Beziehungen. Fehlen diese, ist oft eine Psychotherapie notwendig, um wieder einen inneren Boden spürbar werden zu lassen. Nun haben wir uns alle auf unterschiedliche Weise im Lauf des Lebens verbogen, die einen mehr, die anderen weniger. Es gibt sicher Menschen, die eine so gesunde Mischung aus gelungener Lebensbewältigung und nicht allzu heftiger Verdrängung zeigen, dass man sich fragt, ob sie denn nie eine große Krise der Lebensmitte durchlaufen. Wenn man genauer hinschaut, sieht man oft, dass sich deren Leben in einer Art Dauerkrise befunden hat, dass immer aber auch Mechanismen zur Bewältigung herangezogen und entwickelt werden konnten, die, vielleicht auch nur vorübergehende, aber funktionierende Erleichterung gebracht haben. Die Fragen des Lebens werden jedem gestellt, ausnahmslos, auch den vom Glück Bevorteilten. Dieckmann (1971) hat beschrieben, wie der berufliche oder gesellschaftliche Erfolg, also in der Welt der Taten und des Geldes etwa, es einem sehr schwer machen kann, in seinem Leben auch andere Werte gelten zu lassen. Diese Menschen waren für ihn ganz im Einklang mit der kollektiven Erwartung – die Verdrängung der Gesellschaft und die des Individuums hielten sich diesbezüglich gegenseitig stabil.

Es gibt keine allgemeinen Regeln   Doch diese Argumentation hat m. E. etwas zu Schematisches. Leiden, da hatte Dieckmann sicher recht, tun vor allem jene, die weit unter ihren Möglichkeit geblieben sind und dies (vielleicht zu) spät erkennen und diejenigen, die zu früh hochgelobt wurden und nun in sich zusammenfallen. Letztere sind oft von großen Ängsten bestimmt und suchen erst Hilfe und Therapie, wenn sie mit ihren Kräften ganz am Ende sind. In meiner Praxis habe ich einige Menschen kennen gelernt, die, wie man derzeit sagen würde, an »Burnout« litten.

Die »günstigen« Folgen eines »Burnouts«   Man musste ihnen fast wünschen, dass sie sobald keine neue Stelle bekommen, da sie in dem Moment, da die berufliche Anerkennung winkt, allzu oft der weiteren mühseligen und langwierigen Beschäftigung mit sich selbst auswichen und einen neuen Job annahmen, obwohl er aufgrund der ausufernden Arbeitszeiten wiederum jedes Privatleben und eben jene weitere Therapie verunmöglichten. Arbeit als Möglichkeit, sich selbst auszuweichen. Ein Versuch der weiteren Verdrängung. Und ein Hinweis auf die noch nicht vorhandene Möglichkeit, zu erkennen, dass da, wo man sich Liebe wünscht, Anerkennung versucht wird zu erwerben.

2.8   Die Auseinandersetzung mit der Endlichkeit

Überwiegt die Lebensfreude und ein Bewusstsein für den Sinn eigenen Tuns, darf es zeitweise ruhig anstrengend und entbehrungsreich zugehen. Dieser Gedanke führt zu einem anderen Punkt, nämlich der spirituellen Dimension der Krise der Lebensmitte. Die oft unangenehme Begegnung mit den Realitäten des Lebens bezieht sich ja nicht nur auf verdrängte Wünsche oder die Konfrontation mit enttäuschenden oder verlassenden Mitmenschen, sondern oft geht es um die Begegnung mit archetypischen, überzeitlichen Aspekten des Lebens, die nicht länger unbenannt sein wollen. Alterungsprozesse und körperliche, aber auch geistige und psychische »Versehrtheiten«, Schwächen wollen angenommen und integriert werden. Dies meint vor allem, sich mehrheitlich mit dem abzufinden, was man vorfindet und die Gegenmaßnahmen, etwa gegen das Altern in Form von Kosmetik oder Sport, mit einer gewissen Unverkrampftheit und ironischen Distanz auszuüben und sich davon nicht wirklich zu erhoffen, dem Tod ein Schnippchen schlagen zu können.

Ende und Anfang   Die Akzeptanz der Endlichkeit ist eine ganz entscheidende Ingredienz, um zu einer Haltung zu gelangen, die das, was derzeit ist und geschafft wurde, überhaupt in angemessener Weise würdigen zu können. Jedwede andere Einstellung würde davon ausgehen, dass man Verlorenes komplett wiederherstellen, Erfolge jederzeit wiederholen, Stimmungen immer wieder reproduzieren können müsste. Freud nannte diesen Aspekt des Realitätssinns auch »Trauerarbeit«, ein Begriff, auf den noch öfter Bezug genommen wird, ist er doch auf vielfältige Weise missverstanden worden.

Die Angst, zu kurz zu kommen   In Therapien zeigt sich fast immer, dass Menschen daran leiden können, dass es ihnen schwer fällt, die Begrenztheiten des Lebens anzunehmen. Idealismus und Ressentiments machen es ihnen schwer, »mit ihren Pfunden zu wuchern«, wie das ein Kollege von mir auszudrücken pflegte, d. h. von der Person und deren Gaben auszugehen, ihren Ressourcen, wie man heute neudeutsch sagt. Erlittene Versagungen und traumatische Erfahrungen machen es zunächst sehr oft sehr schwer, von anderen Menschen Gutes zu erwarten und nachfolgend auch annehmen zu können. Diese tiefgreifende Beziehungsproblematik zeigt ihre negativen Begleiterscheinungen zur Lebensmitte. Bis zu diesem Zeitpunkt sind im neurotischen Fall die meisten Versuche gescheitert, etwa stabile Beziehungen herzustellen, eine Familie zu gründen oder eine zufriedenstellende berufliche Position zu erreichen.

2.9   Das Numinose, nicht Fassbare des Unbewussten

Die Krise der Lebensmitte als ein in unserem Kulturkreis beschriebenes Phänomen steht in engem Zusammenhang mit der in dieser Kultur propagierten Einseitigkeit von Extraversion, Materialismus und Geschichtsvergessenheit. Es geht letztlich in jedem individuellen Fall um die Krise einer Weltsicht, die sich zunehmend als dringend ergänzungsbedürftig erweist. Die dominierende therapeutische Weltsicht ist heute nicht die der Tiefenpsychologie Freuds oder Jungs, sondern ist eine, zumindest gemessen an ihrem universitären und dem Erfolg in den medizinischen Versorgungsmodellen, mehrheitlich verhaltenstherapeutische. Wenngleich sich inzwischen viele der Konzepte der Verhaltenspsychologen den Theorien der Psychoanalytiker zu ähneln beginnen, steht doch eine noch andere Weltsicht hinter dem tiefenpsychologischen Ansatz, vor allem bei Jung. In Seminaren

konnte ich feststellen, dass die Konzepte der Tiefenpsychologie für jemanden, der sehr am sichtbaren Verhalten der Menschen und an dem, was sie über sich sagen können, orientiert sind, beunruhigend bis verwirrend wirken können. Genau dies aber ist zugleich auch wieder ein Charakteristikum der Krise der Lebensmitte selbst, von dem so viele Autoren sprechen.

Die spirituelle Dimension   Man sollte bei allem nicht vergessen, dass, wenn wir uns am grünen Tisch, in einem Gespräch mit Freunden oder, indem wir ein Buch darüber lesen, mit dem Thema Lebensmitte befassen, wir nur den äußersten Rand dessen berühren, was bezogen auf deren reale Erfahrung und Tiefgründigkeit mit Worten gesagt werden kann. Man könnte es ganz paradox sogar so formulieren: Es ist gerade der Charakter der Krise der Lebensmitte, das sie zunächst auch die Kategoriensysteme, mit denen wir unsere Erfahrung und Wirklichkeit einzuordnen gewohnt sind, durcheinander wirbelt und teilweise hinfällig macht. Diese elementar verunsichernden Erlebnisse sind nur teilweise mit Worten zu beschreiben. Jung nannte sie »numinose« Erfahrungen, Erlebnisse, in denen wir dem Unbewussten oder besser, der »Seele« begegnen. Diese Erlebnisse können von uns zunächst schwer eingeordnet werden, sie ereignen sich, passieren uns, haben so gar nichts mit dem zu tun, was wir mit unserem »Ich« gewohnt waren, erleben und dann benennen zu können. Gerade das macht diese Einschnitte in der Lebensmitte so eindrücklich und verstörend.

Kein Ratgeber   Ich betone diesen Aspekt hier, um dem Eindruck entgegenzuwirken, es sei möglich, sich mit dem, was in der Krise der Lebensmitte ereignet, in einem Plauderton oder quasi nebenbei zu beschäftigen. Wir versuchen von etwas zu sprechen, was uns zunächst nur sehr wenig klar sein kann. Insofern plädiert auch dieses Buch für eine respektvolle, bescheidene, auch humorvolle Perspektive auf das Thema. Es gibt zunächst einmal vieles zu beobachten und zu beschreiben, Schlussfolgerungen oder Ratschläge ergeben sich dann eher von selbst, manchmal verbieten sie sich auch.

2.10 Geschlecht und Identität

Frauen und Männer im »Klimakterium« Ein interessanter Fokus ergibt sich auch aus der Frage nach der Identität als Mann und Frau, die sich mit der Lebensmitte oft neu stellt. Während es für den durchschnittlichen Mann in unserer Gesellschaft oft darum geht, sich mit der Kränkung auseinanderzusetzen, die die Erkenntnis bringt, den Gipfel beruflicher Leistungsfähigkeit und des Erfolges erreicht zu haben, geht es für Frauen häufiger um die Findung einer neuen Rolle nach dem Auszug der Kinder und den Umgang mit den psychischen und physischen Begleiterscheinungen des Klimakteriums. Auch wird Männern inzwischen zugestanden, unter den körperlichen und psychologischen Veränderungen in der späten Lebensmitte leiden zu können. Die Leistungsfähigkeit und die Libido nehmen aufgrund des sinkenden Testosteronspiegels ab. Männer leiden früher an gesundheitlichen Einschränkungen und sterben durchschnittlich einige Jahre früher als Frauen. Es liegt der Verdacht nahe, dass sie aus der Krise der Lebensmitte zu oft die falschen Schlussfolgerungen gezogen haben, nämlich keine ihr bisheriges Leben verändernden.

Die gesellschaftliche Prägung des Geschlechtes Hier begegnen wir der Frage, wie wir uns zur gesellschaftlichen Definition von Mann-Sein und Frau-Sein stellen. Ob wir einem Mann heute gut zugestehen können, auch Verantwortung für seine Kinder zu übernehmen, ob wir die Einseitigkeit seiner Leistungsorientierung und Karriereorientierung hinterfragen, ob wir nicht herablassend reagieren, wenn ein Mann einmal weint. Ob wir Geschlechterrollen heute nicht mehr so rigide handhaben müssen und wo dort unsere individuellen Grenzen liegen. So manche Krise der Lebensmitte hat mit einer Überidentifikation mit der Geschlechterrolle zu tun, die bis in die sexuellen Phantasien und Gewohnheiten hineinreicht. Hier hatte Jung die Vorstellung einer Bereicherung durch die Akzeptanz des jeweils gegengeschlechtlichen, aber meist verdrängten Seelenanteils, den er beim Mann die Anima, bei der Frau den Animus nannte.

Plurale Identitäten Wie weiter? – das ist die Frage der Lebensmitte. Sie stellt sich umso heftiger, je unklarer uns die Motive unserer Entscheidungen und Handlungen zuvor gewesen sind. Es geht also um einen Bewusstwerdungsprozess, um eine genaue Untersuchung dessen, was uns selbst »im Innersten zusammenhält«. Dass wir heute über die auch wissenschaftlich abgesichert erscheinende Vorstellung einer immer im Wandel befindlichen Identität, das Konzept pluraler Identitäten innerhalb einer Person verfügen, macht die Sache nicht übersichtlicher. Aber bereits auch Jung beschäftigte genau diese Beobachtung. Für ihn ging es um eine umfassendere Kontaktaufnahme zu unserem Unbewussten, das er nicht nur als Ort der verdrängten verpönten und unangenehmen Gefühle ansah, vielmehr als sich immer erneuernde Ressource für neue kreative Lösungen auf die Fragen unseres Daseins. Diese Sichtweise kann sich auch im therapeutischen Zusammenhang als sehr hilfreich für Menschen in schweren Lebenskrisen erweisen (▶ Kap. 11).

2.11 Therapie zur Lebensmitte

Die therapeutische Praxis Die Menschen, die mit Symptomen von Verzweiflung, Zukunftsangst, Selbstunsicherheit und Depression in die Praxen der Psychotherapeuten und Ärzte kommen, suchen oft nach einem Verständnis ihrer selbst, dass ihnen nicht nur dazu verhilft, wieder zu funktionieren und ihre bisherige Rolle auszufüllen. Die Art und Weise, wie der Einzelne seinen Individuationsweg geht, ist am Beginn einer Therapie keineswegs klar, was Respekt und Zurückhaltung des Therapeuten gebietet. Voreilige Deutungen und Ratschläge, gar zu Trennungsschritten, wie man dies immer wieder hört, sind nicht geeignet, dem Patienten einen besseren Kontakt zu seinen unbewussten Motiven und Ressourcen zu ermöglichen. Erst wenn man akzeptiert, dass auch die Krise der Lebensmitte, und sei sie noch so quälend und schwierig, ihre Zeit benötigt, eine Zeit des Hoffens und des Bangens, eine Zeit des Zauderns und des schnellen Entscheidens und der Erkenntnis benötigt, und man weiß, dass gerade in dem oszillierenden Prozess zwischen den Polen eigenen Erlebens sich nach und nach ein Zuwachs an innerer Erfahrung und Kompetenz ereignet, erst dann kann das Kreative, Prospektive eines Entwicklungsprozesses sichtbar werden und zu nachhaltigen Veränderungen führen.

Individualität der Lebensmittekrise In einer analytischen Therapie gibt es kein Programm und kein Schema, es gibt oft keine eindeutigen Fragen des Hilfesuchenden und meist nur mehrdeutige Antworten. Als Therapeut geht es immer wieder darum, das Problem zu umkreisen, um es mit dem Ratsuchenden aus unterschiedlichen Blickwinkeln betrachten zu können und damit reicher an Einsichten zu werden, auch **weil** man die schnellen Antworten schuldig bleiben muss. Wie die meisten psychologischen Themen ist die Lebensmitte, wenn ich sie nicht gerade empirisch untersuche und damit zu fassen meine, ein flüchtiges, opakes Phänomen, das vielleicht am besten durch Romane und Erzählungen zu beschreiben ist. Hier haben Schriftsteller Therapeuten oft etwas voraus. Darum wird auch dieses Buch hoffentlich bestenfalls Anregungen und neue Perspektiven zum Thema beitragen können, aber kein Rezept und keine allgemeingültige Lösung für alle Fragen bieten.

Das eigene Leben besser verstehen Schließlich ist die Fähigkeit zum Fragen selbst eine der Antworten. Jemand, der beginnt, sich selbst zu hinterfragen, gibt sich die Chance, sein Leben neu zu gestalten. Die initiale Verunsicherung und das irritierende Neue, ob es nun als depressiver Einbruch oder als Verliebtheit oder in schneller Folge mit beiden Gesichtern auftritt, sind die Voraussetzungen für eine Reise, auf der man die bislang weitgehend unbekannten Seiten an und in sich selbst entdecken kann. Für den Psychotherapeuten und Berater können neue Perspektiven helfen, den Raum für den Patienten zu öffnen. Die Assoziation und Einordnung des aktuellen Geschehens in seit Jahrtausenden bekannte Menschheitserzählungen ist als Methode der Analytischen Psychologie bekannt.

Bedeutung der Assoziation Mit diesen Geschichten reichern wir die Assoziationen des Patienten an und helfen ihm so, sich und sein derzeitiges Leiden als eingebunden in ein allgemeines Menschheitsthema zu begreifen, was eine enorme Entlastung bedeuten kann. Zusammen mit der Gewissheit des Therapeuten, dass die Antwort auf die Fragen bereits im Patienten vorhanden sind und dieser seinen Weg zu gehen in der Lage ist, sobald sein innerer Halt und seine Struktur ihn dabei ausreichend unterstützen, ist dies eine große Hilfe. Um diesen Punkt erreichen zu können, dabei kann ihm eine vertrauensvolle therapeutische Beziehung verhelfen. Wir wissen heute, dass die therapeutische Beziehung und die Persönlichkeit des Therapeuten die besten Wirkfaktoren für einen Entwicklungsfortschritt darstellen.

Die hilfreiche therapeutische Beziehung Hinsichtlich der Krise der Lebensmitte ist also die Offenheit auch des Therapeuten selbst gegenüber den eigenen Themen in diesem Lebensabschnitt gefragt. Dies bedeutet nicht, dass jemand, der als noch junger Mensch therapeutische Erfahrungen sammelt, nicht für die Behandlung von Patienten in der Lebensmitte geeignet wäre. Dies heißt nur, dass er sich öffnen können sollte für die Möglichkeit, dass Patienten in dieser Lebensphase zunächst keine Ratgeber brauchen, sondern einen aufmerksamen Zuhörer für das, was ihre Symptome ihnen sagen wollen. Oft sprechen die Symptome die unerhörte Sprache des Unbewussten. Wer gelernt hat, etwa Angststörungen nur als durch Konditionierung bedingt und damit auch verlernbar anzusehen, kann erfahren, dass sich eine Panik auch ereignet, wenn sich jemand dem Wilden, Unberechenbaren seiner Triebe, Wünsche und Phantasien gar nicht mehr auszusetzen bereit ist. Ich hoffe, dass ich in den folgenden Kapiteln neugierig auf eine ergänzende, vielleicht ungewohnte und hoffentlich bereichernde Sicht auf Ängste und Verwirrung zur Lebensmitte machen kann. Jung hat dies in das Bild gefasst, dass unsere heutigen Neurosen inhaltlich den Göttern alter Zeiten entsprächen.

Symptome und Symbole Symbolisch gesprochen heißt das: Huldigt man innerlich dem griechischen Gott Pan nicht mehr in einer Weise, dass einem Spontaneität und Affektivität noch natürlich sind, dann zeigt sich im Symptom der Angst, was zu sehr unbelebt bleibt. Pan ist dann das Symbol für Angst, aber auch für Lebenslust. Die Krise der Lebensmitte ist eine Zeit, in der die symbolhafte Verschränkung des einzelnen Lebens mit den Gesetzen des Lebens überhaupt deutlicher wird als sonst. Wenn uns dies wieder bewusster wird, können wir mit den Anforderungen dieser Krise auch angemessener und kompetenter umgehen, oft auch ganz ohne therapeutische Unterstützung, etwa mithilfe guter Freunde. Hillman hat dies bzgl. des Pan exemplarisch beschrieben (Hillman 1995). Im nächsten Abschnitt sollen die hier nur angerissenen Konzepte vertieft diskutiert werden. Ein genauerer Blick auf die Symbole des »Puer« und des »Senex«, Konzepte aus der archetypischen Psychologie, die sich aus der Analytischen Psychologie Jungs entwickelt hat, sei an den Anfang gestellt.

Literatur

Dieckmann H (1971) Probleme der Lebensmitte. Bonz, Stuttgart
Erikson E (1973) Identität und Lebenszyklus. Suhrkamp, Frankfurt a. M.
Hillman J (1995) Pan. Raben, Zürich
Homer (2011) Odyssee. Insel, Berlin
Illouz E (2003) Der Konsum der Romantik. Campus, Frankfurt a. M.
Illouz E (2011) Warum Liebe weh tut. Suhrkamp, Berlin
Jung CG (1971) Erinnerungen, Träume, Gedanken. Walter, Düsseldorf

Puer und Senex

Volker Münch

V. Münch, *Krise in der Lebensmitte*, Psychotherapie: Praxis,
DOI 10.1007/978-3-662-47985-8_3, © Springer-Verlag Berlin Heidelberg 2016

3

But we never gonna survive unless
We get a little crazy
No, we never gonna survive unless
We are a little crazy …
(Seal)
Wir sind aus Staub und Phantasie
(Andreas Bourani)

Mit der Einführung der symbolischen Begriffe Puer (lat.: Jüngling) und Senex (lat.: alter Mann) soll in die Vorstellungswelt der Analytischen Psychologie eingetaucht werden. Es soll deren Augenmerk auf das Eingebettetsein des Einzelnen in die umgebende Kultur und ihre Symbole gezeigt werden. Die Begrifflichkeit der im kollektiven Unbewussten wirksamen Archetypen soll veranschaulicht werden, um die Krise der Lebensmitte als vom Unbewussten gesteuerten Prozess verstehen zu können.

3.1   Symbole und Archetypen

Werden und Vergehen   Vorab sei etwas zu den Konzepten und Figuren des Puer und des Senex gesagt. Es mag für manchen Leser befremdlich erscheinen, dass diese etwas altertümlich klingenden Konzepte nach wie vor eine gute symbolische Darstellung eines, wenn nicht des grundlegenden menschlichen Daseinskonfliktes abgeben. Es geht um die Beschäftigung mit der Frage, inwiefern in der Krise der Lebensmitte allgemeinmenschliche Themen besonders offensichtlich werden. Das eigene Leben und alles Leben um uns spielt sich in der Polarität von Erneuerung und Vergehen, von Werden und Sterben ab. Das Auftauchen ungelebter oder verdrängter unbewusster Inhalte geschieht bevorzugt in Krisen oder dann, wenn sich diese Prinzipien allen Lebens begegnen: in der Lebensmitte. Bis hierhin hat einen die Kraft und Inspiration der Jugend mehr oder weniger weit gebracht, doch die Kräfte der Jugend schwinden und man wird sich der Begrenztheit der Ressourcen bewusster.

> ┌─ **Was ist ein Symbol?** ────────────
> In der klassischen Psychoanalyse nennt man den Prozess der sprachlichen »Verwörterung« mentaler Inhalte Symbolisierung. Demgegen-

über meint Jung etwas ganz anderes mit seinem Begriff des Symbols. In seiner analytischen Psychologie sind Symbole etwas, was Unbenennbares, Numinoses anzudeuten in der Lage ist. Sobald der Gehalt eines Symbols beschrieben werden könne, so Jung, habe es sich bereits zum Zeichen gewandelt und seine Kraft als Symbol, und damit auch seine Potenz zur psychischen Wandlung beizutragen, verloren.

3.2   Die Symbolik des Puer und Senex

> ┌─ **Puer und Senex** ────────────
> Hierunter versteht man archetypische Bilder. Mit dem Puer (oder auch der weiblichen Form Puella) sind aber auch konkret Menschen gemeint, die man landläufig als Personen ansieht, die psychologisch nicht älter werden können oder wollen. Oft wird mit diesen Attributen ein Modeschöpfer oder ein Schlagerstar beschrieben, der trotz fortgeschrittenen Alters seine Lebensweise, seine Äußerungen, ja nichts an seiner Lebensphilosophie zu ändern gedenkt. Denken wir an Karl Lagerfeld oder den tragischen Michael Jackson. Der Senex ist sein Gegenspieler oder seine Ergänzung, der reife ältere Mensch, der sich nicht mehr so viel von äußeren Veränderungen verspricht.

Überforderte Anpassungsfähigkeit   Die meisten der Patienten, die in der Lebensmitte eine Therapie aufsuchen, sind in einer äußeren Situation, die nicht mehr zu ihrer inneren Situation zu passen scheint. Ihre Anpassungsmechanismen, die sie alle täglich benutzen, werden zunehmend instabil, was dazu führt, dass es zu kränkenden Erlebnissen kommt. Sie schaffen die frühere Arbeitsmenge nicht mehr in der gewohnten Zeit, sie erleben sich selbst als insuffizient, auch im sozialen oder intimen Bereich, indem sie etwa bemerken, dass sie ihren Freundeskreis schon lange vernachlässigt haben oder dass sie infolge des Stresses und eines auch auf den Bereich der Sexualität ausgedehnten Leistungsgedankens nicht mehr mithalten können. Das Älterwerden tut das seinige dazu.

Kultureller Hintergrund Das in unserer Kultur weitverbreitetste Phänomen ist in diesem Zusammenhang die oft nur halbbewusste Anpassung an die gegebenen kulturellen Gegebenheiten, in diesem Fall auch an das Leistungsprinzip und die Internalisierung von Normen. Dass gerade das Leistungsprinzip in der westlichen Welt zwar vieles auf den Weg gebracht hat, aber eine durchaus hinterfragenswerte Errungenschaft darstellt, dürfte kein neuer Gedanke sein. Die drastischen Folgen von Stress, ungesunder Ernährung und Selbstüberforderung in Form von narzisstischen Störungen, Burnout und Depressionen werden immer deutlicher.

Anlass zu Selbstkritik Aus der Perspektive des lange Verdrängten, also etwa der Sehnsucht nach Müßiggang, nach Rückzug, Zeit für einen selbst, ist die Tatsache, dass man den selbst gesetzten Leistungszielen nicht mehr so gut nachkommen kann, eine stille Genugtuung, führt die erlittene berufliche Kränkung oder Zurücksetzung, das Scheitern der Ehe im günstigen Fall dazu, dass man beginnt, sich Gedanken über die Tatsache der Begrenztheit allen Lebens zu machen. Aus der Perspektive der Gesamtheit des Lebens, also vielleicht eines Lebens in der Rückschau, sind die Ereignisse der Lebensmitte durchaus sinnvoll in dem Sinn, dass sich zu dem, was bislang vielleicht zu einseitig verwirklicht wurde, etwas anderes gesellen will. Doch es ist nicht leicht zu erkennen, was die Ereignisse uns sagen wollen, die zunächst oft nur verletzend, verwirrend oder kränkend erscheinen. Genau diese Art des Denkens nun charakterisiert aber die Analytische Psychologie.

Große innere Spannungen Zu dieser Sichtweise gehört auch folgendes Verständnis: Das Erlebnis, dass man das Gefühl hat, dass einen keiner mehr versteht, dass es keinen Ausweg gibt, dass man sich verrannt hat, dass man nur noch Demütigungen und Kränkungen begegnet, ist kein Zufall. Man nimmt an, dass es aus der Tatsache resultiert, dass man wesentliche Aspekte des Lebens zu lange aus

dem eigenen Leben ausgeschlossen hat. Das z. T. kaum aushaltbare Gefühl, am Boden zu sein und nicht mehr weiter zu wissen, bezieht von daher seine Heftigkeit. Das, was brach liegende Kreativität, »stillgelegte« Lebendigkeit und unterdrückte Wünsche sind, bittet im Zerrbild von Angst, Unruhe und plötzlich äußerlich veränderter Lebenswirklichkeit um Einlass ins eigene Leben. Es ist oft nicht leicht, die daraus resultierende Spannung auszuhalten. Oft genug kommt es in der Lebensmitte zu Trennungen und Scheidungen. Wir sind gewohnt, das mit Erklärungen zu versehen, die letztlich oft zu oberflächlich sind. Wir hören die Betroffenen sagen, dass sie sich »auseinandergelebt« hätten, dass sie »ein neues Leben« beginnen wollen.

Lebenseinschnitte Doch gibt es hinter den vorläufigen und vertrauten Erklärungsmustern meist eine tiefere Ebene, die Unfälle und Zufälle im Nachhinein oft gar nicht mehr so zufällig erscheinen lässt, sondern bedeutungsvoll. Oft sind diese Einschnitte, die einem scheinbar von außen zustoßen, die man aber oft unbewusst selbst mit herbeigeführt und begünstigt hat, der Anstoß für eine tiefgreifende Veränderung unserer Persönlichkeit und der daraus resultierenden individuellen Lebensgestaltung. Hier begegnen wir also unbewussten Mechanismen, denen wir eine sinnvolle Bedeutung bemessen können, vorausgesetzt, wir gehen von den bislang gemachten Annahmen über die Funktionsweise der Psyche aus.

3.3   Wie bin ich gemeint?

Welchen Mythos lebe ich? James Hillman (1998), der bekannteste Vertreter der archetypischen Psychologie innerhalb der von Jung begründeten Analytischen Psychologie vertrat die These, dass wir uns in unserem Alltagsdenken, aber auch in therapeutischen Zusammenhängen viel zu sehr auf die persönliche Biografie stürzen, um zu den Ursachen psychischer Krankheit oder Störung vorzudringen. Ähnlich wie Jung selbst fragt Hillman vielmehr danach, auf welche mögliche zukünftige Entwicklung ein Symptom, eine Beschwerde möglicherweise hinweist. Diese sog. finale Betrachtungsweise fragt nach dem Ziel einer Entwicklung, einer Krise,

3

eines Symptoms. Sie könnte auch lauten: »Wie bin ich eigentlich gemeint?«. Voraussetzung für eine solche Sichtweise ist die Annahme aller Tiefenpsychologien, dass wir nur die oberste Schicht des Bewusstseins erfassen können und vieles von unbewussten Motiven und Prozessen gesteuert wird. Zu den Aspekten der Persönlichkeit, die sich durchaus bildlich verstanden »im Schatten« befinden, ein Schattendasein fristen, wie man sagt, sind oft sozial nicht akzeptierte Verhaltensweisen, aber auch solche, die manchmal parallel dazu auf eine spezielle Begabung hinweisen. Es erscheint in diesem Blickwinkel essenziell nicht (nur) danach zu fragen, woher etwas kommt, sondern auch »wohin es will«. Die Grundannahme dahinter ist ein Menschenbild, das annimmt, dass wir alle, ohne dadurch bereits gänzlich festgelegt zu sein, in gewisser Weise durch das Wesen prädeterminiert sind, als das wir auf die Welt kommen.

Daimon Ganz analog der heutigen Einsicht der Genetiker, dass das Genom selbst nicht wie ein Bauplan, vielmehr wie ein Möglichkeitsraum zu verstehen ist, der verschiedene Wege offen lässt, je nachdem, auf welche Umwelt- und Elternbedingungen ein Individuum stößt, wird auch die psychische Entwicklung des Menschen verstanden. Ohne eine Anlage, in der eine Fülle von Erwartungen, Strukturierungen und so etwas wie eine präexistente Persönlichkeit enthalten sind, so die Behauptung der archetypischen Psychologie, würde der Prozess der Enkulturisation und Sozialisation ungleich länger dauern, als er wundersamer Weise tatsächlich dauert. Die alten Griechen hatten für die Erklärung eines in uns vorfindlichen und uns begleitenden Wesenskerns den Begriff und die Vorstellung des daimon, der uns beständig daran erinnere, wer wir wirklich seien. Davon abgeleitet stammen im Übrigen die modernen Vorstellungen eines Persönlichkeitskerns im Sinne eines »wahren Selbst« (Winnicott 2002) oder etwa auch die volkstümliche Rede vom »Schutzengel«. Jung war der Ansicht, dass wir es in der Zeit nach der Lebensmitte mit genau jenem Anteil unserer Persönlichkeit wieder vermehrt zu tun bekommen, der uns prinzipiell nicht verfügbar, das heißt auch nicht herstellbar oder durch unseren Willen beeinflussbar ist. Es geht um genau jenen Aspekt von uns

Menschen, der uns unterscheidbar macht von Anderen, der uns einander anziehend oder interessant oder auch abstoßend erscheinen kann.

Die archetypische Psychologie Ich erwähne die archetypische Psychologie, deren Vertreter Hillman, Stein oder Giegerich, aus dem Grund, da wir durch Annahme einer archetypischen, kollektiven Ebene der Persönlichkeit, die Schwierigkeiten, denen wir um die Lebensmitte begegnen können, ganz anders interpretieren können als ohne dieses Konzept. Diese Erklärungen bewegen sich nicht auf der Oberfläche des Tuns oder Handelns, sondern sie machen sensibel für das, »was sich ereignen will«. Es geht um die heilsame Vorstellung von Prozessen, die letztlich ja immer größer sind als wir und die wir nur in Ansätzen verstehen oder gar beeinflussen können. Ähnlich wie noch Jung, der die Frage nach dem Mythos, den jemand lebt, stellte und damit ebenfalls die archetypische Ebene jedes persönlichen Lebens hinterfragte, haben sich die Begründer der aus den jungianischen Ideen entstandenen »archetypischen Schule« weiter mit diesem Thema beschäftigt. Hier berühren wir natürlich spirituelle Fragen wie die nach dem Sinn des Lebens, nach seinem Ziel und seiner Wertigkeit. Das Rätsel des Daseins und das Mysterium des Todes sind hier in besonderer Weise thematisch verdichtet und quasi mit »Händen« zu greifen, ohne je berührt werden zu können. Etwas pointiert ausgedrückt: Wer das Drama der Krise der Lebensmitte nur als die Frage danach begreift, was nun anders zu tun ist als vorher, der hat in diesem Zusammenhang noch nicht mal die Frage begriffen, geschweige denn die Hoffnung auf eine substanzielle Antwort.

3.4   Hillmans' Puer und Senex

Gegensätzliche Kräfte im Unbewussten   Der 2012 85-jährig verstorbene Jung-Schüler James Hillman versteht es in besonderer Weise, die allgemeinmenschlichen Themen und Konflikte zu beschreiben, wie sie mit den Begriffen Puer und Senex anklingen. Er versucht, immer neue Assoziationen und Verbindungen zu knüpfen und so entsteht allmählich das Bild einer grundlegenden Gegensätzlichkeit von Kräften, die zum einen durch

Begriffe wie Chance, Chaos, Neubeginn, zum anderen durch Tradition, Ursache und Wirkung oder Endlichkeit beschrieben werden. Beides ist in unser aller Leben wirksam. Die sich im Puer symbolisierende Energie, die es benötigt, Neues aufzubauen, ist aufs Engste verbunden mit dem sichtbaren Ergebnis einer kulturellen oder beruflichen Leistung. Aber auch jedes noch so Feststehende ist der Veränderlichkeit unterworfen, allein das Prinzip der stetigen Erneuerung, die stets den Untergang des Alten mit sich bringt, lebt weiter. Jedes Leben bewegt sich ständig zwischen diesen Polen der Neuerung und der Bewahrung, des Aufbaus und der Beharrung, wobei diese Kräfte immer wieder aufs Neue ins Gleichgewicht gebracht werden müssen. Dies ist in der Gesellschaft genauso der Fall wie im einzelnen Individuum. In der Lebensmitte freilich kulminiert die Dynamik und häufig findet man ein schnelles Oszillieren zwischen den scheinbar so gegensätzlichen Polaritäten.

Psychisches Leben entsteht aus Gegensätzen Jung hat es für essenziell erachtet, die sich daraus ergebende Gegensatzspannung aushalten zu lernen, damit daraus Neues entstehen könne. Zu schnelle Entscheidungen, ob hin zu Neuerungen oder auch das rigide Verteidigen des Althergebrachten, führten zu keinen Lösungen von Konflikten. Man erinnere nur an die Fortführung von Unterdrückung und Mord in den Exzessen der Französischen Revolution, die ihre »Kinder fraß«. Hier zeigt sich aufs Engste die Verwobenheit der Wünsche nach Wandel, aber auch die Notwendigkeit, das, was besser bewahrt werden sollte, zu schützen und besser behutsam zu verändern. Wird nämlich einer der Pole, in unserem Fall des Puer und des Senex zu sehr betont, dann droht in jedem Fall Stagnation und weitere Krise. Erst wenn ein Ausgleich, eine Synthese hergestellt werden kann zwischen Alt und Neu, kann die Entwicklung auf kreative Weise weiter gehen. Ein anderes Beispiel aus dem gesellschaftlichen Bereich ist die Erkenntnis, dass die uns mit vielen individuellen Freiheiten ausstattenden mobilen Kommunikationsmöglichkeiten von Institutionen überwacht werden können. Der Freiheit folgte, so zeigten die NSA-Enthüllungen von Edward Snowdon, eine neue Dimension der Unfreiheit. Auch hier können Puer- und Senex-Prinzipien am Werk gesehen werden.

Synthese von Alt und Neu Auch im Zustand eines frisch Verliebten in der Lebensmitte spiegeln sich sowohl Begeisterung über das Neue, noch Mögliche einerseits und eine oft damit verbundene Enge des Blicks, die sich als Idealisierung zeigt und jetzt nicht mehr damit rechnet, dass nochmals Enttäuschungen eintreten könnten andererseits. Die archetypische Psychologie vertritt die interessante Ansicht, dass die Entwicklung des erwachsenen Menschen nicht mehr nur unter dem Gesichtspunkt von ungünstigen kindlichen Erfahrungen abhängig zu machen ist und sich vor allem mit dieser Vergangenheit zu beschäftigen, sondern dass man vielmehr auch danach zu fragen hat, welche Potenziale und Entwicklungstendenzen unabhängig von individueller Erziehung und den Sozialisationsbedingungen vorliegen. Diese Perspektive erscheint auch interessant, wenn man in Betracht zieht, dass es Menschen gibt, die sich wirklich lange Zeit mit ihrer Vergangenheit intensiv befasst haben und dann an einen Punkt kommen, wo die weitere Beschäftigung keine Veränderungen mehr in ihrem inneren und äußeren Leben befördert, sondern durchaus auch zu Regression und Stagnation führen kann.

Verschiedene Wahrnehmungsstile Puer und Senex reflektieren so etwas wie Wahrnehmungsstile oder die Art, wie wir unser Leben am ehesten geneigt sind zu sehen. Jeder von uns wird eine je eigene Mischung aus Offenheit gegenüber Neuem und festen Meinungen und Gewohnheiten haben. Bin ich der Meinung, es geschieht zu wenig Neues in meinem Leben, oft der Ausgangspunkt für eine Midlife-Krise, sollte die Untersuchung der Frage, an welchen dysfunktionalen und ungefragt übernommenen Denksystemen und -mustern wir festhängen, im Vordergrund stehen. Das Unstete des Puer, des Suchende, das nicht Festgelegte kann sich durchaus auch als Vorteil erweisen, obschon nicht aus der Perspektive des veränderungskritischen Senex. Sicherlich spiegeln die Prinzipien oder Archetypen des Puer und Senex allgemein menschliche Themen wider, die seit Jahrtausenden eine Rolle spielen. In unserer kompetitiven Gesellschaft ist jedoch eine besondere Zuspitzung zu bemerken, die mit dem Begriff des »Generationenkonfliktes« umschrieben worden ist. Ihr zugrunde liegt aber eine klischeehafte und verzerrte Sicht sowohl des jungen, unangepassten Adoleszenten, wie auch des frühzeitig als verhärtet und hinfällig gesehenen Seniors zugrunde. Vieles an der Angst vor dem Altern wird ja bereits auf das eigentlich noch vitale Rentenalter projiziert, weil man sich vor der Zeit danach fürchtet. Kurzerhand werden alle über 60 pauschal zu Senioren erklärt, was die Angst natürlich eher noch vergrößert.

Jugendliche Energie und Weisheit der Älteren   Aufgabe der Lebensmitte ist die Synthese, eine Brücke zu bauen aus beiden Kräften. Jenen Antriebskräften, die sich erstmals im Aufbruch der Jugendzeit, der Adoleszenz, gezeigt haben und vielleicht noch nicht alle verloschen sind und den Kräften, die aus dem Wissen und dem Stolz über das Erreichte entstehen und die den Blick in die Zukunft nicht scheuen müssen, da sich in ihnen ein realistischerer Sinn für Erreichbares widerspiegelt, die Grenzen des eigenen Lebens anerkennend. Viele Menschen berichten, dass sie zur Lebensmitte ein sowohl freundlicheres und weicheres Bild der nachfolgenden wie aber auch der vorangehenden Generation bekommen. Sowohl die Welt der (eigenen) Kinder wie auch die der Eltern wird mit weniger Ungeduld oder Ressentiment erlebt, sondern kann mehr in ihrer Eigenart und auch zeitgeschichtlichen Gewordenheit angenommen werden. Dadurch verändern sich aber auch die konkreten Beziehungen.

3.5   Der Puer in der Sicht von Marie Louise von Franz

Jugendwahn vs. Jugendlichkeit   Eine ganz eigene Interpretation des Konzeptes des »Puer aeternus«, des ewigen Jünglings, stammt von Marie-Louise von Franz, einer der engsten Vertrauten Jungs. Die symbolischen Gestalten des Puer oder der Puella (▶ Abschn. 3.9) sind Figuren, die auch verdeutlichen, dass Jugendwahn oder Angst vor dem Älterwerden nicht allein eine Erscheinung unserer Zeit sind, sondern ein Thema, das Menschen beschäftigt, seit es Kultur gibt. Die Hauptidee dieses Konzeptes

ist, dass es in uns eine alle Lebensalter überdauernde Seite gibt, die uns jugendlich fühlen oder uns eine ebensolche Wirkung auf unsere Mitmenschen haben lässt. Wir alle kennen bewundernswerte Menschen, die, alt geworden, sich dennoch nichts von ihrem Witz und ihrer Chuzpe haben nehmen lassen, die sich nicht vorschreiben lassen, wie man sich in diesem oder jenem Alter zu verhalten hat – und die authentisch und nicht lächerlich dabei wirken. Jedem von uns fallen dazu sicherlich genug Beispiele aus dem Alltag oder auch dem Medienbereich ein. Um zu verstehen, wie es dazu kommen kann, dass man sich einseitig oder in übersteigerter Weise mit jugendtypischen Verhaltensweisen identifiziert und Schwierigkeiten damit bekommt, sich einigermaßen angemessen mit den Anforderungen der jeweiligen Lebensphase auseinanderzusetzen, ist es hilfreich, die Analytische Psychologie zu befragen.

Jede Kraft bringt ihr Gegenteil hervor   Jungs Vorstellung der Psyche war eine kompensatorische, d. h. er nahm an, dass z. B. eine einseitig vernunftbetonte Lebensweise immer, für uns unbewusst, zu Lebensereignissen, Begegnungen und Einstellungen führt, die die genau gegenteilige Kraft zum Ausdruck bringen. Das bedeutet, dass gerade der ausgesprochene »Vernunftmensch« am ehesten gefährdet ist, plötzlich aus seiner gut begründeten Alltagswelt auszusteigen und von einem Tag auf den anderen alles liegen zu lassen. Wohlgemerkt: weil er sich sonst so wenig gestattet, seinen Gefühlen zu folgen. Das Unbewusste sorgt so für einen Ausgleich, eine Kompensation.

Kreativität und Reife   Wer sich immer Anderen angepasst hat, wird überrascht sein, wie egoistisch er oder sie zu sein in der Lage sein kann. Diese »Sprünge« in eine bislang ungewohnte Verhaltensweise passieren gehäuft zur Lebensmitte und wirken auch deshalb oft übertrieben und in sich wieder einseitig, weil sie noch keine Synthese, keine wirkliche Lösung des vorliegenden inneren Konfliktes bedeuten. Man macht nun einfach das Gegenteil von dem, was man vorher tat. Im Weiteren würde es darum gehen, die alten Neigungen und Verhaltensweisen, die ja auch nicht nur Schlechtes zur Folge hatten und die neuen, hinzugewonnenen

Möglichkeiten miteinander in Beziehung zu setzen, sie zu etwas wirklich Neuem, Drittem zu verschmelzen. Für v. Franz spiegelt sich das in ihrer Rede von »Der kreative Jüngling und der alte Weise« wider.

3.6 Berühmte »Ewige Jünglinge«

Tragische Film- und Popheroen Wenn ich mich zu einseitig mit dem Ideal des immerwährenden Jungbleibens identifiziert habe, dann bin ich symbolisch mit der Gestalt des Puer vereint. Der Puer, so haben wir bislang gesehen, ist also in besonderer Weise gefährdet, im mittleren Lebensalter in eine Krise zu geraten. Diese kann sich zu einer solchen Dramatik zuspitzen, dass die Betroffenen keine Auswege aus ihrem Zustand finden. In den uns allen vertrauten Figuren des öffentlichen Lebens, der Kunst, der Musik, des Films, die oft in genau jener Lebensmitte scheitern, indem sie ihrer Alkohol- oder Drogenabhängigkeit und anderen Krankheiten und Neigungen erliegen wie Uwe Barschel, Michael Jackson, David Foster Wallace, Heath Ledger, Philip Seymour Hoffman oder auch Marilyn Monroe, Jimi Hendrix, Kurt Cobain, James Dean oder Amy Winehouse wird uns das hohe Risiko des Menschen vor Augen geführt, sich über die unüberwindbar gehaltenen Hürden des Älterwerdens mithilfe gefährlicher Selbstberauschung hinwegzutrösten. Man erinnert sich auch an die Legende vom »Club 27«, den Musikern, die in diesem Alter an sich selbst scheiterten.

Das provisorische Leben des Puer In Ovids Metamorphosen ist der Name Puer dem Kind-Gott Iacchus der Eleusinischen Mysterien beigegeben. Später wurde dieser Gott auch mit Dionysos und Eros, oder etwa mit orientalischen Göttern wie Tammuz, Attis, Adonis gleichgesetzt. Marie-Luise von Franz beschreibt in ihrem Buch »Puer aeternus«, (Franz 2002) wie sie die Problematik sieht. Die Problematik des Puer bestünde darin, dass er aus einem Minderwertigkeitsgefühl heraus eine Art kompensatorischen Größenwahn entwickle. Er führe ein »provisorisches Leben« (Franz 2002, S. 10), weigere sich, sich »dem Augenblick hinzugeben« (ebd., S. 12), hege die Phantasie, einmal große Taten zu vollbringen oder das letzte Wort zu haben, neige

auch zu gefährlichen, selbstgefährdenden Sportarten. Wieder andere Pueri wirkten »verschlafen, undiszipliniert und langbeinig« (ebd., S. 12). Diese Beschreibung führt anschaulich vor Augen, dass einem solche Menschen oder auch derartige Persönlichkeitsaspekte, vielleicht auch an einem selbst, nicht unvertraut vorkommen.

Ein literarisches Beispiel Aufgrund seines relativ engen Kontaktes zum kollektiven Unbewussten besitze der Puer aber auch eine Art von Spiritualität, viel Charme und für Andere anregende Eigenschaften. Die den Puer vor allem beschäftigende Frage, für die er nach einer Lösung suche, sei »wie kann man erwachsen werden, ohne das Gefühl der Ganzheit und der Kreativität und des wirklich lebendig Seins zu verlieren, das man in der Jugend hatte?« (Franz 2002, S. 22). Von Franz, deren altmodische Wortwahl man sicher auch der Entstehungszeit des Textes geschuldet sehen sollte, greift Antoine de Saint-Exupérys weitverbreitetes Büchlein »Der kleine Prinz« (Saint-Exupéry 2014) heraus, um anhand sowohl der Biografie des Autors wie auch des Inhalts des Buches selbst die Welt und die Tragik eines Puer zu erläutern. Saint-Exupéry verschwand 1944 als Flieger (!) von den Radarschirmen; wie wir heute wissen, wurde er von einem Deutschen abgeschossen. Er starb also früh, fällt damit in das oben erwähnte Bild der Menschen, aus deren Schicksal die idealisierende Abwehr das bekannte »only the good die young« gemacht hat. Nicht immer kann man freilich sagen, dass den Todesumständen etwas Suizidales anhaftet, dennoch fragt man sich doch oft, ob diese Menschen sich in etwas verfangen, verrannt haben. Doch in was sind sie gefangen, sodass ihr Kontakt zu äußeren Welt an ein Ende kommt?

Größenphantasie und Minderwertigkeitsgefühl Man könnte sagen, diese oft sehr begabten, kreativen Menschen haben keine Brücke gefunden für die Bewältigung der Kluft zwischen an sich normalen kindlichen Allmachtsphantasien und erwachsener Nüchternheit und Akzeptanz von Grenzen. Zwei Wege hält Franz auf jeden Fall für problematisch: a) das Verbleiben in der Phantasie, da dann im Leben vieles keine Verwirklichung finden kann und b) die Resignation in ein vor allem angepasstes Leben der

Pflichterfüllung, was dann häufig mit Sarkasmus und Zynismus einhergehen könne.

Erwachsen werden Ich denke, sie spricht einen wichtigen Punkt an, ist aber etwas ungenau. Dem, der wirklich narzisstisch schwerer gestört ist, der hat auch im Jugendalter nur **eine** Art des Ausdrucks seiner Lebendigkeit, eben meist den durch die Phantasie. Das Problem ist dann, dass sich diese durch die aufkommende sexuelle Libido in der Jugend noch stark wachsenden Größenvorstellungen von sich und vom eigenen Leben dann zu wenig an der Realität messen und abarbeiten und so, dem Selbstpsychologen Heinz Kohut (1976) folgend, zu wenig mittels sog. »umwandelnder Verinnerlichung« auf ein verträgliches Maß zurechtgestutzt werden. Manchmal kommt es dann bereits zu einer adoleszenten Krise, die man dahingehend als Vorläufer der Krise der Lebensmitte bezeichnen könnte; schließlich sind beide Phänomene vor allem durch die problematische Entwicklung des Narzissmus charakterisiert, was ja konkrete und korrigierende Beziehungserfahrungen auch immer weiter erschwert. Eine These wäre also, dass adoleszente Krise und Midlife-Krise zumindest in bestimmten Dimensionen unterschwellig verbunden sind.

3.7   Antoine de Saint Exupéry

Der kleine Prinz Um die Dominanz der Phantasie in der persönlichen Welt des Puer zu illustrieren, soll noch etwas tiefer in Franz´ Interpretation der berühmten Erzählung »Der kleine Prinz« von Saint-Exupéry eingestiegen werden. Gleich zu Beginn der Geschichte findet sich eine Zeichnung des Autors, die aussieht wie die Skizze eines Hutes. Für ihn jedoch zeigt es eine Schlange, die einen Elefanten gefressen hat. Abgesehen von der Unwahrscheinlichkeit des Geschehnisses zeige sich hier, so Franz, ein Abbild der inneren Welt von Saint-Exupéry. Sie interpretiert die Boa als den verschlingenden Anteil seines Mutterkomplexes, aus dem er (den Elefanten beschreibt sie mit zahlreichen Referenzen als Selbstsymbol) nie herausgekommen sei. In ihrer Beschreibung geht es vor allem um die negativen Konsequenzen eines ungelösten Mutterkomplexes für den Mann. Das Problematische in

der Behandlung sei gerade, dass es bei manchen Pueri schwierig sei, die »heilenden und destruktiven« Faktoren von Größenphantasien gut voneinander zu trennen. Manchmal führe eine zu starke oder zu frühe Konfrontation mit der Notwendigkeit des Abschieds von solchen Vorstellungen bis zur akuten Suizidalität.

Geduld erforderlich Franz warnt auch davor, dass es in Therapien darauf ankomme, solche Pueri nicht zu schnell und zu umfassend aus ihrer Verbundenheit mit dem kollektiven Unbewussten, mithin ihrem Mutterkomplex zu lösen, da sich dies auch sehr zerstörerisch auswirken könne. Eine gewisse Selbstentfremdung und Selbsthass könnten vorübergehend die Szene dominieren. In jedem Fall gehe es um ein langsames Ablösen, einen langen Fall, kann sich denn der Puer mit seiner »irdischen Realität« abfinden und zieht er nicht das »Gefängnis seines Mutterkomplexes« vor. Aus der praktischen Erfahrung her kann man diesen Aspekt unterstreichen, denn es braucht oft sehr viel Geduld von allen Seiten, bevor eine solche Persönlichkeitsstruktur sich wandeln kann.

Neue, altersgemäße Rollen Eine tiefe Enttäuschung, so stellen dies auch andere Autoren heraus, sei zur Lebensmitte sowohl ein Anlass, wie auch eine Grundvoraussetzung für die weitere kreative Entwicklung. Beispiele im Bereich öffentlicher Menschen, denen ähnliches gelungen zu sein scheint, gibt es immer wieder, etwa wenn älter werdende Prominente eine Drogenkarriere hinter sich lassen, sich, ohne sich dabei zu inszenieren, sich für Soziales einsetzen und neue, altersgemäße Rollen finden (Beispiele u. a. Götz George, Robbie Williams, Udo Jürgens, Bill Clinton). Die Belohnung dieser Aufgabe eines früher wichtigen Persönlichkeitsanteils, häufig auch eines früheren »Don Juanismus«, ist eine größere persönliche Integrität, mehr Anerkennung, ein Einsatz der eigenen Stärken auch für andere. Für die Betroffenen mag es zunächst jedoch wie der Untergang des Ichs erscheinen. Sie müssen sich auf ein bislang nicht unternommenes Wagnis einlassen. Franz zitiert dazu ein russisches Märchen. Nur derjenige von drei Söhnen, der sich nicht von seinem Intellekt oder seinen Triebwünschen allein steuern lässt, sondern der sich auf das unbekannte Neue zwischen den Extremen einlässt, tritt in eine wirklich neue, integriertere Lebensphase ein. Viele Geschichten und Erzählungen, auch in Filmen oder der Oper nehmen diese Thematik auf und erzählen die Geschichte eines Helden, der sich vielfachen inneren, oft durch äußere Symbole ausgedrückten Gefahren und Bedrohungen, etwa in Form eines Monsters oder eines Drachen erwehren muss (Siegfried-Sage, Star Wars, Zauberflöte etc.).

Das Märchen von der Skelettfrau Die vor allem mit dem Buch »Die Wolfsfrau« bekannt gewordene Psychoanalytikerin C. Pinkola Estes nennt ein Märchen, das für die Entwicklung der Liebesfähigkeit des Mannes von entscheidender Bedeutung ist; es ist die Geschichte von der Skelettfrau. Ein Fischer angelt das Skelett einer Frau und sortiert es liebevoll zusammen, bis sie wieder zum Leben erwacht. Die Sage beschreibt, wie es möglich sein kann, sich dem Werden, Vergehen und Neuwerden der Liebe (und damit des Lebens) zu stellen. Wesentlich hierzu sind viel Geduld und genaues Hinsehen, in der Wahrnehmung des anderen aber auch bei sich selbst. Unbewussten Regungen wie Träumen sollte Beachtung geschenkt werden. Und: essenziell ist die Fähigkeit zur Trauer. Im Märchen wird sie durch eine Träne symbolisiert. Erst sie ermöglicht neues Leben. Hier kommt ein innerer Prozess in Fluss, der die Verwandlung in neues Leben ermöglicht.

Parabel über die Liebe Diese Parabel wirft damit auch ein kritisches Licht auf eine »Ex-und-Hopp«-Mentalität in der Liebe. Weiterhin weist sie auf die notwendige Toleranz gegenüber Bildern des Todes in Beziehungen hin. Etwas, was im modernen Denken kaum noch Platz findet und zunehmend auch aus Beziehungen versucht wird zu verbannen. Doch Anzeichen eines Nachlassens der Liebe oder Leidenschaft müssen noch lange nicht auf das Ende einer Beziehung hinweisen, stellen vielmehr die Voraussetzung für einen weiteren Entwicklungsschritt in Richtung Reife und persönlicher Integration dar. Wie leicht ist es jedoch, das Weite zu suchen.

Die Konfrontation mit dem eigenen Zweifel Im russischen Märchen »Die Jungfrau Zar« kommt der Held, einer von drei Brüdern, nach dem Versagen der zwei Anderen schließlich zu einer Hexe, die ihn

fragt, ob er unfreiwillig oder freiwillig gekommen sei. Jetzt komme es darauf an, nicht auf die nur in ein Spinnennetz von intellektueller Grübelei führende Frage einzugehen, sondern etwa zu antworten, dass diese Frage unangemessen sei und dass man gefälligst ein gutes Essen haben wolle. Es sei ein Trick, die Hexe wolle gar keine Antwort. Jetzt sei der Held dem Animus (also der Seite der Besserwisserei) der Frau erfolgreich begegnet. Es gehe kurz gesagt darum, sich weder von Intellektualität, noch von seinen Triebwünschen allein bestimmen zu lassen, sondern sein Ich zur Geltung zu bringen und seine Bedürfnisse zu artikulieren. Ganz wie im Märchen des »Eisenhans« geht es symbolisch-psychologisch darum, der Mutter den Schlüssel zum Käfig des wilden Mannes heimlich zu stehlen (Bly 1991).

Der Tod als Symbol der inneren Wandlung Immer sehen sich die Hauptakteure dieser Geschichten vom Tod bedroht, immer geht es um Alles oder Nichts. Dass dieser Tod am Ende für einen inneren Tod steht, den Abschied von einer Illusion, den Abschied von einer Lebensphase, den Abschied von der immerwährenden Verdrängung des tatsächlich einmal bevorstehenden eigenen Todes, dies wird dadurch verdeutlicht, dass der Hauptakteur wider alle äußere Wahrscheinlichkeit am Ende immer triumphiert. Er hat einen Zuwachs an Macht, Wachstum, Reife erreicht, hat im Kampf mit den Gefahren auch innere Ängste überwunden und damit seinen Handlungsspielraum erweitert. Auch in Träumen erscheint der Tod zur Lebensmitte häufig in symbolischer Weise. Er deutet den Wunsch nach einer Veränderung an. Das, was als Tod erscheint, ist so am Ende paradoxerweise das Lebensspendende, sofern ich mich damit auseinandersetze. Das Gewahrwerden der Endlichkeit zur Lebensmitte bringt damit die Chance mit sich, brachliegende Lebensbereiche neu zu beleben. Jung selbst, so Franz, war überzeugt, dass der Puer vor allem durch Arbeit geheilt würde, wohl eine Verallgemeinerung seiner persönlichen Erfahrung. Naturgemäß sei die Antwort des Puer oder der Puella darauf, dass sie etwas tun würden, wüssten sie, was. Damit schöben sie aber ihre Verantwortung für ihr Leben von sich. Aber ein großer Funken Wahrheit steckt natürlich in dieser Aussage.

3.8   Der kreative Genius

Was machen aus der Begabung?   Wenn sich Franz einerseits sehr deutlich über die Nachteile auslässt, die ein allzu langes Verbleiben in jugendlichen Träumen mit sich bringt, so zeichnet sie doch andererseits ein Bild des Puer, der, wie andere Menschen selten, dazu befähigt ist, kreative und schöpferische Ideen zu entwickeln und auch danach zu handeln. Bevor jedoch nicht etwas Reales wie eine berufliche Laufbahn durchlaufen oder Beziehungen im Leben eingegangen worden sind, können oft auch die größten Begabungen nicht umgesetzt werden. Jeder von uns kennt Menschen in seinem Bekanntenkreis, die durchaus sehr begabt sind, aber große Probleme damit haben, aus dieser Begabung etwas Angemessenes in der sozialen, beruflichen und gesellschaftlichen Realität zu machen. Dies liegt daran, dass auf dem Weg der Umsetzung von einer Idee zur Schöpfung immer zahlreiche Kränkungen auftreten und viel disziplinierte Arbeit nötig ist. Doch unter diesen Voraussetzungen neigt der Puer dazu, die Lust am Weiterarbeiten bald wieder zu verlieren. Viel zu euphorisch sind die Stimmungen, die mit guten Einfällen einhergehen und die daher manchmal fast suchtartig immer wieder aufgesucht werden. Nur bleibt auf diese Weise vieles unaufgearbeitet, zu pauschal konzipiert, oberflächlich und eben nicht kommunizierbar. Solange Ideen eine für den Einzelnen so wichtige narzisstische Bedeutung haben, damit sich dieser damit seiner Einzigartigkeit versichern kann, steht die Idee im luftleeren Raum einer individuellen Psyche, andere können mit ihr nichts anfangen, da sie dazu nicht befragt werden, es könnte ja sein, dass sie Kritik üben.

Kein Wachstum ohne Wurzeln   Der kreative Genius hat somit meist Angst davor, auf den Boden der Tatsachen kommen zu müssen, und sehnt sich unbewusst doch oft auch danach. Dennoch, der Prozess, sich allmählich und in kleinen Schritten mit den eigenen Ideen auf andere Menschen zuzubewegen, ist Inhalt fast jeder Therapie. Viele Menschen haben in ihrer Kindheit nicht ideale Bedingungen vorgefunden und sind in ihren Neigungen und Talenten nicht angemessen gefördert und auch gefordert worden. So haben sie wenig realistischen Bezug zu ihrer eigenen Größe, aber auch zu

den eigenen Grenzen entwickeln können. Manche Künstler etwa haben Vorbehalte gegenüber einer Psychoanalyse, die sie vermeintlich um ihre Kreativität bringen könnte. Meist ist jedoch das Gegenteil der Fall, aus oben genannten Gründen. Erst wenn ich erkennen kann, dass das Zurechtstutzen meiner hochfliegenden Phantasien keineswegs nur zur kränkenden Entwertung und zur Vernichtung meiner kreativen Seiten führt, sondern vielmehr diese Kreativität erst mit der Realität der anderen Menschen in Kontakt bringt, können realisierbare schöpferische Arbeiten entstehen, sei es im künstlerischen Sektor oder auch in anderen gesellschaftlichen Bereichen.

Selbst-Entidealisierung   Wenn die Ausreden, dass erst diese oder jene Bedingungen geschaffen sein sollten, das man erst dieses oder jenes Seminar noch besuchen müsste, dass man erst noch in diese oder jene Stadt umziehen sollte, nicht mehr greifen, dann greift die Realität nach einem Menschen und ermöglicht ihm, sein schöpferisches Potenzial besser nutzen und umsetzen zu können. Nach Selbst-Entidealisierung und Akzeptanz der Realität kann durchaus genug Phantasie und Schöpferisches übrig bleiben. Letztlich begegnen wir hier auch wieder dem jungianischen Gegensatzprinzip: Erst wenn beiden Polen eines Gegensatzes wie hier dem zwischen Puer und Senex Genüge getan ist, dann kann etwas entstehen. Anderenfalls blockiert die Abwehr des Nicht-Gewünschten gerade das, was man so sehr ersehnt. Es kommt daher auf die richtige Mischung aus Puer und Senex-Persönlichkeitsanteilen an.

3.9   Die Puella

Ich habe gezögert, mich als männlicher Autor zu diesem Punkt zu äußern. Der Wunsch, hier eine vollständigere Sicht zu präsentieren, hat mich jedoch bewogen, nachstehend einige wenige Gedanken wiederzugeben.

Mehrfachbelastungen   Für Frauen um die Lebensmitte stellen sich einerseits ähnliche, oft jedoch gleichzeitig auch anders gelagerte Konflikte. Dies mag gesellschaftliche Gründe haben, stand doch bei ihnen bis vor einigen Jahrzehnten nicht die Frage nach Karriere und Beruf im Zentrum. Die zunehmende Berufstätigkeit von Frauen hat ihre Lebenswege zumindest äußerlich in eine größere Nähe zu denen von Männern gerückt, wenngleich hier gleichzeitig ein neuer Unterschied auftritt: Frauen sind in diesem Fall oft zwei- oder dreifach belastet, als Mutter und im Beruf. Und schließlich will der Partner auch noch etwas von ihnen …

«Empty Nest Syndrom» Dementsprechend könnte man vermuten, dass die Lebensmitte mit dem bevorstehenden Auszug der Kinder als Entlastung wahrgenommen wird. Doch die Identifikation mit der Mutterrolle ist oft noch recht stark, gerade auch verstärkt durch Schuldgefühle, wenn man aus beruflichen Gründen den Kindern weniger Zeit widmen konnte. In diese Zeit, in der der Abschied von den Kindern innerlich und äußerlich durchlebt werden will, fällt nun oft das sich schärfende Gefühl für die eigene Ehe, Partnerschaft, für das Paar, das innerhalb von Familie und Elternschaft zusammen geblieben ist. Fallen die äußeren Notwendigkeiten der Fürsorge und die eigenen Wünsche, wie danach, den Kindern gute Eltern zu sein, zunehmend weg, wird offensichtlicher, was aus dem partnerschaftlichen Aspekt des Lebens geworden ist. Dies allein ist **ein** Faktor, der eine Krise der Lebensmitte forcieren kann, denn oft wurde der Entwicklung der Partnerschaft nur noch wenig Augenmerk geschenkt.

Klimakterium und Menopause Sicherlich spielt auch die Unsicherheit über die Frage, wie man mit den Wechseljahren und dem Ausbleiben der Regel und, damit verbunden, dem Ende der Fruchtbarkeit, umgehen wird können, eine Rolle für Frauen um und über Vierzig. Gerade für Frauen, die sich, bewusst oder unbewusst, gegen Kinder entschieden haben oder für die sich keine Gelegenheit ergab, den Wunsch nach Nachwuchs zu realisieren, ist dieses Ereignis einschneidend und ein Auslöser von Trauerreaktionen und verlangt danach, sich noch einmal das Thema der Generativität zu vergegenwärtigen.

Neue Selbstdefinition nötig Frauen schließlich, die – ähnlich dem Puer – noch lange bis in die Lebensmitte hinein unrealistischen Vorstellungen über sich selbst, ihre Talente, das Leben, das sie gern führen würden, nachhängen, haben ähnliche Probleme, wie die, die oben für den Puer beschrieben worden sind. Bei vielen von diesen Frauen kommt eine wachsende Verbitterung und Zorn darüber hinzu, die jugendliche Attraktivität einzubüßen, die viele als wesentliches Merkmal ihrer Persönlichkeit und als Quelle auch des Selbstwertes betrachtet haben. Die Folge davon ist, dass diese Selbstdefinition überdacht werden muss, dass andere Aspekte der Persönlichkeit mit Wertschätzung bedacht werden müssen, die vielleicht vorher nur ein Schattendasein geführt haben.

Unterschiedliche Entwicklungswege Wie an anderer Stelle erwähnt, fordert die Lebensmittekrise von Männern oft eine Bewegung in Richtung einer größeren Öffnung gegenüber ihrer bis dahin verdrängten Gefühlswelt ein; bei Frauen verhält sich dies oft anders. Wie unten (▶ Kap. 10) noch einmal genauer beschrieben werden soll, entsprechen diese Konstellationen bei Männern oft eher zwanghaften und schizoiden Persönlichkeitsausprägungen, bei Frauen hingegen ist oft eine übermäßige Orientierung am emotionalen Ausdruck festzustellen. Allerdings geht es diesbzgl. manchen Frauen in Therapie nicht um authentische, sondern um sozial erwünschte Emotionen, um den übertriebenen, früher hätte man gesagt hysterischen oder affektiv labilen Ausdruck. Viele halten ihre innere Gefühlswelt für unverrückbar und den inhärenten Hang zur Dramatik als Gott gegeben. Zu erkennen, dass man auch über Gefühle differenziert nachdenken kann und diese hinsichtlich ihrer Herkunft, ihrer Berechtigung und ihrer »Echtheit« überprüfen kann, erscheint dann zunächst überraschend. Wenn man so will, geht es bei der Puella um die Integration von vorher abgewehrten Gedanken, um die Rehabilitation des vielleicht bis dato nur als »männlich« abgetanen Verstandes und Intellektes. Dies trifft noch mehr als auf die heute 40- bis 50-Jährigen auf die Generation deren Eltern zu, ist aber in abgeschwächter Form noch deutlich bei den Nachkommen auszumachen. Auch für Frauen trifft so die Notwendigkeit der Herstellung einer belastbareren Vereinigung der Gegensatzspannungen in der Persönlichkeit zu. Sie starten

3

häufig gewissermaßen nur von anderen Voraussetzungen aus, die ihre Ursache wohl vor allem in den gesellschaftlich tradierten Erziehungsschwerpunkten haben, die die Differenzen zwischen den Geschlechtern erst co-kreieren.

Verengung auf körperliche Veränderungen   Relativ häufig wird die Krise der Frau, wie ich finde, thematisch auf die Fragen um Klimakterium bzw. Menopause und um die nachlassende Attraktivität für Männer reduziert. Klimakterium bezeichnet nach Wikipedia (2015) einen »kritischen Zeitpunkt im Leben«, die Zeit vor und nach der Menopause, dem Zeitpunkt der letztmaligen Monatsblutung. Dies wird m. E. nicht der veränderten Wirklichkeit der aktuellen Lebenswelten und Erfahrungen von Frauen gerecht. Viele Frauen finden sich so nicht in den einschlägigen Ratgebern wieder. Vielleicht liegt ein Grund darin, dass die Analytische Psychologie Jungs, die hier oft theoretische Grundlage ist, vor allem die Hinwendung zu in unserer Gesellschaft als feminin attribuierten Persönlichkeitsmerkmalen wie Durchlässigkeit, Empathiefähigkeit und Introvertiertheit als wünschenswert postuliert. Dies gilt jedoch vor allem für Männer, die zuvor in der Einseitigkeit der Ablehnung ihrer »femininen« Seiten gelebt haben. Daraus eine Psychologie für beide Geschlechter zu machen, verkennt, dass es durchaus öfter ratsam sein kann, sich aktiver, aggressiver und »männlicher« in dieser Welt zu bewegen, um wahrgenommen zu werden, als dies in unserer Elterngeneration noch eher der Fall war. Für Frauen geht es demnach häufig darum, extravertierter zu werden in dem Sinn, dass sie sich auf nicht überemotionale Weise für ihre Interessen einsetzen. Patientinnen, die es sehr gewohnt waren, Aufmerksamkeit über die dramatische Darstellung eines Konfliktes zu gewinnen, brauchen oft lange Zeit, bis sie entdecken, wie spannend und erkenntnisreich die genaue Erzählung und Erkundung ihres ihnen banal erscheinenden Alltags sein kann. Auch hier stoßen wir wieder auf die vom Puer bekannte Vermeidung der Alltagsmühen und die Selbstüberhöhung und damit tragischer Weise auch Selbstdistanzierung in Form von Phantasien über eigene Besonderheit und Auserwähltheit.

3.10   Der Puer und der gesellschaftliche Wandel

Wandel braucht neue Ideen   Wir alle kennen die Rede von der Gelegenheit, die man ergreift oder eben nicht. In ihr schwingt eine Vorstellung davon mit, dass es für unsere Absichten und Vorhaben günstige Zeiten und weniger günstige Zeiten gibt. Der Puer verkörpert die Bedeutung von lebenslanger Offenheit für sich bietende, neue Gelegenheiten. Hier vergleicht ihn Hillman mit dem griechischen Götterboten Hermes, dem wir später noch in Homers´ Odyssee begegnen werden und von dem in der Regel zu erwarten ist, dass er ein Garant für gute Einfälle und Ideen ist. Als symbolische Verkörperung von Offenheit für sich bietende Gelegenheiten, neue Ideen und unerwartete Veränderungen hat es Puer-Hermes immer mit seinem Antipoden, Senex, zu tun. Dieser mahnt auf die Einhaltung der geltenden Regeln und Gesetze. Puer, und dies geschieht gesellschaftlich in den vergangenen Jahren recht häufig (NSA-Affäre, Griechenland-Politik, arabischer Frühling), macht auf die Notwendigkeit von Veränderungen und Anpassungen aufmerksam und fordert seinen Gegenspieler heraus. Oft muss dieser sich zumindest auf Kompromisse einlassen, Reformen kommen in Gang. Doch das Verhältnis zwischen Puer und Senex ist noch wesentlich komplexer: nehmen wir einmal eine an sich künstlerische Tätigkeit wie das Erlernen eines Musikinstrumentes. Einerseits macht das Musik machen Spaß, andererseits erfordert es eine Menge Übung und Fleiß, damit dieser Spaß überhaupt erst möglich und erhalten wird. Hier müssen sich Puer und Senex miteinander verständigen. Wer nicht in der Lage ist, hinter der mühsamen Wiederholung des Übens, die auch an die Sisyphos-Erzählung (▶ Abschn. 5.6.) erinnert, den nichtgreifbaren, aber tief reichenden Zauber der Musik an sich zu spüren, der wird bald entnervt aufgeben. Wer nicht in der Lage ist, einen musikalischen Einfall gründlich auszuarbeiten, wird nichts Neues schaffen, das Bestand hat. Es geht also um die Vereinigung der oft als so unvereinbar dargestellten Gegensätze.

Offenheit des therapeutischen Prozesses Schließlich betont Hillman (1986), dass auch die therapeutische Arbeit nicht ohne eine ausreichende Offenheit für Neues gelingen kann. Wer schon alles zu wissen glaubt, seine Patienten mit schnellen Deutungen und vorschneller Anwendung von Theorie traktiert, der wird sich schwer tun, einen Wandlungsprozess in Gang zu bringen, da er sich ihm selbst verweigert. Dies bedeutet letztlich, dass Psychotherapeuten in besonderer Weise zu einer Form der Vereinigung des Puer-Senex-Gegensatzes gelangen sollten, wenn sie in ihrer Arbeit erfolgreich und heilsam sein wollen.

Phantasien und Träume Deutlich geworden sein sollte, dass Entwicklung ein lebenslanger Prozess ist, keineswegs kann von einem reinen »Abbau« aller Funktionen nach der Lebensmitte die Rede sein. Entwicklung wird dann gefördert, wenn wir offen genug bleiben oder wieder offen werden können für die Bereiche, die in unserem durchgetakteten Leben oft zu kurz kommen: Phantasien, Wünsche, Träume, Kreativität. Eine »Offenporigkeit« für die Einflüsse des Lebens, auch für den inneren Ruf nach Veränderung, der ernst genommen werden will, kurz gesagt, für das eigene Unbewusste, das Prozesse anstoßen und im Fluss halten kann. Wichtig ist aber auch, zu erkennen, was erhalten und befestigt und damit gepflegt werden will, wie etwa langandauernde Freundschaften oder Beziehungen, und was über Bord geworfen werden sollte. Die Unterscheidungsfähigkeit zwischen diesen Aspekten des eigenen Lebens kann in der Lebensmitte entscheidend geschärft werden. Auch, indem man zunächst wieder Fehler macht. Nur, wenn es weiterer Entwicklung im Weg steht, muss Altes weichen. Daneben gibt es noch den »weicheren« Übergang, in dem das Alte in verwandelter Form weiter bestehen bleiben kann.

Lebenszufriedenheit Beispiel wäre die notwendige Aufgabe hochtrabender Ziele von Berühmtheit oder die Anerkennung, dass die gegenwärtige Partnerschaft zwar nicht in jeder Hinsicht perfekt den früheren Lebensplänen entspricht, man aber das Unrealistische in der Hoffnung erkennt, eine Beziehung zu finden, in der die unerwünschten Probleme einfach nicht mehr vorkommen. Daraus erwächst dann oft eine größere Toleranz und auch Liebe zu dem, was als gemeinsames Leben möglich ist. Wertschätzung für das, was ist, ist der beste

Garant, sich nicht bei jeder Kränkung in idealistische Erwartungen und Hoffnungen aus dem Realitätsbezug zu verabschieden. Psychoanalytiker nennen diesen Prozess auch Trauerarbeit, denn er bedeutet neben dem Gewinn für die eigene Lebenszufriedenheit eben auch einen Abschied.

3.11 Die Angst vor dem Alter

Die Endlichkeit des Lebens Verena Kast (2000) beschreibt anschaulich die Ängste vor dem Alter und vor der Einsicht in die Endlichkeit unseres Lebens. Die zur Lebensmitte und danach stärker werdenden Ängste können blockieren und zu einem Rückzug in frühere, eigentlich als schädlich erkannte Gewohnheiten und Beziehungen führen. Kast weist aber auch darauf hin, dass es gerade das Gewahrwerden der Endlichkeit und der Grenzen der eigenen Möglichkeiten ist, das oft hilfreich und heilsam ist, wenn es darum geht, die nächsten Schritte zu gehen. Bei vielen Menschen ist zur Lebensmitte noch ein gehöriges Reservoir an unerfüllten Wünschen und Vorstellungen vorhanden, manche davon recht unrealistisch. Die Energie, die in entsprechende Tagträume investiert wird und in das Warten auf die passende Gelegenheit, fehlt aber, wenn es um die Verwirklichung erreichbarer Ziele geht. Wer zehn Jahre an einer Doktorarbeit gearbeitet hat, für den könnte es entlastend sein, zu erkennen, dass die Aufgabe seines Vorhabens zwar einen tiefen Verlust darstellt, aber auch einen Gewinn an Zeit, Energie und neuen Lebensmut bringen könnte, vor allem aber die Möglichkeit des Erkennens und Annehmens von alternativen Berufs- und auch Lebenswegen. Ähnlich verhält es sich mit der Torschlusspanik von über 40-jährigen Frauen, die unbedingt noch eine Familie gründen wollen, obwohl ihnen das Leben in einer engen Partnerschaft erwiesenermaßen schwer fällt.

Das Älterwerden wird spürbar Die Angst vor dem Älterwerden hat viel mit der Überbetonung des »Machens« und einer Übermacht einer Ideologie der Machbarkeit in unserer Gesellschaft zu tun. Wenn es uns nicht gelingt, von dieser einseitigen Weltsicht und ihrer Praxis im Alltag langsam Abschied zu nehmen, und dieser Abschied beginnt vor dem Alter, dann wird es ein schwerer Abschied. Diese Dynamik verweist aufs Engste auf die bereits erwähnte Annahme der Analytischen Psychologie, dass wir uns in unserem Leben nicht nur in der Auseinandersetzung mit unseren Mitmenschen zu bewähren haben, sondern auch, gewissermaßen symbolisiert durch diese, mit größeren Kräften und Mächten als uns selbst. Vieles von dem, auf das wir stolz sind, verdanken wir nicht zuletzt einer Gabe, einem Talent, etwas Nichtbegreiflichem, das uns seine Herkunft letztlich nicht verrät (Hillmann, 1998). Was auf zunehmende Reife hindeuten könnte, erschließt sich ebenfalls wie nebenbei aus unseren Überlegungen. Es geht den Aufbau einer möglichst realistischen, aber immer noch beweglichen, das bedeutet auch träumerischen Beziehung zur Realität des eigenen Lebens und der anderen Menschen in der Welt. Vieles ist fester gefügt als in früheren Jahren, doch das Gewicht der Vergangenheit hat in diesem Fall nichts allzu Schweres, sondern eher den Charakter eines Bodens, auf dem sicherer zu gehen ist. Und das ist auch notwendig, angesichts der zunehmenden Unwägbarkeiten und Abschiede, die es auszuhalten und zu verarbeiten gilt. Das Überstehen von Krisen führt im Allgemeinen zu einem verstärkten Selbstvertrauen, zu innerer Festigkeit, zu einer Abnahme von Ängsten.

Literatur

Bly R (1991) Eisenhans. Kindler, München

Estes C. P (1993) Die Wolfsfrau. Heine, München

Franz M-L von (2002) Puer aeternus. Verlag für jung´sche Psychologie, Küsnacht

Hillman J (1986) Die Heilung erfinden. Spiegel, Zürich

Hillman J (1998) Charakter und Bestimmung. Goldmann, München

Hillman J (2005) Senex & Puer. Spring, Putnam

Wikipedia (2015) Klimakterium. ▶ http://de.Wikipedia.org/wiki/Klimakterium. Gesehen 20. Juni 2015

Maerchenbasar (2015) Klassische Märchen. ▶ http://maerchenbasar.de/klassische-maerchen/osteuropa/russland/4040-die-jungfrau-zar.html. Gesehen 23. Juni 2015

Kast V (2000) Lebenskrisen werden Lebenschancen. Herder, Freiburg

Kohut H (1976) Narzissmus. Suhrkamp, Frankfurt am Main

Saint-Exupéry A de (2014) Der kleine Prinz. Rauch, Düsseldorf

Winnicott D (2002) Reifungsprozesse und fördernde Umwelt. Psychosozial, Gießen

Die Sehnsucht nach einem »neuen Leben«

Volker Münch

V. Münch, *Krise in der Lebensmitte*, Psychotherapie: Praxis,
DOI 10.1007/978-3-662-47985-8_4, © Springer-Verlag Berlin Heidelberg 2016

Life can only be understood backwards
But it must be lived forwards
(Anonymus)

Der Wunsch nach Veränderung, der in der Lebensmitte stärker werden kann, ist voller Verheißungen. Die althergebrachten Gewohnheiten und Lebensumstände erscheinen immer mehr als Hindernisse auf dem Weg zum Glück. Die Wiederbelebung des jugendlichen Überschwanges etwa in einer Verliebtheit oder einem anderweitigen grundlegenden plötzlichen Wechsel kann jedoch zu einem Zustand führen, der einer Selbstüberforderung gleichkommt. Problematisch ist die häufige Verwechslung von äußeren Veränderungen bei eigentlich anstehenden inneren Reifungsprozessen.

4.1   Ausbruchswünsche

Wenn man es wörtlich nimmt, ist der Wunsch nach dem Neubeginn des Lebens die natürlichste Sache der Welt. Die Notwendigkeit der stetigen Erneuerung, der alles Leben unterworfen ist, kann man schwer etwas entgegensetzen. Wir erleben immer wieder mit Macht die Freude über die Wiederbelebung der Natur im Frühjahr. Es ist auch der Ruf des Lebens an uns selbst, der in uns anzuklingen scheint und uns zur Tat auffordert. Vieles, was jahre- oder jahrzehntelang praktiziert wurde, wird zur Routine, vielleicht langweilig. Es wird schwieriger, dem eigenen Leben noch Freude abzugewinnen, wenn sich zu wenig Bedeutsames ereignet. Der Gedanke liegt nahe, doch einfach etwas im Leben zu verändern, so wie man es vielleicht bislang auch gern gemacht hat, einen neuen Job, eine neue Liebe und alles fängt von vorne an. Abgesehen davon, dass zur Lebensmitte relativ häufig auch ein Überdruss an genau jener Wiederholung auftreten kann, die auch mit einem Neubeginn verbunden ist, ist die ganze Angelegenheit doch, wie so oft, psychologisch gesehen etwas komplizierter.

Der Wunsch nach Erneuerung   Ein neues Leben im Wortsinn kann man selbstverständlich nie beginnen. Hinter diesem Wunsch scheint sich manchmal sogar eine neue Art der Verdrängung zu verbergen, die aus dem Wunsch entsteht, das bisherige Leben

vergessen zu können und nicht vielmehr einen wohlwollenden Blick auch auf eigene Fehler zu erlernen. Warum alles von vorne beginnen, wenn durch einen inneren Perspektivenwechsel und neue Wahrnehmungsmöglichkeiten das Vorhandene und Gewachsene neu erlebt werden könnte? Dieser Konflikt wird in ► Kap. 11 über die therapeutischen Möglichkeiten angesichts der Midlife-Krise vertieft zur Sprache kommen. Denn wenn es auch stimmt, dass es viel öfter um ungelöste innere Veränderungswünsche geht als darum, sofort im Leben Neuerungen einzuführen, heißt das wiederum nicht, dass man sein Leben nicht tatsächlich auch äußerlich sichtbar in neue Bahnen lenken könnte. Gerade um die Zusammenhänge zwischen innerer Gefühlswelt und äußeren Ereignissen, zwischen Unbewusstem und Bewusstem geht es in dieser psychologischen Auseinandersetzung zur Lebensmitte. Dies mag verwirrend klingen und das ist es auch. Doch in diesem ständigen Perspektivenwechsel und der damit angedeuteten Bewegung spielt sich das Leben ab. Wir werden diesem Prinzip noch öfter begegnen.

Hermes und »Iron Man«   Von vorne beginnen kann man also schlecht noch einmal. Das »neue« Leben in unser Leben zu lassen, kann aber eine ganz ertragreiche Sache sein, wenn es darum geht, sich belebter zu fühlen, sich inspiriert zu führen, sich »Flügel« wachsen zu lassen. Flügel hatte übrigens in vielfältigen Darstellungen auch der erwähnte griechische Gott Hermes. Von diesem ist der Begriff der Hermeneutik, also die Kunst der Herleitung, aber auch der Begriff der »hermetischen Abriegelung« abgeleitet. Wenn etwas also nicht hermetisch abgeriegelt ist wie die innere Grenze zwischen Unbewusstem und Bewusstem, dann kommen Wünsche an die Oberfläche, die das bisherige Leben in eine neue Richtung lenken können. In zahlreichen Bildern begegnet uns Hermes auch in der Gegenwart, sei es in Emblemen von Firmen oder in Hollywood-Produktionen wie »Iron Man«, wo die geflügelten Füße des Gottes in Düsenantriebe mutiert sind.

Das »alte Leben« als Hindernis   Wenn sich der Wunsch konstelliert, das Neue ins eigene Leben zu lassen, werden die früheren Partner oder auch

Arbeitgeber gern als »Feinde« dieser Entwicklung angesehen. Oft dienen sie aber lediglich als Sündenböcke, auf die man das ungeliebte frühere Leben projiziert. Sie erscheinen einem dann als Verkörperungen eines falschen Lebens, als Feinde, als diejenigen, die das Hindernis auf dem Weg zu einer besseren Zukunft darstellen. Oft werden die bisherigen Lebenspartner zur Projektionsfläche für diese eigenen inneren Zweifel und widersprüchlichen Gefühle. Da man diese zunächst nicht zuordnen kann, ist man verwirrt und zögert mit Entscheidungen oder entscheidet sich ständig neu. Neues Leben ereignet sich in der Natur, wenn Altes weicht, wenn etwas stirbt, nicht mehr weiter wachsen kann. Auch im Falle einer Schwangerschaft ist dies psychologisch der Fall. Das alte Leben, das Leben als Paar, die Dyade, kommt an ihr Ende und ein neuer Lebensabschnitt zu Dritt beginnt. Wenn etwas Neues geschieht, ist es nicht besonders üblich oder wahrscheinlich, danach zu fragen, was man gerade zurückgelassen hat, was jetzt vorbei ist und was es war, was die alten Lebensumstände bis dahin notwendig gemacht und aufrechterhalten hat. Wobei wir uns mit einer ungewöhnlichen Definition von Lebensumständen vertraut machen sollten. Als analytischer Psychologe ist man eine Perspektive einzunehmen gewohnt, die ein Leben, eine Person und ihre Lebensumstände so betrachtet, dass man letztere als unbewusst von der Person so gewollt und inszeniert ansieht.

Wir – die Konstrukteure unserer Wirklichkeit Wir sind es hingegen gewohnt, das bewusste Leben einer Person einerseits und ihre Umwelt, ihre Beziehungspersonen, ihre Arbeit andererseits als unabhängig voneinander zu betrachten. Diese in verschiedenen Wissenschaftszweigen zunehmend hinterfragte Subjekt-Objekt-Trennung, die als cartesianische Weltsicht bezeichnet wird, macht es schwer, sich klar zu machen, dass wir immer und zu jeder Zeit auch die Konstrukteure unserer psychischen Wirklichkeit sind. Wir erleben unsere Umwelt und unsere Mitmenschen immer vor dem Hintergrund unserer eigenen Lebenserfahrungen, wir sehen alles immer mit der Brille unserer Psyche. Wenn wir also in anderen die Hoffnungsträger oder die Verhinderer im Hinblick auf ein gewünschtes »neues« Leben sehen, so ist höchstwahrscheinlich

Projektion im Spiel. Die eigenen, nicht genügend bewussten und damit eingestandenen Ängste vor Veränderung werden den »bösen« Anderen in die Schuhe geschoben, so dass wir entlastet werden von der schwierigen Aufgabe, eigene widerstreitende Gefühle, deren Herkunft, deren Berechtigung und deren Hinweischarakter genauer zu untersuchen. Im therapeutischen Arbeiten können in diesem Fall Träume gute Hinweise bieten, um zu einer allmählich verbesserten Introspektion und zu einem inneren Dialog zwischen Bewusstem und Unbewusstem, einer Differenzierung zwischen Realität und Phantasie, einer Unterscheidungsfähigkeit zwischen Veränderungswürdigem und Erhaltungswürdigem im eigenen Leben zu gelangen. Konkret könnte das etwas heißen, dass der vielversprechende »Andere« im Leben, die neue Liebe, der ideale Partner im Traum zunächst darauf hinweisen, dass wir selbst in uns etwas verändern möchten, näher mit jenen Gefühlen des Lebendigkeitseins und des Aufbruchs in Kontakt kommen wollen. Es geht dem eigenen Unbewussten also vor allem um uns selbst.

4.2 Das gesellschaftliche Umfeld

Gibt es die »midlife-crisis«? Es ist nicht ganz von der Hand zu weisen, dass es Ansichtssache ist, ob wir von einer Krise der Lebensmitte als natürlichem Ereignis, das einen jede/n von uns trifft, ausgehen können. Als ich im Freundeskreis das Gespräch auf das Thema der Lebensmittekrise brachte, fragten etliche zunächst einmal »Wann ist die?« und »Was ist das?« Viele Menschen erleben zumindest bewusst nicht die dramatischen Einbrüche oder Krisen, wie sie etwa Jung selbst zur Formulierung seiner Gedanken angeregt haben. Liest man Ratgeber, hat man den Eindruck, dass wir alle uns in expliziter Weise diesen Themen zu stellen haben. Bei den meisten Menschen, die nie mit Therapie oder Psychologie zu tun haben, denke ich, verlaufen die Veränderungsprozesse des Lebens jedoch mehr im Stillen. Die psychologische Sichtweise ist eine unter vielen möglichen und versucht ihren Beitrag zum Verständnis unseres Lebenslaufes zu leisten. Dass aus heutiger Sicht einige der Beiträge der vergangenen Jahrzehnte schon überholt, überzogen, einseitig und auch betulich wirken, hat damit zu tun, dass sich unsere Psyche im Lauf der Zeiten selbst wandelt. Die überkommenen Traditionen, das Weiterreichen derselben in Familien oder Berufsleben, auch in den gesellschaftlichen Institutionen, sei es in Sportvereinen oder in der Politik, spielt bei weitem nicht mehr die tragende Rolle. Relativismus und Perspektivenvielfalt prägt die heutige Ideenlandschaft. Es dominiert eine neue Sicht der Persönlichkeit, der Persönlichkeitsentwicklung und auch von Persönlichkeitsstörungen.

Vieles ist in Fluss gekommen   Vieles mutet konstruktivistischer an, flüssiger, oft aber auch unbestimmter. Sicher ist, dass man heute nicht mehr einfach sagen kann, die erste Lebenshälfte diene nur dem Aufbau familiärer und beruflicher Strukturen und dass es erst danach um andere Dinge gehe. Für viele Jugendliche und junge Erwachsene spielen Sinnfragen und die spirituelle Dimension des Daseins bereits eine größere Rolle; ebenso wie es für viele Ältere heutzutage durchaus bis ins hohe Alter um Neuaneignung, Anverwandlung und Neuschöpfung geht. Hier treffen wir auf eine nicht mehr so apodiktische Sichtweise. Sicherlich mit anderen Schwerpunkten, aber dennoch geht es auch für den Senex heute nicht mehr nur darum, das Erreichte zu verteidigen und zum Widersacher und zur Nervensäge der Jungen zu werden, sondern er muss sich mehr denn je dem technologischen, demografischen und auch dem multikulturellen Wandel stellen. Die unmittelbare Umwelt präsentiert sich als bunter, komplexer, auch komplizierter. Neue Menschen treten in unser Leben, Bindungen werden auch noch in hohem Alter eingegangen, wir sind berufstätig über das Rentenalter hinaus, sei es, weil das Geld sonst nicht reicht, sei es, weil wir geistige Anregung und soziale Einbindung brauchen. Kittelschürze und graue Klamotten haben ausgedient. Viele 65-Jährige sehen heute eher 50-Jährigen ähnlich. Früher wirkten sie nicht nur aus unserer kindlichen Perspektive, sondern auch aus dem damals herrschenden Zeitgeist heraus bereits alt, verbraucht und grau. Sie waren in der damaligen Rolle der Opas und Omas festgelegt, während sich die Sicht auf alte Menschen heute sehr viel differenzierter präsentiert. Wenn sich ältere Menschen heute Dinge zutrauen, die sie früher

nicht getan hätten, dann sprechen wir nicht mehr vom »Jugendwahn« oder von der Oma, die »zur Besinnung kommen« muss. Bis auf wenige Beispiele hat der Geist des Puers (► Kap. 3), alle Lebensalter durchdrungen und begegnet dem Alten, Hergebrachten direkt und unmittelbar.

Das Gefühl der Lebendigkeit   Dass es heute viel mehr Menschen als früher gibt, deren Partnerschaften oder Ehen sich als nicht tragfähig erweisen und die immer wieder auf die Suche gehen nach einem Lebensbegleiter, hat zum Boom der Internetbörsen geführt und dazu, dass man heute nicht auffällt, wenn man als 60-Jährige/r eine sog. Ü40-Party besucht. Allein diese Tatsache verdient besondere Beachtung. Auf den ersten Blick mag man hoffen, nicht selbst in eine solche Situation zu geraten, da man vielleicht befürchtet, dass einen solche Orte und Veranstaltungen allzu sehr in einen melancholischen Zustand versetzen. Ein gewisses »Hamsterrad-Gefühl« könnte sich einstellen, die (Selbst)Wahrnehmung, dass die eigene Geschichte sich immer wiederholt, man keinen Ausweg gefunden hat aus der eigenen Einsamkeit. Und dennoch liegt auch in den schmerzlichen Gefühlen die Chance, zu erkennen, dass es tatsächlich Dinge im Leben gibt, die vorbei gehen und nicht wiederbelebt werden können und andere, für die das nicht gilt. Die Begeisterung etwa, die man für eine bestimmte Musik empfinden konnte, stellt sich oft sofort wieder ein, wenn man sie hört und versetzt einen sofort in einen lange zurückliegenden Zustand. Dies wiederum hilft, uns innerlich zu verankern und zu erkennen, dass das eigene Gefühl der Lebendigkeit letztlich nicht an unser faktisches Alter gebunden ist, sondern aus einer überdauernden Kraft oder Fähigkeit hervorzugehen scheint.

Erwartungsdruck   Vieles von dem, was wir auch heute über die verschiedenen Lebensalter wissen, ist einerseits sehr interessant, andererseits wirkt es aber altbekannt und vor allem oft noch überaus schematisch. Das Wesen und damit die Chance der »midlife-crisis« liegt gerade darin, nicht auf intellektuelle Weise danach zu fragen, was genau nun in diesem Alter von statten geht, wie es zu benennen ist, was danach kommt und wie dies nun wieder zu bewältigen ist. Nicht nur die Älteren sind von diesem übergroßen Erwartungsdruck, dass immer noch alles machbar sein sollte, erdrückt. Bereits zur Lebensmitte werden gezielt die Erwartungen der Gesellschaft an die Selbstsicht und die weitere innere Ausrichtung der Betroffenen zum Ausdruck gebracht. Diesen Eindruck vermitteln mit persönlich-subjektiven Bekenntnissen und neuesten Forschungen zur Alterslosigkeit unseres Gehirnes gefüllte Zeitschriften, die immer neue Schemata für die Verunsicherten anbieten.

Sich der Verunsicherung stellen   In einer ernsthaften Auseinandersetzung mit dem Älterwerden ginge es vielmehr darum, sich der Verunsicherung zu stellen und diese genauer zu untersuchen, vielleicht, bei Vorliegen von krankheitswertigen Symptomen auch mithilfe eines Therapeuten oder einer Therapeutin. Allen diesen Kategorisierungsversuchen liegt das Bedürfnis zugrunde, Orientierung zu gewinnen oder zu behalten. Doch oft genug sind die Einteilungen in Lebensphasen sehr willkürlich und entspringen der Statistik, die nur durchschnittliche Entwicklungen kennt. Und sie sind oft nur beschreibend, geben mit anderen, oft wissenschaftlichen Anspruch erhebenden Worten das wieder, was wir bereits vorher intuitiv über den Lebenslauf wussten.

4.3   Lebenserfahrung

Dennoch ist es natürlich richtig, wenn etwa die Rede davon ist, dass zur Lebensmitte hin »die Lebenserfahrung« einen wichtigen Aktivposten darzustellen beginnt. Mit Lebenserfahrung ist nun vieles gleichzeitig gemeint. Zunächst muss man einmal von einem nicht mehr allzu flexiblen, also mehr oder weniger festgefügten »Charakter« ausgehen. Man verändert seine Einstellungen und Verhaltensweisen nicht mehr stark, Gewohnheiten und habituelle Schemata bleiben im Allgemeinen gleich. Das in ▶ Abschn. 4.2 skizzierte Senex-Prinzip greift um sich und fordert Tribut. Lebenserfahrung bezieht sich dabei nicht nur auf die vergangene Aneignung von Wissen und Erlebtem, der Begriff meint meist auch die (mehr oder weniger gelungene) Verarbeitung von schmerzlichen, schwierigen Erlebnissen wie Traumata, Trennun-

gen, Erkrankungen, beruflichen Änderungen oder anderen Umbrüchen im Leben. Und der Begriff Lebenserfahrung umfasst natürlich auch alles Gute, was uns gestärkt hat und was wir an Ressourcen und Fähigkeiten in uns tragen.

Der Wert der Erfahrung   Wer seinen Sinn im Leben gefunden hat oder besser, wer sein Leben immer wieder mit neuem Sinn, also als sinnvoll erlebtem Denken, Fühlen und Tun füllt, der ist nicht allzu überrascht, dass seine Kräfte weniger werden, dass das Alter seine Schatten voraus zu werfen beginnt. Wer lange verdrängt hat, zu was es ihn eigentlich hinzieht und wer lange in dieser Weise »an sich vorbei gelebt« hat, der kann einen großen Schrecken bekommen, wenn etwa eine Krankheit die eigene Endlichkeit ins Spiel bringt. Für andere ist die Verdoppelung der Perspektive auf das eigene Leben, einmal zur Geburt hin, einmal zum Tod hin, ein möglicher Gewinn. Erst mit Blick auf die eigene Endlichkeit erhalten bestimmte Eigenschaften, Errungenschaften ihre Bedeutung und ihre Sinnhaftigkeit. Wenn wir erkennen, dass wir das, was wir gelernt haben, mit Freude weitergeben können und mögen, dann belebt dies rückwirkend die eigene Vergangenheit und verleiht ihr neuen Sinn.

> ⓥ Mit anderen Worten: die mit Blick auf das Ende neu gewonnene Gegenwart beeinflusst in einem gewissen Sinn auch die eigene Vergangenheit, indem diese neu bewertet wird.

Versöhnung mit der Vergangenheit   Breitere psychotherapeutische Kreise akzeptieren heute die Plastizität des Gedächtnisses und der co-kreationalen Anteile an der Schaffung von Erinnerung. Die »objektive« Wahrheit über die Vergangenheit in einer Therapie herauszufinden, ist schlichtweg unmöglich und hat in etwa so viel Authentizität wie ein Spielfilm, der mit Originalrequisiten, aber mit heute lebenden Schauspielern eine vergangene Geschichte darzustellen versucht. Somit ist die subjektive Repräsentanz der Vergangenheit in größerem Ausmaß eine sich ständig verändernde Konstruktion (übrigens eine der Voraussetzungen für das Funktionieren von Therapien). Dies bedeutet nämlich, dass auch die Vergangenheit nicht endgültig vorbei ist, was wir ja auch an vielen Neurosen sehen, sondern weiter in Veränderung befindlich ist, je nachdem, wie wir sie innerlich bewerten und aus unserer heutigen Warte heraus beurteilen. Auch verdrängte Inhalte sind äußerst wirksam. Erst eine emotional positiv getönte korrektive Erfahrung in einer therapeutischen Beziehung im Sinn von Vertrauen, Verlässlichkeit und stabiler Bindung ermöglicht, weiter in die Zukunft zu gehen. Erst dann öffnet sich oft der Blick für eine neue Sicht der Vergangenheit, die einerseits realistisch, aber oft auch versöhnlicher ausfällt als unter der zuvor wirksamen neurotischen Wahrnehmungsverzerrung. Die Bewertung der individuellen Vergangenheit ist von hoher Bedeutung für unser subjektiv empfundenes Lebensglück. Als ein eher chronisch unzufriedener Patient eines Tages plötzlich sagte, dass er denke, er habe eigentlich in seinem Leben alles richtig gemacht, hat mich das tief beeindruckt. Erst jetzt schien es ihm auch möglich, sich in der aktuellen Gegenwart seines Lebens wohler zu fühlen und sich gemeinsam mit mir darüber zu freuen.

4.4   Selbstannahme

Gefangen in Illusionen   Sehr wichtig in diesem Zusammenhang ist die Fähigkeit, sich verzeihen zu können und zu erkennen, dass wir manchmal nicht die Wahl hatten, Chancen zu ergreifen, sei es, weil wir zu viel Angst hatten, sei es, weil wir nicht genügend gefördert wurden, sei es, dass wir uns selbst Illusionen über uns hingegeben haben. Aber dann haben wir diese Illusionen damals gebraucht, um das Leben zu ertragen und weiter hoffen zu können. Unrealistische Vorstellungen über die eigenen Fähigkeiten, die eigene Größe und Bedeutung haben so lange, wie man sein Selbstwertgefühl nicht genügend auf seine tatsächlichen Beziehungen und Leistungen aufbauen kann, die Funktion, dafür zu sorgen, dass man nicht aufgibt, sondern weitergehen kann. Manchmal wird diese wichtige Verdrängungsmöglichkeit durch Schicksalsschläge so hart auf die Probe gestellt, dass man sie wirklich droht zu verlieren. Manchmal führt dies zur Entdeckung der spirituellen Dimension menschlichen Lebens, dass es nämlich eigentlich sehr wenig bedarf, um da zu sein und weiterzuleben. Wichtiger

für das Gefühl des Getragenseins und eines »es ist gut, dass ich da bin« sind selbstredend menschliche Bindungen und Beziehungen. Letztlich resultieren alle Unzufriedenheiten, Depressionen bis hin zur Verzweiflung auf unbefriedigten Nähewünschen bei gleichzeitig verunmöglichter Verselbständigung, was zu Einsamkeit führt, hier oft auch vor allem zu innerer Einsamkeit.

Nur Beziehungserfahrungen verändern   Wenn die Art unserer Beziehungen im Erwachsenenalter von den Beziehungserfahrungen in der Kindheit geprägt werden, wie dies Psychoanalyse, Bindungsforschung und auch Säuglingsforschung nahelegen, dann wird, als Widerspiegelung dieser frühen Erfahrungen, die Beziehung zu uns selbst die wichtigste Beziehung im Leben sein. Die Beziehung zu uns selbst ist demnach in großen Teilen zunächst eine Art inneres Echo dieser Beziehungserfahrungen. Dies ist in einer analytischen Therapie unmittelbar erfahrbar. Es geht dort um den Erwerb einer korrigierenden Beziehungserfahrung, die uns zu einem wohlwollenden und angemessenen Umgang mit uns selbst ermuntern soll. Dann erst sind wir in der Lage, alte Gewohnheiten zu ändern und vertane Chancen zu betrauern. Dass sich viele Menschen zur Zeit der Lebensmitte in Psychotherapie begeben, spricht für die These, dass wir in dieser Lebenszeit offener werden für uns selbst, für vielleicht zu lange unterdrückte Aspekte unserer selbst.

Wann ist die Lebensmitte?   Woher wissen wir nun, wann »unsere« Lebensmitte ist, könnte man fragen? Die Antwort, die Krise der Lebensmitte ereigne sich, wenn sie sich denn ereignet, so etwa zwischen dem fünfunddreißigsten und fünfzigsten Lebensjahr, scheint nur wenig befriedigend. Wenn wir uns auf das beziehen, was wir bis zu dieser Stelle zur Lebensmitte assoziiert und gedacht haben, dann erkennen wir eigentlich erst an dem Auftauchen der Endlichkeit in unserem Bewusstsein oder besser daran, dass wir nun in der Lage sind, diesen Gedanken zuzulassen, was ja bereits auf einen vorherigen Reifungsprozess im Stillen hindeutet, dass wir wohl in etwa in unserer Lebensmitte angekommen sein könnten.

Die Krise der Lebensmitte als Schwellensituation

Volker Münch

V. Münch, *Krise in der Lebensmitte*, Psychotherapie: Praxis,
DOI 10.1007/978-3-662-47985-8_5, © Springer-Verlag Berlin Heidelberg 2016

Als ich auf halbem Wege stand unsers Lebens,
Fand ich mich einst in einem dunklen Walde,
Weil ich vom rechten Weg verirrt mich hatte …
(Dante Alighieri, 1320)

Besonders verunsichernd an dem veränderten Erleben in der Lebensmitte ist das Nebulöse, das Ungewohnte dieses Zustandes. Am ehesten mag er einen noch an die psychische Ausnahmesituation der Jugend erinnern. Die Ursache für das Durcheinander dieser Lebensphase kann in der größeren Durchlässigkeit für unbewusste, verdrängte Inhalte liegen, die Beachtung finden wollen. Wenn das Alte nicht mehr gelten und das Neue noch nicht genügend klar gesehen werden kann, treten wir in einen Übergangsraum ein, der uns nun eingehender beschäftigen soll. Wir werden uns intensiver mit mythologischen Deutungen der »midlife-crisis« beschäftigen, wie sie sich in Homers Odyssee und im Mythos des Sisyphos' finden.

Die Zeit steht still   Wenn man an eine Schwelle denkt, assoziiert man damit vielleicht eine Stufe, die man nehmen muss oder einen Absatz, über den man steigen muss, um weiterzukommen. Wenn man, wie das der Psychologe Murray Stein (1983) getan hat, den Begriff der Schwelle im Zusammenhang mit der Lebensmitte gebraucht, dann ist es zunächst wichtig, zu sehen, dass es nicht darum geht, dass mit einer Lebensmittekrise eine Schwelle mit einem Schritt bewältigt werden kann. Vielmehr geht es darum, diese Lebensphase als einen Raum zu verstehen, eine ganze Zeitphase, die den Charakter eines »Schwellenzustands« annehmen kann, oft über quälend lang erscheinende Zeiträume. Alles, was wir über unser bisheriges Leben zu wissen meinten, scheint sich zu relativieren, unsere Wertesysteme zerbröckeln, wir selbst sind an einem Tag nicht mehr diejenigen, die wir gestern noch waren. Wir, die wir an den stetigen Fortgang unseres Lebens gewohnt waren, an lineare Fortschritte, an vorhersagbare Ereignisse, beginnen, die Orientierung zu verlieren, was am Ende neue Lebensfreude, aber oft gleichzeitig auch Verwirrung und Verzweiflung hervorrufen kann. Es kann sehr erschüttern, wenn man sich, eine Familie im Rücken, plötzlich Hals über Kopf ernsthaft verliebt oder auch eine Depression oder (was eine Variante desselben ist) ein

»Burnout« entwickelt. Das Konzept der Krise der Lebensmitte als Schwellenzustand versucht, für all diese beunruhigenden Erfahrungen eine Erklärung anzubieten, was dann neue Orientierung und Halt zu geben vermag.

Bevor wir uns eingehend in diesen Schwellenzustand vertiefen wollen, zuvor noch ein Wort zu dem Begriff »Schwellenzustand« (M. Stein nennt ihn »Liminalität«) an sich. Er stammt von Victor Turner, einem Ethnologen des 20. Jahrhunderts, einem Vertreter der »symbolischen Anthropologie« (Wikipedia 2015). Er bezeichnete mit Liminalität einen Zustand, in dem Individuen oder Kollektive sich befänden, nachdem sie sich von der herrschenden Sozialordnung gelöst hätten. Man befinde sich dann in einem mehrdeutigen Zustand. Die Individuen besäßen weder die Eigenschaften des vorherigen Zustandes, noch die des zukünftigen, etwa wie in Initiationsriten, wo sie weder Kinder noch Erwachsene seien (Wikipedia 2015).

Zeit des Übergangs   Stein charakterisiert diese Stufe des Übergangs durch die unbewusste Aktivität von etwas, was er »hermetisch« nennt: Die zunehmende Präsenz dieses Prinzips lässt sich auch mit der Figur des griechischen Gottes Hermes, auch des römischen Merkur oder auch eines Narren beschreiben. Es ist, als ob mein Unbewusstes die Dinge der Welt für mich in einer überraschenden, oft ernüchternden, dann wieder sehr ironisch erscheinenden Weise arrangiert. Denke ich mir mein Unbewusstes als handelnde Person, und dies tun analytische Psychologen, dann präsentiere ich mir unbewusst selbst bis dahin unbekannte Aspekte meiner Person, auch neue Wege, die, manchmal völlig unerwartet, manchmal sehr in Übereinstimmung mit verloren gegangenen Träumen und Wünschen stehen.

Sisyphos und Odysseus   Nicht ohne Grund beziehen sich viele Autoren wie Verena Kast oder Murray Stein auf Mythen wie den von Sisyphos oder die Reise des Odysseus bei Homer (2011). Bei Homer findet sich eine Episode, die verdeutlichen soll, wie schwierig Entscheidungen in der Lebensmitte fallen. Was umso schwerer fällt, als man oft das Gefühl hat, man müsse sie besser sofort treffen, da die Zeit davonzulaufen scheint.

5.1 Circe

Schauen wir uns eine dieser Geschichten aus der Antike an. Es geht um das Aufeinandertreffen von Odysseus mit Circe, die man vom umgangssprachlichen »Bezirzen« kennt, also eine Frau, hier eine Göttin, die in der Lage ist, uns um den Finger zu wickeln. Was bedeutet, dass wir verführt sind, sie nicht in ihrer Gänze wahrzunehmen, sondern sie nur von der Warte unserer persönlichen Bedürfnisse aus einzuschätzen gewohnt sind. Ganz nebenbei zeigt auch diese Geschichte wie viele weitere aus allen Zeitaltern der Weltliteratur, dass die Probleme, um die es in diesem Buch geht, nicht mit der Erfindung des Begriffs »midlife-crisis« begonnen haben, sondern die Menschen seit Zeitaltern begleiten.

Odysseus und Circe Die Geschichte läuft in groben Zügen so ab: Odysseus und seine Mitfahrer stoßen während ihrer Irrfahrt auf eine Insel, die von der Göttin Circe regiert wird. Da die Mannschaft sehr ausgehungert ist, beschließen alle außer Odysseus und einem Gefährten, Circe in ihrem Palast aufzusuchen. Dort werden sie auch freudig empfangen und essen und trinken alle eifrig bis sie erkennen, dass sie der offerierte schmackhafte Trank alle in Schweine verwandelt hat. Einer der Gefährten, der die Szene beobachten konnte, flieht zum Schiff und berichtet Odysseus. Dieser ärgert sich ordentlich und will sofort losstürmen, um seine Männer frei zu bekommen. Doch er wird aufgehalten und trifft auf der Insel eine Gestalt, die sich als Verkörperung des griechischen Kommunikationsgottes Hermes entpuppt. Hermes reagiert zwar unsentimental, aber immer spielerisch. Eine ebensolche Haltung gelte es im analytischen Prozess zu wahren und zu fördern, so empfiehlt uns Stein. Hermes nun gibt Odysseus in Form einer Pflanze eine Art Talisman mit, der Odysseus vor der Verwandlung in ein Schwein schützen soll. Als ihm der Becher mit dem Trank schließlich von Circe angeboten wird, ist er stark genug, ihn abzulehnen. Stattdessen verbringt er mit Circe die Nacht, er »stellt« sich ihr symbolisch-körperlich als Mann. Am nächsten Morgen bekommt er seine Mannschaft unversehrt zurück.

Standhaftigkeit Was kann und soll diese Geschichte nun für uns und das Thema der Lebensmittekrise bedeuten? Zaubertränke gibt es wohl in Sagen und Legenden, aber doch nicht in der Realität! Und wie kann man das in Worte fassen, was es Odysseus ermöglicht, in doppeltem Sinne »standhaft« zu bleiben? Gerade aber um diese Selbst-Bewusstheit und Standhaftigkeit, die man auch als Unbeirrbarkeit beschreiben könnte, geht es in vielen Geschichten, in denen von den Versuchungssituationen der Lebensmitte berichtet wird. Wir haben bereits kurz über das Märchen »Die Jungfrau Zar« gesprochen. Oft sieht sich der Held einer furchterregenden Gefahr oder, in personifizierter Form, einer Hexe oder einer Sphinx gegenüber, die ihn vor ein Rätsel stellt. Oft werden zwei Alternativen vorgestellt, zwischen denen man sich entscheiden zu müssen glaubt. Es geht aber meist darum, einen dritten, eigenen Weg zu finden, der die beiden Pole des Entweder-oders, des Ja-oder-Neins in gewisser Weise kreativ miteinander verbindet, um so das Beste aus der Situation herauszuholen. Hier begegnen wir der Jung'schen Gegensatzspannung, die es gilt, zunächst einmal auszuhalten zu lernen.

Wenn wir das Geschehen um Odysseus psychologisch anschauen, dann können wir lernen, dessen Symbolik zu entschlüsseln und uns Hinweise für die Bewältigung auch unserer eigenen Alltagssorgen um die Lebensmitte erarbeiten. Kommen doch viele genau in diese Versuchungssituation, dass sie sich, von Eheroutine und Arbeitsstress gelangweilt und aufgezehrt fühlend, nach Entspannung und Abwechslung sehnen. Nicht nur verfallen viele kulinarischen Reizen wie bei Circe, viele Männer lassen sich heute von Pornografie-Herstellern oder auch von Prostituierten ihr hart erarbeitetes Geld wieder aus der Tasche ziehen. Bei anderen ist es ernsthafter und damit vielleicht noch komplizierter: Sie verlieben sich, sagen wir klassischerweise in ihre Sekretärin, ihre Helferin, eine Kollegin, bei Frauen mögen es verständnisvolle Freunde, Kollegen oder die netten Nachbarn sein. Immer schafft es jemand, uns »verliebt« zu machen, unsere bisherigen Regeln über den Haufen zu werfen und uns etwas Neues wagen zu lassen, meist auch etwas Verbotenes, jedenfalls was die bisherigen Regeln angeht, nach denen man gelebt hat. Wieso macht man das? Und wieso ereignet sich das vor allem oft und gern in der Lebensmitte? Es gibt sicherlich eine Menge Antworten, die einem da spontan einfallen und die auch ganz glaubhaft wirken.

»Homer im Alltag« - Plausibler Überdruss So ist es plausibel, dass man nach langer einseitiger Lebensweise nach Abwechslung sucht. So ist es auch nachfühlbar, dass jemand, der in seinem Leben vor allem Routine und Alltag erlebt, erfreut ist, wenn er plötzlich wieder Lebendigkeit, Begeisterung und neue Ideen in sich aufsteigen fühlt. Dass man sich dann schnell »als Schwein« fühlt, wenn man gerade wie Odysseus die Ehefrau betrügt, das ist auch für den Nichtpsychologen noch gut nachzuvollziehen. Was also will oder kann uns das Schicksal von Odysseus noch sagen?

Der inneren Stimme folgen Zunächst einmal werden unterschiedliche Handlungsweisen vorgeführt und deren Vor- und Nachteile: die Kumpanen von Odysseus, die nicht warten wollen und die sich vor allem von ihren Bedürfnissen leiten lassen, müssen bezahlen. Sie werden zu Schweinen, was natürlich ganz symbolisch zu verstehen ist, denn sie geben ohne weiteres Nachdenken ihren Trieben und Bedürfnissen nach. Sie versäumen es, anders als später Odysseus, zunächst nach innen zu schauen und sich zu fragen, inwiefern sie sich auch in einer gefahrvollen Situation befinden. Sie verhalten sich gewissermaßen kindlich-naiv. Odysseus hingegen schaut sich, stellvertretend durch einen Gefährten, das Desaster erst einmal aus der Ferne an und kann sich dann trotzdem selbst kaum bremsen. Seine darauffolgende Begegnung mit Hermes kann psychologisch so verstanden werden, dass er nun einer inneren Stimme zu folgen beginnt. Er hört auf die Mahnung zur Vorsicht, eben auch gegenüber den eigenen Neigungen. Wenn man so will, macht er einen Deal mit seinem Unbewussten. Zwar versagt er sich die Befriedigung seines (primitiveren) Bedürfnisses nach Sättigung, erlaubt sich aber, Circe als Mann zu begegnen, was durchaus ebenfalls gefährlich werden könnte. Genau dieser Mut scheint diese aber zu beeindrucken und sie schließt Frieden, indem sie ihm seine Männer zurückgibt.

5.2   Ambivalenzen

Wir erkennen hier ein Grundthema von Konflikten, mit denen sich vor allem Männer, aber auch Frauen in der Lebensmitte immer wieder beschäf-

tigen. Man stellt fest, dass man sich mit dem bisherigen Partner vielleicht nicht mehr so gut versteht, vieles ist Routine, etwas wirklich Neues passiert nicht mehr in der Partnerschaft, weder im Leben allgemein, noch in der Sexualität. Wie ein Blitz schlägt dann eine neue Verliebtheit ein, manchmal ist es auch bloß ein neues Interesse, ein Hobby oder etwas ähnliches, das lange vermisste Leidenschaft entfachen kann. Man glaubt, nicht davon lassen zu können und geht ein hohes Risiko ein, indem man etwa alles »beichtet«, eine Trennung vollzieht, dann aber oft bald merkt, dass sich die neue Liebe in Richtung der Alten zu verändern beginnt. Man fühlt sich schuldig, gelobt Reue und doch ist es oft zu spät, denn man hat zu schnell entschieden.

Falsch verstandene Spontaneität Als Therapeut versuche ich in den Fällen, in denen es darum geht, dass ein Paar Schwierigkeiten miteinander hat, beide aber schon lange zusammen sind, noch kleine Kinder da sind, immer herauszufinden, ob das, was das Paar einmal mehr verbunden hat, immer noch irgendwo lebendig ist oder wiederbelebt werden kann – was meist der Fall ist. Schnelle Entscheidungen wie die einer Trennung sind in der Schwellenzeit einer Midlife-Krise oft keine gute Idee, denn, zieht man unbewusste Motive für das Durcheinander in Betracht, wissen die Beteiligten oft noch gar nicht wirklich, was sie da miteinander inszenieren, was eigentlich ihr innerer Antrieb wirklich ist, weshalb sie in die geschilderten Turbulenzen »gestolpert« sind. Betrachten wir die Begegnung von Odysseus mit Circe, könnten wir diese auch subjektstufig betrachten. Das bedeutet, wir nehmen dazu an, dass alles ein Schauspiel auf der psychologischen, inneren Bühne des »Helden« (▶ Kap. 14) ist. Wir sprechen dann davon, dass es um dessen Auseinandersetzung mit der Anima geht, ein Begriff, der klassischerweise die unbewussten »weiblichen« Seelenanteile des Mannes bezeichnet.

Dinge geschehen lassen Heute wird der Ausdruck »Anima« allgemeiner benutzt und steht bei beiden Geschlechtern für das, was wir innerlich zu wenig entwickelt haben, in unserer Leistungsgesellschaft sind das oft Sinnlichkeit, Selbstfürsorge, Leidenschaft, Sich-Fallenlassen, sich vom »Bauchgefühl«

leiten lassen. Der Mann, Odysseus, muss in diesem Abenteuer lernen, seinen eigenen inneren Versuchungen widerstehen zu können – sonst lauert der Tod (des Bewusst-Seins). Dies gemahnt daran, dass die Erfüllung von Wünschen nicht alles im Leben ist, auch wenn Freud ihnen zu Recht eine große Macht zugesprochen hat. Vielmehr geht es genauso oft um die Frage, wie man ihrer Herr werden kann, wie man genug Selbstbeherrschung, Disziplin und Voraussicht entwickeln kann, um wirklich eine Reifung erleben zu können. Und um nicht vom Regen in die Traufe zu kommen, also z. B. nicht von einer unglücklichen Beziehung in eine nächste wieder Unglückliche zu geraten.

Chancen und Risiken Steins Bild der Lebensmittekrise als Eintritt in einen Schwellenzustand versucht die Gefahren wie auch die Chancen eines solchen Zustandes gemeinsam anzuschauen. Sein Konzept versteht diese Lebensphase als die, in der es gelte, dem Unbewussten mehr Gehör zu schenken. In der griechischen Mythologie gab es, wie schon kurz erwähnt, dazu den griechischen Gott Hermes, der dem römischen Gott Merkur entspricht, den Götterboten, der für die psychische Fähigkeit steht, sich in förderlicher Weise mit seinem Unbewussten zu verbinden. In diesem Fall könnte sich dieser Kontakt als etwas Bereicherndes, die Individuation Förderndes erweisen. Entsprechend können in der Zeit des Übergangs der Lebensmitte auch vermehrt archetypisch geprägte Träume auftreten. Folgende Vignette zeigt die enge Verschränkung von inneren Prozessen und äußeren Veränderungen.

Patientenbeispiel 1
Ein junger Patient mit einem eher technischen Beruf tat sich sehr schwer, eine Beziehung zu einer Frau aufzubauen, da er versuchte, dies mithilfe logischer Gedankenoperationen und Grübeleien »vorauszuberechnen«.Er war bewusst ganz erstaunt, als ich ihm vorschlug, für sein Vorhaben anders, nämlich eher intuitiv und dem Augenblick vertrauend vorzugehen. In seinem Unbewussten, so zeigten seine überraschend lebhaften Träume voller archetypischer Symbole, gab es eine sehr rege Aktivität, auf die er zunächst jedoch nur wenig Zugriff hatte. Er entwickelte ein zunächst kognitives Interesse an diesen Bildern. Allmählich bewirkte

die Beschäftigung mit den Inhalten seines Unbewussten aber auch eine Öffnung und Wandlung seines Wesen und er lernte bald eine Frau kennen. Ohne die vorausgehende Beschäftigung mit seiner Männlichkeit und seiner Identität als ein Mann, der alleine bei seiner Mutter aufgewachsen war, wäre dieser Schritt unmöglich gewesen.

5.3 Der Trickster

Stein (1983) zitiert Walter Otto, der über die Figur des Hermes gearbeitet habe. Hermes sei mit dem Bild der Nacht, des Dunklen verbunden, das sowohl auf die Gefahren der Regression hinweise wie auf die Möglichkeiten, die sich aus einem Einlassen in diese ergeben können: neue Ideen und Perspektiven, ein neu erwachter Sinn für das eigene Leben und die eigenen noch verborgenen Möglichkeiten. Im Sinn eines archetypisch verstandenen Selbst sei Hermes der Überbringer unbewusster Nachrichten und damit ein Seelenführer. Aus der Sicht der archetypischen Psychologie wird mit der Götterfigur des griechischen Hermes oder des römischen Merkur auch die Figur beschrieben, die man meist den »Trickster« nennt.

»Verrücktes«, kindliches Verhalten Es geht beim Bild des »Tricksters« um **den** Persönlichkeitsanteil in uns, der für unsere Fähigkeit steht, wie wir uns mit den Herausforderungen des Lebens auf neue, bislang ungelebte Weise auseinandersetzen. Es geht um die Suche nach dem je eigenen Ausweg, der eigenen Lösung aus einem tiefgreifend empfundenen Konflikt. Oft erleben wir diese Konflikte als sehr unangenehm und belastend, wir fühlen uns beschämt und irritiert, fühlen uns unerwachsen und peinlich berührt von unserem eigenen Verhalten und unseren »Launen«, die uns zuweilen an kindliches oder pubertäres Verhalten erinnern. Die Ähnlichkeiten der Anzeichen einer Lebensmittekrise mit dem oft grenzüberschreitenden, »verrückten« Verhalten von Pubertierenden ist nicht zufällig. Ähnlich wie auf der Schwelle vom Kind zum Erwachsensein ereignet sich eine psychische Labilisierung, eine Aufweichung bislang fest gefügter Strukturen, eine Neuordnung unserer Persönlichkeit.

Unübersichtliches Kursangebot Nehmen wir das Beispiel einer Frau, die über ihr bisheriges Leben in diffuser Weise enttäuscht ist, sich mehr erhofft hat und die sich dafür selbst verantwortlich macht, da sie glaubt, dies liege daran, dass sie sich nicht genug mit sich selbst beschäftigt hat. Dies ist zugleich eine Situation, der wir als Therapeuten in einer Zeit, da es unzählige Angebote zur Selbsterfahrung, Selbsterkenntnis und Selbstverwirklichung auf einem riesigen »Markt« gibt, recht häufig begegnen. Diese Frau also hat eine Unzahl von Seminaren und Workshops belegt, die sie allesamt ebenfalls unzufrieden hinterlassen, wenngleich das unmittelbare Erlebnis in solchen Wochenendkursen noch tief beeindruckend gewesen sein mag. Regelmäßig tritt dieses Empfinden wieder in den Hintergrund und weicht erneut den bohrenden Fragen nach der eigenen Identität, dem Platz in der Welt, dem Weg, der einzuschlagen wäre. Die Suche nach jemandem, der dieser Frau sagt, wer sie ist und wie sie glücklich werden kann, stellt in der Regel eine Wiederholung einer unglücklichen, nicht beantworteten kindlichen Sehnsucht dar. Wobei »wiederholen« eigentlich der falsche Begriff für diese von der Betroffenen und ihrem Unbewussten selbst inszenierte Enttäuschung ist. Denn inzwischen ist es ja die Enttäuschung der erwachsenen Frau, die noch zur früheren als Kind erlebten Enttäuschung hinzu tritt. Es geht also nicht nur um eine Wiederholung, sondern um eine Anhäufung von seelischem Leid, und dazu noch um eine Verkomplizierung, da sie sich nun mit unterschiedlichen zeitlichen Ebenen der Erfahrung auseinandersetzen muss.

5.4   Der Wiederholungszwang

Immer gleiche Beziehungsmuster Nach klassisch psychoanalytischer Sicht war es noch so, dass eine solcherart zwanghafte Suche nach einer guten Elternfigur als Widerstand gegen die Erkenntnis, dass die eigenen biografischen Eltern ungenügend waren, gedeutet wurde, als Ausweichen gegenüber einer als zu schmerzhaft empfundenen Erkenntnis also. Aktuelle Sichtweisen gehen davon aus, dass die nicht enden wollende Suche nach einer guten Erfahrung eher den Grund zu haben scheint, dass es zunächst einer guten, angemessenen Bezie-

hungserfahrung, etwa einer angemessenen Widerspiegelung und Anerkennungserfahrung bedarf, um sich weiterentwickeln zu können und aus dem Hamsterrad der Wiederholung der ewig wiederkehrenden Beziehungskonstellierung aussteigen zu können. Diese Annahme geht also davon aus, dass nicht nur dem leidenden Individuum, sondern auch den ihm als Erwachsenen begegnenden Bezugspersonen eine hohe Verantwortung zukommt, wenn es um die angemessene Beantwortung seiner Bedürfnisse nach Anerkennung, Bestätigung, Widerspiegelung und Grenzziehung geht. Hier werden einem Therapeuten also ganz andere Aufgaben zugewiesen als in der noch sehr abgegrenzten Sichtweise des früheren rein intrapsychischen Verständnisses.

Noch genaueres Hinschauen Der Vorgang des klassisch als Wiederholungszwang bezeichneten Phänomens soll hier etwas genauer beschrieben werden, da eine Krise der Lebensmitte oft von genau dieser Wahrnehmung ihren Ausgang zu nehmen scheint. Man hat das Gefühl, auf der Stelle zu treten. Man scheint sich zu wiederholen und wenn neue Erfahrungen bewusst gesucht werden, stellt sich oft an der neuen Arbeitsstelle, in der neuen Beziehung die alte Dynamik und das altbekannte Gefühl wieder ein. Ein rein äußerlicher Wechsel der »Tapete« scheint es also nicht zu sein, was dauerhaft Abhilfe verschafft. Doch worum es geht, wurde oben schon im Verhalten von Odysseus angedeutet. Gefordert ist ein noch genaueres Hinschauen und Reflektieren. Oft scheint es nur auf der Oberfläche, dass sich das neue Umfeld, die neuen Kontakte als wieder »die Falschen« entpuppen und man reagiert wiederum auf die empfundene Kränkung und Enttäuschung, in dem man weiter sucht. Doch die sich auch mit der neuen Partnerin/dem neuen Partner ereignenden Streitigkeiten verdecken möglicherweise, dass die Begegnung durchaus neue Aspekte enthält, die die eigene Persönlichkeitsentwicklung bereichern könnten. Stark vereinfacht könnte man es so formulieren, dass unsere Seele offenbar zum einen Teil auf alte Beziehungserfahrungen zurückzukommen geneigt ist, was Vertrautheit mit sich bringt, aber eben auch jene unerquicklichen, schwierigen Beziehungserfahrungen wiederherstellt, die man bewusst hinter sich lassen wollte.

Der finale Aspekt   Zum anderen suchen wir uns bei der Partnersuche aber immer auch etwas Neues im Anderen und das, was uns fasziniert, hat oft mit ungelebten und unentwickelten Seiten von uns selbst zu tun, die wir im anderen bewundern. Diese Seiten aber wiederum werden gerne übersehen, weil sie zu verwirklichen eben auch Angst macht, anderenfalls hätten wir sie ja vorher nicht so lange vor uns herschieben oder verdrängen müssen.

Wozu geschieht etwas?   Ein typischer Vorgang in der Übergangsphase der Liminalität ist somit dadurch charakterisiert, dass häufig alte, bis in die Kindheit zurückreichende Erlebens- und Verhaltensmuster wiederholt und nochmals wiederholt werden. Das Bewusstsein scheint nichts lernen zu können und doch vollzieht sich in diesen »Regressionen im Dienste des Selbst« (Stein 1983) eine immer genauere Annäherung an die bislang noch unbewusste psychische Wahrheit. Man kann dies in längeren analytischen Psychotherapien sehr gut beobachten. Während die klassische Psychoanalyse eher den Widerstandsaspekt des Wiederholungszwangs betont hat, stellt die Analytische Psychologie in der Nachfolge von Jung hier die Frage nach dem »Wozu?« und unterstellt dem Treiben eine unbewusste Zielgerichtetheit, eine Finalität, ein noch verborgenes Ziel. In der Geschichte um Odysseus und Circe wäre das der in der Psyche Odysseus´ schlummernde Wunsch nach Klärung seines Verhältnisses zu seiner Bedürftigkeit und seiner Ich-Stärke, aber auch die Notwendigkeit der Entwicklung seiner Fähigkeiten als »Trickster«, der mit einer schwierigen Konfliktsituation ideenreich, kreativ und mutig umzugehen in der Lage ist.

5.5   Die innere Reise – Neugier, Verwirrung und Angst

Verlusterfahrung   Der Eintritt in den Schwellenzustand der Lebensmitte geht oft mit einem diffusen Verlustgefühl einher. Dies kann damit zu tun haben, dass wir faktische Trennungen zu bewältigen haben, den Auszug der Kinder, den Tod der Eltern, berufliche Zurücksetzungen, da die jüngere Generation nachrückt. Manchmal ist es der Blick in den Spiegel, manchmal ist es die körperliche

oder psychische Leistungsfähigkeit, die nachlassen. Doch oft ist zunächst noch gar nicht klar, was uns eigentlich »fehlt«. Wir haben das Gefühl, dass wir uns von etwas verabschieden müssen und zunächst muss uns klarwerden, um was es da eigentlich geht. Geht es um die idealistische Vorstellung von einem immer währenden Aufstieg, von Erfolgen, die uns wohl kaum noch beschieden sein werden, von ewiger Jugend und Gesundheit, um die ja viele hartnäckig zu kämpfen scheinen, indem sie ihrem Körper mit übertriebenem Sport und Diäten zusetzen? Stein meint, man könne die verständlichen Widerstände nur überwinden, wenn man »die Leiche«, also das »zu Begrabende«, das zu »Betrauernde« finde. Der Tod dieses Aspektes, also von etwas, was einem vorher sehr wichtig gewesen sei im Leben, werde dann in einer konkreten und nicht wieder rückgängig zu machenden Weise erlebt.

Altes verabschieden, Neues zulassen   Wenn die Vergangenheit begraben werden muss, was soll das Leben da noch bieten? Das Stecken-bleiben-Wollen in regressiver Resignation kann allzu verführerisch sein. Dies kann sich in narzisstischer Verschanzung zeigen (»Mein Haus, mein Auto, meine Yacht«), aber genauso in nicht enden wollenden Psychologisierungen und Schuldzuweisungen («meine Mutter ist an allem schuld …«). Odysseus muss also den Trickster in sich entdecken, wissen, mit wem er es in Circe zu tun hat (s. a. die zahlreichen Probleme von Männern im mittleren Alter, die ihre Frauen »nicht mehr verstehen« und dann oft eher die Flucht ergreifen). Mittelbar geht es immer auch um die Frage, wie ich als Mann den Seelenanteilen in mir begegne, vor denen ich bislang erfolgreich auf der Flucht gewesen bin, als Frau natürlich ebenso. Bei Frauen geht es dann oft um die Thematik des Durchsetzens, bei Männern mehr um eine Haltung der Offenheit, des Nachgebens, des Zulassen-Könnens.

Neugier und Bedachtsamkeit   Odysseus zeigt bereits die mühsam zu erringende Ideallösung auf: Seine Haltung ist aus einer Kombination von Haltungen und Handlungen gekennzeichnet, die Vorsicht, aktiven Widerstand und Hingabe vereinen. Stein betont, dass es um die Begegnung mit einer »Göttin« geht, die gesehen werden muss, der auch

5

die nötige Ehrerbietung und Demut entgegengebracht werden sollte, will man von ihren Kräften profitieren. Dies ist nicht pathetisch misszuverstehen, sondern als Hinweis darauf, dass mit den Kräften, mit denen man es in den Krisen um die Lebensmitte zu tun bekommt, nicht zu spaßen ist. Abzulesen ist dies an den manchmal tragischen Ausgängen von sich zuspitzenden Krisen (Scheidungen, Suizide, erweiterte Suizide, Rückzug von anderen Menschen), die allesamt, neben meist früheren Konflikten dazu, **auch** Ergebnis einer ungelösten Midlife-Krise sein können. Erst in einem nächsten Schritt gehe es, so Stein weiter, um die Anerkennung persönlicher Grenzen und gleichzeitig um die Erreichung der Überzeugung, dass es im weiteren Leben einen übergeordneten Sinn geben sollte, eine Aufgabe zu erfüllen gilt, in die es die eigenen Gaben und Talente einzubringen gelte. Es gehe um das Anerkennen des Unerwarteten, des Überpersönlichen, das neben dem bewussten Wollen auch beteiligt daran war, welchen Platz man im Leben eingenommen hat. Das Identitätsgefühl bekommt so eine neue, umfassendere Basis (Jung, 1997, ab S. 193 unten.)

5.6   Sisyphos

Ein weiterer Mythos, der uns etwas über die Weisheit verraten kann, die der Mensch im Zusammenhang mit der Krise der Lebensmitte intuitiv bereits besitzt, die er oder sie aber oft erst kennen lernen muss, ist der bekanntere Mythos von Sisyphos.

Unser Schicksal als Sisyphos   Die meisten von uns verbinden mit dieser Geschichte ein Bild von Mühsal und Sinnlosigkeit des Daseins. Doch bereits sowohl Albert Camus (2000) wie auch Verena Kast (1986) haben darauf hingewiesen, dass man sich Sisyphos nicht nur als geplagten und gebeugten Menschen vorstellen sollte; Camus sprach sogar davon, dass man sich ihn als glücklichen Menschen vorzustellen habe. Warum das? Zum einen, weil man sich vor Augen führen könnte, dass Sisyphos sich seine Aufgabe **freiwillig** ausgesucht hat! Er hatte, der Legende zufolge, den ewig untreuen Zeus beim Fremdgehen erwischt und wurde von diesem als Voyeur eigentlich zum Tode verurteilt.

Allein durch seine selbst auferlegte Entscheidung des Steine-Rollens erwarb er sich das Recht zum Weiterleben. Dies spiegelt gut unsere alltägliche Notwendigkeit des Broterwerbs, unseren Kampf ums Überleben wider, der uns in der Früh aus den Federn treibt. Wie bei Sisyphos sollte es aber eine Aufgabe sein, an der unser Herz hängt, die wir gern tun, wegen der wir leben. Hier tut sich natürlich die ganze Misere der arbeitsteiligen, entfremdeten Arbeitswelt auf, an der viele von uns leiden.

Pause vom Steine-Rollen   Ein anderer oft übersehener positiver Aspekt des Sisyphos-Mythos' ist die Tatsache, dass sich selten jemand Gedanken darüber zu machen scheint, was Sisyphos macht, wenn der Stein wieder einmal nicht bis ganz nach oben gelangt ist, sondern wieder zu Tal rollt. Zum einen steht nirgendwo, dass er nicht jedes Mal nach einer anderen Seite vom Berg hinabschießt, sodass Sisyphos, wenn er, ihm folgend, auch wieder zu Tal hinabsteigend, jedes Mal eine andere Szenerie zu sehen bekommt, neue Eindrücke, neue Lebenserfahrungen macht. Zum anderen kann man sich diese Zeit generell auch als Zeit der Entspannung, ja der Muße vorstellen wie unser aller Entspannung in Form von Arbeitspausen, Feierabend, Wochenenden und Urlauben. Auch verkennen wir allzu gern, dass diese kostbare Zeit, heute würde man sie als »quality time« bezeichnen, ihren Wert aus dem gegenteiligen, angespannten, konzentrierten Anteil des Lebens bezieht, ähnlich wie wir Gesundheit letztlich auch nur relativ zu Krankheit definieren können. Ist Sisyphos also doch als glücklicher Mensch zu denken?

Paradoxes im Leben   Es geht um das Gewahrwerden der Paradoxie der Vorgänge, wie wir sie in Krisen, vielleicht nicht immer nur zur Lebensmitte, erfahren. Immer geht es darum, Grenzen des Lebens zu akzeptieren, was auf diese Weise zu einem größeren Bewusstsein über das, was ist und über den Menschen, der ich bin, führen kann. Die neue Begegnung mit der Realität kann zum einen manchmal recht ernüchternd ausfallen. Paradoxerweise findet sich zum anderen aber häufig auch ein traumgleicher, somnambuler Zustand in diesen Krisenzuständen. Stein vergleicht den Schwellenzustand, in dem sich die Seele in der Lebensmitte befindet, mit dem Zustand zwischen Schlafen und Wachen. Er charakterisiert diesen Zustand als einen, in dem zwar die üblichen Ich-Funktionen weiter ihren Dienst tun, das Grundgefühl des Lebens werde aber von Entfremdung, von einem Abdriften, von gestiegener Verletzlichkeit dominiert. Die Identifikationen mit dem früheren Selbstbild werden vom Ich gelockert, lange gelebte Rollen und Bindungen hinterfragt. Ankündigen würden sich diese Veränderungen oft in ganz kleinen alltäglichen Dingen, in Gedanken, Gefühlen, die unerwartet aufträten und den üblichen Gang des Alltags unterbrächen.

5.7 Durch den Nebel

Patientenbeispiel 2

Eine meiner Patientinnen litt unter jahrelangem Schwindelgefühl, ihr war schlecht und elend zumute, zuletzt traute sie sich kaum noch aus dem Haus. Sie identifizierte sich sehr mit ihren Kindern, versuchte ihnen eine optimale Mutter zu sein, was sie in einen Überforderungszustand brachte. Wenn sie nicht perfekt war, litt sie unter schweren Schuldgefühlen. Dies wiederum hing mit den Entbehrungen ihrer Kindheit zusammen, in der sie mit sehr uneinfühlsamen und selbst traumatisierten Eltern zu tun gehabt hatte. Die Therapie hatte natürlich zu Aufgabe, sie autonomer und erwachsener werden zu lassen und ihr zu helfen, damit aufzuhören, sich selbst zu übersehen. Der Schwindel spielte in dem Moment keine Rolle mehr, als sie aufhörte, gegen ihn anzukämpfen. Damit gelang es ihr, etwas ihr zunächst Unbegreifliches in ihrem Leben, ihrer Wahrnehmung zu tolerieren und auszuhalten. Letztlich stand der Schwindel auch für das wütende, bockige Kind, dass sie nie sein durfte. Jetzt als Erwachsene gab er ihr die Rechtfertigung, nicht mehr funktionieren zu müssen. Mit ihrer überfürsorglichen und kompetenten Seite machte sie sich selbst vor, dass alles gut war, sie »beschwindelte« sich, hatte sie doch in Wahrheit zunächst wenig festen, eigenen Boden unter den Füßen.

Schwindel(n)

Es ging in dieser Behandlung für sie darum, zu erkennen, dass eine Trennung von der Familie oder die Wiederaufnahme einer Berufstätigkeit derzeit keine angemessene Lösung für ihre Konflikte war, lediglich eine provokante und auch selbstzerstörerische Bekundung ihres eigenen Willens gewesen wäre. Hier war eine neue Art der Verarbeitung gefragt, die auch eine erneute Verdrängung einschloss, dieses Mal aber war dies eine bewusste Entscheidung und nicht ein Zustand, dem sie nur unbewusst ihr Einverständnis gegeben hatte. Äußerlich würde mancher vielleicht wenig Veränderung bemerkt haben, doch in ihren Beziehungen fanden ganz erhebliche Umwälzungen statt, auch begleitet von heftigen Affekten wie Ängsten, Zweifeln und massiver Wut. Das, was sie zu betrauern hatte, wovon sie Abschied zu nehmen hatte, war das kleine Mädchen, das von den Eltern vernachlässigt und abgeschoben worden war und das nie eine Heimat in sich gefunden hatte. Dass sie überhaupt zu diesem Zeitpunkt in eine so heftige Krise geraten war, hing offensichtlich auch mit den Kindern zusammen, die sie immer wieder an ihr eigenes Emanzipationsdefizit erinnerten.

Vernebeltes Bewusstsein Der Zustand des Schwankenden, der Unsicherheit, des Schwindels dieser Patientin passt eigentlich als aufgeladenes Symbol ganz gut zur Charakteristik des Schwellenzustandes der Lebensmitte, der auch als eine Art Eintauchen in einen Nebel gesehen werden kann. Der Nebel repräsentiert dabei die noch unklaren, unbewussten Motive und Hintergründe, deren sichtbares Zeichen eine fehlende Klarheit der Selbstwahrnehmung und eine wenig zielgerichtete Lebensführung sind. In vielen Übergangs- und Initiationsriten von indigenen Völkern ist die Verabreichung von psychotropen Substanzen, die genau auch solche Empfindungen und Zustände befördern, ein Ritual, das den Prozess der persönlichen Wandlung im Sinne eines Persönlichkeitswachstums in Gang setzen soll.

Leid führt zu Fragen Der so leidvolle, unklare Schwellenzustand ist oft die Voraussetzung für ein Hinterfragen der eigenen bisherigen Lebensweise, ein Antrieb für eine Neuorientierung, ein Motor der Veränderung. Dabei ist zunächst oft völlig unklar, und dies auch für den Therapeuten, bei dem Betroffene Rat suchen, in welche Richtung diese Veränderung gehen wird, wie weit sie führt und welche Form sie annimmt. Genau diese Ungewissheit anzunehmen, ist ein entscheidender Entwicklungsschritt, da er auf die gestiegene Affekttoleranz, auf die Fähigkeit zum »Containment« und eine flexiblere Ich-Abwehr schließen lässt. Im jungianischen Sinn ist die Grenze zwischen Unbewusstem und Bewusstem semipermeabel geworden, offener für Impulse aus dem Unbewussten. Die Patientin, von der schon die Rede war, probierte allerhand Neues für sich aus, gewann jedoch genau dadurch an Selbstvertrauen und entschloss sich, ihr Leben nach außen weiterzuleben, jedoch nun in einem anderen Bewusstsein und mit einer geklärten Beziehung zu den Eltern und ihrem Mann. Eine mögliche Fehlentwicklung wäre hier die bereits von Franz beschriebene illusionäre Weigerung, anzuerkennen, dass etwas vorbei gegangen ist. Diese Menschen neigten dann zu ängstlich-zwanghaftem Verhalten, würden ihre psychische Welt und oft auch ihren Aktionsradius eher noch verkleinern als wirklich neubestimmen. Ohne diese Trennung und die Betrauerung des Alten würde man unentwegt von ängstlicher Rigidität und reuevoller Nostalgie geplagt und dazwischen hin- und hergeworfen, so resümiert auch Stein.

Ausgetretene Denkpfade verlassen Der Weg durch die Lebensmitte und dessen mögliche krisenhafte Zuspitzung kann paradoxerweise nur dann gut begangen werden, wenn die persönliche Abwehrstruktur auf eine bestimmte Weise weiter intakt bleibt. Wenn zu viel im Leben auf einmal zusammenbricht, man sich nicht mehr in der Lage fühlt, sich zu besinnen und Abstand zu sich selbst zu finden, wird die Situation brenzlig. Die eigenen Ressourcen können nur dann genutzt werden, wenn ein nicht zu hohes »Erregungsniveau« erreicht, nicht zu viel Angst erlebt wird. Darauf verweist auch die aktuelle Traumatherapie. Mythologisch gedacht wird auch diese Erkenntnis bereits in Homers Odyssee vorweggenommen. Der gerade noch mögliche flexible und spielerische Umgang mit Problemen, wie er auch die Voraussetzung für eine nutzbringende Therapie der Lebensmittekrise darstellt (▶ Kap. 11), das genau ist mit dem Wirken von Hermes gemeint.Das »alte« Ich muss einen Weg finden, wie es die oben beschriebene »Beerdigung« umsetzen kann, wie es für sich ganz persönlich der

kollektiven Thematik von Werden und Vergehen gerecht wird, wie es den Übergang inhaltlich und zeitlich gestaltet, wie es den unbewussten Prozessen angemessenen Tribut zollt, aber ohne sich ganz dem Unbewussten hinzugeben, was der Psychose oder dem psychischen Tod gleichkäme.

Verschüttete Wünsche freilegen Für den Therapeuten eines Menschen in der Krise der Lebensmitte geht es damit darum, quasi durch die »feindlichen Reihen« zu schlüpfen, das auszumachen, was es zu beerdigen gilt, um dem Analysanden dann die Unangemessenheit seiner derzeitigen Identifikationen zu zeigen. Was ist mit dieser etwas heroisch klingenden Metapher gemeint? Ich würde es so ausdrücken, dass es darum geht, zu versuchen, dem Patienten, der Angst vor dem Loslassen hat, zu helfen, Kontakt mit seiner inneren Lebendigkeit, seinen »wahren« Wünschen, Aspekten seiner Persönlichkeit, die lange verschüttet gewesen sein mögen, aufzunehmen. Dann erst kann er, so meine Erfahrung, in der Beziehung zum Analytiker stehend, das Vertrauen gewinnen, dass er, indem er das Alte aufgibt, etwas Neues entstehen lassen. Die obige Deutung des therapeutischen Prozesses, in der der Analytiker mit Hermes identifiziert wird, klingt bei aller teilweisen Plausibilität für heutige Ohren doch etwas zu sehr als mit der Rolle des Überbringers der göttlichen Weisheit identifiziert. Der Therapeut kann Katalysator sein, ist aber nicht selbst im Besitz des Wissens über den Weg seines Patienten.

Die offene Zukunft Mit der »hermetischen Qualität« des Therapeuten ist der Anteil am Gelingen einer therapeutischen Beziehung gemeint, der sich vielleicht dem besten eigenen Bemühen entzieht, der letztlich Fügung, Gnade, Geschenk bleibt. Ohne an dieser Stelle bereits zu tief in die Behandlungsfragen einzusteigen, sei im Zusammenhang mit der Liminalität gesagt, dass sich gerade auch in diesem Begriff ausdrückt, dass Therapie auch immer eine Kunst, eine Beziehungskunst ist, und eine Gratwanderung, den Patienten trotz seiner Abwehr zu neuen Einsichten und neuem Erleben zu führen. Innerhalb einer therapeutischen Begegnung öffnet sich unter günstigen Voraussetzungen die Gelegenheit, zu erkennen, dass es im Leben darum zu gehen scheint, ein Gleichgewicht zu finden, zwischen der Erkenntnis, dass wir ein Selbst sind, eine Seele »haben« und gleichzeitig gestaltend und aktiv an der Herstellung unserer psychischen Wirklichkeit beteiligt sind. So verstanden ist Liminalität nicht nur eine Eigenschaft der Krise der Lebensmitte, sondern sie ist als permanent vorhandene Dimension der Psyche zu verstehen.

Todesangst Die in diesem Zusammenhang aufkommende Todesangst steht nach Ansicht vieler auch mit einer Geburtsangst in Verbindung, somit beschreibt Liminalität das stärker hervortretende Bewusstsein der janusköpfigen Doppelgesichtigkeit des Lebens mit seinem Hervorgehen aus dem Vergangenen und dem Hineinreichen in ein nur vage erahnbares Zukünftiges. Sich im Zustand der Liminalität befinden heißt, sich ganz unsicher zu sein über das, was am Ende herauskommt, wie man aus der Krise herauskommt, welche unerwarteten, nie bewusst geplanten Ereignisse geschehen, die einem dann den weiteren Weg oder den einzunehmenden Platz aufzeigen können.

5.8   Das Selbst

Die Frage des freien Willens Der Mensch oder genauer die Psyche des Menschen wird in der Analytischen Psychologie als einerseits personal, andererseits aber auch als transpersonal bestimmt verstanden. Das bedeutet, dass wir zwar alle unseren freien Willen haben (den auch andere Wissenschaftszweige gerade zunehmend infrage stellen), aber über unser Wesen, unsere Anlagen und unseren Charakter und unsere Talente nicht frei verfügen können. Es geht immer darum, mit dem Gegebenen in uns, das auf die Wirkungsweise überpersonaler Kräfte verweist, in Kontakt zu kommen. Darüber hinaus geht es gleichzeitig auch darum, mit diesem größeren Inneren mit unseren Mitmenschen und der Welt, die wir vorfinden, in Kontakt zu kommen und uns auf diese Weise mit unserer Persönlichkeit zum Ausdruck zu bringen und so auch unsere Talente zum Wohl Anderer und uns selbst zu nutzen. Im angeeigneten archetypisch Gegebenen liegt somit viel persönlicher Gestaltungsfreiraum. Jung nannte diese archetypische Kraft in uns das »Selbst« und sah es auch in Verbindung mit

etwas Göttlichem. Gerade aufgrund dieses kollektiven Anteils des Unbewussten ergibt sich aus dieser Psychologie eine besondere Affinität und Nähe zu spirituellen Fragestellungen.

Das falsche Selbst Ähnlich wie der Psychoanalytiker Winnicott, der davon sprach, dass wir an uns vorbeileben können, wenn wir ein sog. »falsches Selbst« (Winnicott 2002) ausbilden, dachte Jung, dass es wichtig sei, den Kontakt des bewussten Ich mit dem mehr unbewussten Selbst zu pflegen. Während einer Therapie tut man das, indem sich die Psyche auf die intensive Beschäftigung mit dem Unbewussten einstellt, sei es, da man dort alles erzählt, was einem durch den Sinn geht, sei es, dass man seinen Träumen vermehrte Aufmerksamkeit schenkt. Hieraus kann sich ein besserer Austausch zwischen Unbewusstem und Bewusstem entwickeln, der wiederum das Ich stärkt, da nun vorher ausgeschlossene Persönlichkeitsanteile integriert werden können.

Personale und kollektive Ebene In einer Krise passiert zunächst etwas ähnliches, nur kann man es oft noch nicht einordnen: unbewusste Aspekte der Persönlichkeit, also etwa lange unterdrückte Wünsche oder auch Talente brechen sich Bahn und man sieht sich plötzlich genötigt zu handeln. Dies führt zu den erwähnten, manchmal nicht besonders bedachten Veränderungsschritten im äußeren Leben. Oft kommen Menschen erst nach solchen Trennungs- oder Veränderungsschritten in eine Therapie, weil sie die Folgen ihres Tuns nicht hatten abschätzen können und nun von Ängsten, Reue und Zerrissenheit geplagt werden. Festzuhalten ist, es gibt bei jedem Konflikt immer eine persönliche und eine »menschheitstypische« Ebene. Die im Zustand der Liminalität stattfindende »Wiederkehr des Verdrängten« kann als Ausdruck verleugneter archetypischer, nicht nur persönlicher Kräfte interpretiert werden. Über das genaue Studium der Symptome kann ein Zugang gewonnen werden zum Verständnis für das, was die jeweilige Psyche ausmacht. Man konzentriert sich auf eine besondere Qualität, die es vielleicht mehr zu entwickeln gilt und deren Unentwickeltheit gleichzeitig als eine der Ursache der Krise angesehen werden kann. Der gemeinsame »unbewusste Kern von Bedeutung«, der einem Symptom und einem Mythos gleichermaßen zugrunde liege, ist zu finden und zu formulieren. Hier sei an das Beispiel der »schwindelnden« Patientin erinnert (▶ Abschn. 5.7), die sich im Nebel fühlte, nachdem sie durch ihre Ehekrise und den Wegfall der Verantwortung für die älter werdenden Kinder in einen Zustand der Liminalität geraten war.

Der Trickster Hermes   Auch Stein (1983, S. 63) berichtet von einer Patientin, die in einer ähnlichen Situation begann, Kosmetika zu stehlen. Sein Beispiel von Kleptomanie könnte als ein Ausagieren von unbewussten Wünschen nach Schönheit und weiblicher Attraktivität gesehen werden, die verloren gegangen schienen. Da auch die Wünsche, sollten sie denn aufgedeckt werden, nicht direkt einer Erfüllung entgegen sehen könnten, bedürfe es oft eines kreativen Prozesses, damit Patienten neue, für sie stimmige Wege für diese neu zu integrierenden Persönlichkeitsanteile fänden. So wie es auch Hermes gelang, Apollon zu einem »Deal« zu bewegen, als dieser erkannte, dass der Götterbote ihm ein Gutteil seiner Rinder geklaut hatte. In diesem Fall versprach er Apollo, dass er fortan auch der Gott der Musik sein könne, was dieser dankbar annahm. Getauscht wurde also interessanterweise etwas Materielles (die Rinder) gegen etwas Immaterielles (Musik). Dies selbst kann als archetypisches Symbol für eine uns ungewohnt erscheinende, aber notwendige Umwertung unserer Präferenzen zur Lebensmitte gelten.

5.9   Die Integration der Aggression

Wenn nun psychische Inhalte wie beschrieben in den Fluss gekommen sind, was verhindert dann, dass sich Individuen nicht ganz regressiven Wünschen hingeben oder Amok laufen, sich mit Eshaften Inhalten, also triebhaftem Sexuellem oder Aggressivem identifizieren? Man sollte also danach fragen, wie es die Natur der Psyche anstellt, den Einzelnen vor ihr zu schützen.

Ursachen von Aggression   Das führt zur Idee, dass, neben zahlreichen biografischen, sozialen und gesellschaftlichen Ursachen für die Radikalisierung von Attentätern, diese in ihren Taten eine völlig einseitige Betonung von Idealen und eine völlige Absehung von einzelnen Menschen und von seiner Würde zum Ausdruck bringen. Das Erleben der heute so vielfältigen Optionen, die angesichts der konkreten Lebensumstände dann doch wieder auf sehr wenige zusammenschrumpfen, ist besonders geeignet, eine Frustration zu erzeugen, die daher rührt, dass man mit seiner konkreten Lebenswirklichkeit keine Verbindung zu Überdauerndem, gesellschaftlich Anerkanntem finden kann. Das extreme Erleben des Auf-sich-allein-gestellt-Seins kann dazu führen, dass auch die in uns allen angelegte, aber durch unser soziales Eingebettetsein abgepufferte Aggression sich auf archaische Weise ausdrückt. Das sichtbar »Böse« entstünde so aus einer fehlgeschlagenen Akzeptanz der allgemeinmenschlichen Aggression, zumal diese durch Frustration oft besonders angestachelt werden kann.

Hin zu mehr Bezogenheit   Dazu eine weitere Szene aus der »Odyssee«: Im Hades bekommt Odysseus von Teiresias, einem »weisen Alten«, einem Seher, zwei Aufgaben zugewiesen, die auf die symbolische Anerkennung zum einen des Gottes Helios, als dem Herrscher der Welt des Tages, seit jeher gleichgesetzt mit dem Bewusstsein hindeuten, zum anderen des Gottes Poseidon als dem Herrscher des Meeres, also des Unbewussten. Dies kann als symbolische, personifizierte Darstellung des folgenden Vorgangs gesehen werden. Die Wandlung, die zudem das Erlebnis einer »communitas«, einer Gemeinschaft beinhaltet, wie Turner den Schwellenzustand beschrieb, geht nämlich im günstigen Fall in eine Lebenshaltung über, die eine Bezogenere ist. Bezogen hier in Bezug auf beide Größen, das Sichtbare und das Unsichtbare. Die Anerkennung der Abhängigkeit der Gegensätze führt zu etwas Neuem, Drittem. Entsprechend dem Bild einer gelungenen Individuation im Sinne Jungs nimmt man an, dass die verbesserte Kommunikation zwischen Unbewusstem und Bewusstem auch die Beziehungen eines Menschen bereichert. Hierarchische Beziehungen würden seltener, man fühle sich oft verbundener mit seinen Mitmenschen, psychische Gegensätze, das Anderssein des Anderen, dies könnte insgesamt leichter ausgehalten werden.

5.10   Die Möglichkeit des Scheiterns

Doch wie viel Reintegration des vorher Verdrängten, bei Stein ist das die dritte Phase der Midlife-Krise nach dem Abschied und der Schwellensituation, ist möglich? Dazu wollen wir uns auch dem möglichen Scheitern an der Krise der Lebensmitte zuwenden, um daraus zu lernen. Zuerst geht es in dieser Lebensphase darum, das Selbst beim Ich dauerhaft ins Recht zu setzen und zu würdigen. Das heißt, es geht darum, die bewusst gewordenen Inhalte präsent zu halten und vor allem eine angemessene Umsetzung der Impulse in der Lebensrealität anzustreben, um zu verhindern, dass eine erneute Verdrängung erfolgt und die psychische Weiterentwicklung wieder ins Stocken gerät.

Gefahr der Rigidität   Ein zu schnelles Herausentwickeln aus der Liminalität würde auch die Möglichkeit leugnen, passager immer wieder in solches Fahrwasser hineinzugeraten. Es entsteht so auch die Gefahr von Rigidität und Verkrustung. Das heißt: wer einmal in krisenhafte Zustände geraten ist, wird eher Gefahr laufen, in erneuten Belastungssituationen wieder Rückfälle zu erleben. Man wird jedoch besser vorbereitet sein auf solche Krisen und damit Kompetenzen besitzen, in ähnlichen Konfliktlagen anders und kompetenter reagieren zu können. Es geht immer darum, ein Gleichgewicht eines Zustandes zwischen Stabilität und Liminalität anzustreben: also zwischen der Anerkennung der Notwendigkeit des Bedürfnisses nach Sicherheit einerseits und der Offenheit gegenüber »hermetischen« Einflüssen andererseits, wie sie sich in Träumen, in Phantasien und unerwarteten Handlungen, Freuds Fehlleistungen, zeigen können.

> **>>** Eine hoffnungsvolle Koinzidenz: die griechischen Wörter für Psyche und Schmetterling sind identisch. So trägt die Anerkennung bislang ungelebter Dimensionen des Psychischen in der Krise der Lebensmitte zu einem Prozess der Wandlung, der Entpuppung, bei.

Patientenbeispiel 3

Einer meiner Patienten fand in sehr kurzer Zeit neue Wege. Nach einer schwerwiegenden Ehekrise, während der er seine traumatischen Erfahrungen mit seiner Mutter auf seine Ehefrau übertragen hatte und gegen diese immense Hassgefühle entwickelte, konnte er dadurch, dass ihm diese Gefühle angesichts seiner kindlichen Gewalterfahrungen zunehmend plausibler erschienen, weniger Angst davor empfinden, sich auch nach diesen Gefühlen verhalten zu müssen. Mit anderen Worten: Seine Furcht, gewalttätig zu werden, konnte abgebaut werden, indem er sich mit den bei ihm archetypisch und übermächtig anmutenden Hassgefühlen auseinandersetzte. Da er nie die Erfahrung machen konnte, sich selbst zu behaupten, sich verteidigen zu können, konnte er nicht abschätzen, welche Folgen das Zulassen seiner Aggression haben würde. Der Therapeut versuchte ihm dabei zu helfen, für diese Worte zu finden und sie somit zu »entschärfen«, und so ein größeres Selbst-Vertrauen aufbauen. Der Mann tat viel, um möglichst viel mitzunehmen auf seinen (Um-)Weg: so begann er zu zeichnen und zu steinmetzen. Er wechselte seine Arbeit und zog vorübergehend bei seiner Familie aus. Dass er sich all dies im Schutz der therapeutischen Beziehung erlauben konnte, ermöglichte ihm eine zunehmende Integration und letztlich auch die Wiederannäherung an das reale Leben, dass durch seine bedrohlichen inneren Bilder so zweifelhaft für ihn erschienen war. Er fand eine neue Wohnung für die Familie, renovierte sie liebevoll und entschied sich, wieder mit seiner Frau zusammenzuleben.

Der Abschied von der Vergangenheit

Doch davor stand die Auseinandersetzung mit den Bildern und Erlebnissen des Grauens seiner Kindheit, mit den Schuldgefühlen gegenüber früheren Beziehungspartnerinnen, mit der Ambivalenz gegenüber dem Behandler. All diese Aspekte konnten im Laufe des Prozesses der Therapie mit ihm wie auf einer inneren Reise besucht und berührt werden. Der Patient lernte so auf neue Art zu sich selbst und seinen Erinnerungen und Gefühlen Kontakt aufzunehmen, diesmal auf angstfreiere Weise. Am Ende stand eine gewandelte Persönlichkeit, die sehr erleichtert war, nicht ihre Ehe und Familie geopfert zu haben für die zeitweilig sehr verlockend empfundenen Visionen eines promiskuitiven Single-Lebens, dass aber lediglich weiter durch den Hass auf die Mutter motiviert gewesen wäre. Der teilweise Abschied von diesem Gefühl fiel zusammen mit der Verbildlichung in Zeichnungen, in denen der Patient Frauengestalten malte und in denen er den bedrohlichen und aggressiven Aspekten seiner Beziehungen zu Frauen Ausdruck verleihen konnte. Der Schwellenzustand der Lebensmitte, der ihn in all seiner Bedrohlichkeit zu mir geführt hatte, war letztlich die Quelle eines sich neu definierenden Lebensentwurfes, was beinhaltete, dass er auch auf das, was er in seinem Leben trotz der frühen Traumata bereits erreicht hatte, lernte stolz zu sein.

Integration unbewusster Inhalte   Noch ein Wort zum Begriff »Integration«. Er geht von der Vorstellung aus (▶ Abschn. 8.3), dass die menschliche Psyche immer als eine Art Puzzle zu verstehen ist, ein System, das sich fortlaufend selbst rekonstruiert und konstituiert. In ihm ist relativ wenig festgefügt bis auf den für uns essenziellen Eindruck, eine kohärente, konsistente Person zu sein, die eine Geschichtlichkeit aufweist. Weniger günstig verlaufende Sozialisationen, also Kindheitserfahrungen mit traumatischem Charakter, führen dazu, dass größere Anteile der Psyche abgespalten bleiben vom Erlebnis eines Ganzen. Sie »gehören« nicht zu einem. Im Prozess einer Therapie, der einer gemeinsamen Reise durch die verschiedenen Komplexe der Persönlichkeit gleicht (▶ Kap.7, ▶ Kap.11), werden die unterschiedlichen Facetten der Person mehr in Kontakt miteinander gebracht, indem die Kompetenz des Patienten hierzu durch Ich-Stärkung und Stärkung des Zugangs zu unbewussten Prozessen verbessert wird. Dadurch steigt auch die Toleranz und Erlebnisfähigkeit, auch und speziell für schwierige, widerstreitende und schmerzhafte Gefühle. Dies alles trägt zur Reifung der Gesamtpersönlichkeit bei.

Literatur

Camus A (2000) Der Mythos des Sisyphos. Übersetzung von V. v. Wroblewsky. Rowohlt, Reinbek
Dante Alighieri (1991, ¹1320) Die göttliche Komödie. Übersetzung aus dem Italienischen von Philaletes (König Johann von Sachsen). Abdruck mit freundlicher Genehmigung der Erben. Diogenes, Zürich
Kast V (1986) Sisyphos. Zürich, Kreuz
Stein M (1983) In Midlife. Putnam, Spring
Wikipedia (2015) Victor Turner. ▶ http://de.Wikipedia.org/wiki/Victor_Turner. Gesehen 23.06.2015
Homer (2011) Odyssee. Aus dem Altgriechischen von K. F. Lempp. Hrgg v. M. Schroeder, Insel, Berlin
Winnicott D (2002) Reifungsprozesse und fördernde Umwelt. Psychosozial, Gießen

Eros und Wandlung

Volker Münch

V. Münch, *Krise in der Lebensmitte*, Psychotherapie: Praxis,
DOI 10.1007/978-3-662-47985-8_6, © Springer-Verlag Berlin Heidelberg 2016

Forever young I want to be forever young
Do you really wanna live forever, forever young?
(Alphaville)

Auf der Wanderung durch die Krise der Lebensmitte tritt langsam die Frage auf, was die emotionalen Triebfedern des Geschehens sein könnten. Eros oder Amor, die liebesstiftenden Götter der Antike, nehmen Gestalt an und werfen die heutige, sehr vielschichtig gewordene Frage auf, wie Beziehungen am besten gelingen könne. Denn diese stehen vor allem auf dem Prüfstein der Lebensmitte.

6.1   Wer ist nicht gern verliebt?

Die Liebe in Zeiten der Lebensmitte   Häufig begegnet man Klienten, die in die Praxis kommen, weil ihr Leben im mittleren Alter gravierend in Unordnung gekommen ist. Sie sind überfordert, verwirrt und fragen sich angstvoll, wie es weiter geht. Meist ist die Liebe im Spiel: Während bei Männern zwischen 40 und 50 Jahren häufiger die Situation auftritt, dass sie sich verliebt haben, meist in eine jüngere Frau und sich recht schnell für eine Amour fou, den Rausch der Liebe, entscheiden, auch einfach, weil er nach Jahren des eintönigen Alltags so beeindruckend wirkt, berichten Frauen häufiger davon, dass sie sich, nachdem sie sich in ihrer Wahrnehmung zu sehr auf die Bedürfnisse von Ehemann und Familie eingestellt hatten, nun mehr um sich selbst kümmern wollten. Sie erzählen dann oft von Ausbruchsversuchen in Form von kreativer Betätigung. Eine meiner Klientinnen ließ faktisch die Wände im eigenen Haus durchbrechen und lächelte ihrem verdutzten Ehemann abends zufrieden entgegen. Mal wird die Antwort auf die Krise also über die Liebe zu einem anderen Menschen definiert, mal mehr als Erlernen von Selbstliebe, von Liebe und Achtung mir selbst und meinen Wünschen gegenüber.

Die Suche nach Belebendem   Die Suche nach dem bislang Unbekannten, Neuen scheint also für Männer eher über die faktische Außenwelt, eine neue Beziehung zu führen und für Frauen mehr über die Neu- oder Wieder-Entdeckung von eigenen verschutteten Talenten und Wünschen. Dies spricht

dafür. dass Frauen in Bezug auf die Erwartungen in eine Beziehung vielleicht weniger dazu neigen, ihre Wünsche nach Lebendigkeit und Erfüllt-Sein auf jemand anderen zu projizieren und von anderen die Erfüllung eigener Wünsche zu erwarten. Oft ist es gerade so, dass es sie zunehmend anstrengt, miterleben zu müssen, wie sehr sich ihre Ehemänner über äußeren Erfolg, Geld, Macht oder sexuelle Potenz definieren.

Innere Abhängigkeit   Und wie sehr sich diese noch dazu oft auch von ihnen, ihren Frauen, abhängig machen, von ihrer Bewunderung, ihrer Anerkennung, ihrer Zärtlichkeit, ihrem Begehren und darüber ihr Selbstwertgefühl zu definieren versuchen. Gleichzeitig identifizieren sie sich aber heimlich damit und sind stolz über »ihren Helden«. Zur Lebensmitte kippt dieses Gleichgewicht häufig: Gerade weil die Routine und Tretmühle des Alltags im Verein mit den doch spürbar nachlassenden Kräften immer mehr Ängste vor verpassten Gelegenheiten schürt, immer mehr Druck macht, liegengelassene Dinge doch wieder aufzunehmen, ist die Zeit um die Lebensmitte eine plötzlich so Unruhige und bringt vertraute Abläufe durcheinander. Entscheidungen wirken zwingend und alternativlos. Man muss etwas tun. Plötzlich weiß man genau: Das ist es, was man will, was man immer wollte. Eine »große Liebe« verspricht einen Neuanfang.

6.2   Eros

Die vielen Gesichter des Eros   Die Erfahrung sich zu verlieben ist bewegend, tiefgründig, furios. Sie kann einen in rauschhafte Zustände voller Energie und Tatendrang führen. Die Grenzen zwischen Phantasie und Realität verschwimmen, auch die zwischen dem Ich und dem Anderen. Doch Verliebtheit und Faszination muss sich nicht immer auf einen anderen Menschen beziehen. Manchmal ist es auch die lange liegengelassene Leidenschaft der künstlerischen oder musischen Tätigkeit, die einen wieder so etwas wie Lebenslust spüren lässt.

Gesellschaftliches Engagement   Wieder andere Menschen zieht es in die weitere Welt, sie reisen und entdecken die Welt noch einmal neu. Oder sie engagieren sich in Vereinen, im gesellschaftlichen oder politischen Leben, in der Weiterbildung, im Umweltschutz, in der Sorge um die nachfolgende Generation, für Kinder und Enkel. All diese Aktivitäten haben gemein, dass man von ihnen überzeugt und be«geist»ert sein muss, dass sie einen erfassen und das Gefühl vermitteln, mit mehr Energie ausgestattet zu sein als vorher. In allen menschlichen Begegnungen und auch in allen Tätigkeiten kann man diesen Eros, diese Leidenschaft aufspüren und sie genau ist das Konzept, dass erklären soll, was das Gemeinsame sein könnte, das Menschen in ihrer Begeisterung für etwas miteinander teilen. Gerade dieser Eros ist es, der in den Jahren des beruflichen und familiären Aufbaus mit all ihrer Routine oft vernachlässigt wird, ja vernachlässigt werden muss. Kreatives Schaffen und Handeln ist dabei selbst ein unmittelbarer Ausdruck des Verdrängten, des Unbewussten in uns, was zu eben diesem kraftvollen Gefühl des Belebt-Seins führt.

Der »göttliche Funke«

Mit Eros ist der in uns vorhandene Wunsch nach einem sinnlichen Bezug zur Realität und zu anderen Menschen gemeint. Neben dem Verliebtsein braucht es auch für andere Vorhaben und Projekte genügend »Eros«, um von der Idee zur Handlung zu kommen. Alles, was Eros vermissen lässt, wird bald zur Routine oder Bürokratie und weckt kein Interesse mehr.

6.3   Entscheidungen

Opferbereitschaft   Die Entscheidung für eine bestimmte Lebensgestaltung, mehr oder weniger bewusst getroffen, bringt immer Entscheidungen gegen andere Lebensentwürfe mit sich. Man macht sich das nicht immer bewusst, wenn man begeistert, verliebt oder scheinbar absolut überzeugt zu sein scheint. Später, manchmal sehr viel später, kommen dann Zweifel oder gar Reue. Die Entscheidung, eine Familie zu gründen, bringt neben großem Glück auch große Belastungen mit

sich und fordert die Bereitschaft, Opfer zu bringen. Wenn jemand aber bis zu dem Lebensalter, in dem er sich in dieser Weise bindet, nur unzureichend in sich das Gefühl aufgebaut hat, dass die eigenen Vorstellungen von Bildung und Selbstverwirklichung bereits halbwegs erreicht sind, dann werden sich diese Vorstellungen zur Lebensmitte wieder ins Bewusstsein drängen. Die Vorstellung eines Opfers ist eine in unserer Zeit schwer vermittelbare. Die Wahrheit aber ist: Ohne einen Verzicht auf vieles im Leben kann man gar keine Entscheidung für etwas fällen. Denn eine Entscheidung bedeutet immer eine Entscheidung auch gegen Alternativen. Die Wiederkehr der Wünsche, gegen die man sich einmal, bewusst oder unbewusst entschieden hatte, hängt auch damit zusammen, dass die Fähigkeit, solche manchmal geheim gehaltenen Bedürfnisse und Wünsche weiter zurückhalten oder verdrängen zu können, mit dem Älterwerden schwächer zu werden scheint. Wir können und möchten nicht mehr so gut verdrängen, wir müssen in irgendeiner Weise handeln. Ob dies im Außen faktisch geschehen muss oder vielmehr auch eine veränderte innere Einstellung und Haltung erfordert, dies ist eine wichtige Frage.

Wieder jung sein   Unser Lebenslauf ist immer auch ein täglicher Abschied von Vergangenem – die Einmaligkeit einer Gelegenheit, einer Begegnung, einer Zeit lässt sich nicht wieder herstellen, nachholen oder festhalten. Kast hat dieses abschiedlich leben ausführlich beschrieben (Kast 2000). Dass wir dennoch an manchen unserer Träume festhalten, ist jedoch verständlich und auch notwendig, um uns ein Gefühl für unsere Kontinuität und innere Identität zu vermitteln. Aber natürlich ist es nicht möglich, genau das, was wir mit Zwanzig erlebt haben oder noch nicht erlebt haben, mit Fünfzig in genau dieser Form zu wiederholen oder nachzuholen. Tut das jemand, indem er etwa mit seiner 25 Jahre jüngeren Geliebten Nacht für Nacht um die Häuser zieht, neigen wir dazu, das vielleicht zu belächeln. Wir verstehen den dahinter zu vermutenden Wunsch, das derzeitige Lebensalter zu negieren und wissen dennoch, dass es oft nur ein Strohfeuer sein kann, dass sich wandeln muss oder bald wieder erlischt. Wird die Enttäuschung abermals verleugnet, kann das in manchen Fällen sogar süchtig machen. Das Verliebtsein, das sich oft mit überwältigender Macht wieder einstellt und einen an früher erinnern mag, an die Zeit der Jugend, in der man der Liebe eine ähnlich große Macht zugesprochen hatte und die sie dann für die meisten auch hat, ist so gesehen eine Möglichkeit, sich der eigenen ewigen Jugend zu versichern. Das Verliebtsein verweist aber auch selbst nicht nur auf den Wunsch, sich noch jung fühlen zu wollen und unverändert leidenschaftlich lieben zu können, sondern auch auf den Wunsch, insgesamt leidenschaftlicher und authentischer leben zu wollen.

6.4   Jugendwahn

Womit wir an einem wichtigen Punkt angekommen sind. Viele klagen heute über den »Jugendwahn« und den Wunsch der Menschen, sich selbst und ihr Leben so zu verändern und zu manipulieren, dass die Spuren des Alterns nicht mehr so stark sichtbar sind, Stichwort Schönheitsoperationen. Doch hat die gesellschaftliche Veränderung in dieser Hinsicht auch viele Vorteile: vieles von dem, was älteren Menschen früher nicht mehr möglich war, da die Normen der Gemeinschaft dies verboten, ist heute möglich.

Sich wandelnde Normen   Die früher starren Grenzen sind in Bewegung gekommen, was neue Freiheiten mit sich gebracht hat. Mit diesen Freiheiten verantwortungsvoll umzugehen, wird nun mehr dem Einzelnen überlassen. Es wird die Illusion genährt, dass man selbst allein entscheiden kann, wie alt oder jung man ist, was eine für das eigene Lebensalter angemessene Lebensweise ist. Sicher ist das prinzipiell richtig, es geht aber auch oft mit einer großen Verunsicherung und manchmal Überforderung einher, wenn diese Dinge nun alle von uns selbst entschieden werden können und müssen. Zur Selbst-Beruhigung braucht man dann wieder weitere Sicherheiten, die oft im Konsum oder Ansprüchen an andere Menschen gesucht werden.

6.5   Paare in der Lebensmitte

> **Anima und Animus**
>
> Jung meinte damit den zunächst meist verdrängten weiblichen Anteil in der Seele des Mannes und das Männliche in der Frau. Stark vereinfacht, würde deren mangelnde Integration bei Männern zur Gefühllosigkeit und zwanghafter Extraversion und bei Frauen zur Rechthaberei führen. Was dazu führe, dass Männer insgeheim durch ihre Gefühle und Frauen von ihrem Denken geleitet würden. Kast (2000, 1984) und auch Wolfgang Roth (2007) haben diese Aufteilung infrage gestellt und sehen, verborgen im Unbewussten beider Geschlechter, archetypisch Maskulines und Feminines. Nicht erst die heutige Gender-Diskussion zeigt, dass die althergebrachten Unterscheidungen zwischen den Geschlechtern zwar aufgebrochen sind, aber nach wie vor als ein sehr kontroverses Thema diskutiert werden, was sich auch an der postmodernen Beziehungsgestaltung und dem Selbstverständnis von Paaren zeigt.

Endlose Diskussionen   Viele Männer machen sich zum Opfer ihres Mutterkomplexes, klagen dann, obwohl sie vorher selbst nicht den Mut gehabt haben, sich zu wehren. Frauen hängen oft den Idealvorstellungen ihrer Kindes- und Jugendzeit nach, mit Macht kommen diese Bilder in der Lebensmitte zurück, sofern sie bis dahin keine Chance hatten, sich zu wandeln. In den häufigen Paarkonflikten der Lebensmitte streiten sich Paare endlos um dieselben Dinge und drehen sich dabei im Kreis. Jeder möchte vom Anderen verstanden werden und bekämpft doch im anderen regelmäßig den jeweils eigenen verdrängten Teil. So ziehen sich Männer in Diskussionen oft auf ihre Vernunft zurück, sind dabei aber unterschwellig von ihren Gefühlen gesteuert. Frauen reagieren äußerlich oft mehr emotional, argumentieren aber häufig in rechthaberischer, konkurrierender Weise. Beide sind somit von ihrer verdrängten Seite ihrer Persönlichkeit, von ihrer unentwickelten Seite her gesteuert. Letztlich muss man davon ausgehen, dass ein Mann, der seine Frau als »gefühlsduselig« bezeichnet, unbewusst mindestens genauso viele Wünsche und Bedürfnisse hat, wie die, die er gerade offensiv in seiner Frau bekämpft. Was er dort in ihr versucht zu kontrollieren, entspricht seiner eigenen Verdrängung unliebsamer Emotionen. Das Entsprechende gilt umgekehrt: während sie dem rational argumentierenden Mann seine »Kopflastigkeit« vorwerfen und sich selbst für die alleinige Vertreterin von Beziehungswunsch und Gefühl halten, argumentieren Frauen in Konflikten oft in einer Weise, die stark von ihrer Logik geprägt ist, aber dem Gegenüber die Rolle des Kalten, Emotionslosen aufzwingt. So projizieren beide den in ihnen jeweils nicht so gut integrierten Anteil ihrer selbst und versuchen ihn im Partner zu bekämpfen. Was dabei aus dem Blick gerät, ist, dass es eigentlich darum gehen müsste, diese Persönlichkeitsanteile in sich selbst zu erkennen und besser anzunehmen. Jung sprach in diesem Zusammenhang vom zu integrierenden »Schatten« und der Arbeit, die dies bedeute.

Gegenseitige Projektionen Ähnlich sind Versuche von Paaren, ihr eingeschlafenes Sexleben mit der wechselseitigen oder einseitigen Erlaubnis zum Fremdgehen zu beleben, von vorneherein zum Scheitern verurteilt. Die Erlaubnis dazu, sich etwas zu nehmen, von dem man glaubt, es unbedingt brauchen zu müssen, um mit sich im Reinen bleiben zu können, die kann man sich nur selbst geben, sonst ist man bereits wieder in der abhängigen Beziehung, aus der man sich durch diesen Schritt eben befreien wollte. Für was die Wünsche nach sexueller Libertinage stehen, wird genauso wenig hinterfragt, wie man sich Rechenschaft über die tatsächlichen emotionalen Folgewirkungen solcher Ausbruchsversuche ablegt.

Sexuelle Verheerungen Sie sind oft genug verheerend. Wortloses Nebeneinanderher-Leben, sexuelle Tatenlosigkeit oder ständige Nörgeleien und Streits sind allesamt Zeichen dafür, dass es einem Einzelnen oder einem Paar nicht gelingt, sich über die bedeutsamen Wünsche und inneren Regungen

zu verständigen, oft gelingt es nicht einmal, diese zunächst zu Bewusstsein kommen zu lassen. Oft verschanzt man sich aus Gewohnheit und weil es Sicherheit verspricht, hinter scheinbar sicheren Vorstellungen von Weiblichkeit und Männlichkeit. Die Übereinstimmungen zwischen Frauen und Männern scheinen jedoch tatsächlich viel größer zu sein, als dies gesellschaftliche Zuschreibungen unterstellen. Natürlich gibt es die anatomischen und biologischen Unterschiedenheiten, die sich auch auf unsere psychische Entwicklung nachhaltig auswirken. Dennoch: wer sich intensiv mit den festgefügten Vorstellungen in diesem Bereich beschäftigt, wie etwa Peter Schröter (2012), wird feststellen, dass uns die Konzepte, die wir mit unserer geschlechtlichen Identität verbinden, oft mehr dazu dienen, uns sicher zu wähnen und uns selbst vor unliebsamen Einsichten über unsere nicht akzeptierten, verdrängten Persönlichkeitsaspekte zu schützen.

Das Spiel der Psyche mit sich selbst In jungianischer Manier würden wir folgende Feststellung treffen: Das Konzept der Unterschiede dient zur Selbstaffirmation, zur Schaffung einer Spannung der Gegensätze, die notwendig ist, um das Spiel der Psyche mit sich selbst, wie es der Postjungianer Giegerich (1994) ausdrücken würde, am Leben zu halten. Ein Verschwinden jeglicher Gegensätze wäre gleichbedeutend mit dem Tod. Genau dies geschieht auf psychologischer Ebene mit Paaren, die ihre Unterschiedlichkeit nicht genug pflegen und deren Liebe von ihrer durch Verschmelzungswünsche angetriebenen Nähe-Symbiose aufgezehrt wird.

6.6 Die ewige Faszination der Liebe

Dennoch liegt es besonders nahe, Lebendigsein und Jugend genau in dem Bereich zu suchen, in dem man diese innerlich am meisten verortet: dem der Liebe. Von der Lebensmitte aus betrachtet, ist die Jugend die Zeit im Leben, mit der man die deutlichsten und beeindruckendsten Veränderungen im bisherigen Leben in Richtung von Selbständigkeit und Erleben eigener Gestaltungs- und

Erlebensmöglichkeiten verbindet. Eng verbunden ist das Erleben der veränderten eigenen Körperlichkeit und der damit einhergehenden Phantasien in Bezug auf mögliche Partner. Naturgemäß ist man auch geneigt, die ersten Erfahrungen in dieser Richtung zu idealisieren. Angekommen in der Lebensmitte versucht man sich mittels Sport, kosmetischen Manipulationen und entsprechenden »spontanen« Aktionen zu versichern, dass man noch nicht zum »alten Eisen« gehört. Freilich macht man einen ähnlichen Fehler wie der Jugendliche, der oder die man war: man hält die äußere, sichtbare Veränderung für das, was maßgebend ist.

Literatur

Giegerich W (1994) Animus-Psychologie. Lang, Frankfurt am Main

Jung, CG (1995) Gesammelte Werke. GW Bd. 7, Walter, Düsseldorf, § 308ff

Kast V (1984) Paare. Kreuz, Stuttgart

Kast V (2000) Lebenskrisen werden Lebenschancen. Herder, Freiburg

Roth W (2007) Einführung in die Psychologie C.G. Jungs. Patmos, Düsseldorf

Schröter P (2012) Die Kraft der männlichen Sexualität. Piper, München

Zwischenhalt – die roten Fäden

Volker Münch

V. Münch, *Krise in der Lebensmitte*, Psychotherapie: Praxis,
DOI 10.1007/978-3-662-47985-8_7, © Springer-Verlag Berlin Heidelberg 2016

Bevor wir uns im nächsten Kapitel ausführlicher mit der Psychologie Jungs und seinen Theorien auseinandersetzen, soll es zunächst um eine Art Zwischenbilanz gehen. Wir machen auf der Hälfte des Weges Halt und schauen auf die bisher zurückgelegte Wegstrecke zurück. Nachfolgend sollen noch einige Themen weiter vertieft werden, die bereits auf die Auseinandersetzung mit den gesellschaftlichen Kontexten verweisen. Dabei geht es vor allem um die Feststellung, was der Mangel an Initiationsritualen für unsere Gesellschaft und für Menschen in der Lebensmitte bedeutet.

Die roten Fäden Wie sich bereits gezeigt hat, sind beim Thema Lebensmittekrise verschiedene Fäden aufzunehmen und, wenn nötig, neu miteinander zu verweben. Der rote Faden hinter all diesen Einzelsträngen ist das Bemühen nach Einheit und Kohärenz des Selbsterlebens und der eigenen Lebensgeschichte. Immer versuchen wir unsere Narration in einen oft nur vorübergehenden logischen Sinnzusammenhang einzuordnen und erleben uns und unser Tun und Erleben auf diese Weise von Leitlinien und Perspektiven bestimmt. Dass wir vieles davon erst post-hoc und auch unter Verfälschung unserer Erinnerungen bewerkstelligen, ist wissenschaftlich gut belegt, macht nichtsdestotrotz natürlich sehr viel Sinn, im wahrsten Sinne des Wortes. Vereinfacht könnte man aber dennoch sagen, der rote Faden in unserem Zusammenhang der Lebensmitte ist die sich wiederholende Frage nach den persönlichen und gesellschaftlichen Hintergründen von Krisen. Die Antworten darauf werden hier im archetypisch-symbolischen, kollektiv unbewussten Bereich gesucht.

7.1   Konzepte des kollektiven Unbewussten

Archetypische Determinanten Die Konzepte des Puer und Senex, die Idee der Liminalität, die Annahme der Wirksamkeit eines kollektiven Unbewussten sollte den Blick zunächst wegführen von allzu konkreten Fragestellungen, wie sie zur Lebensmitte auftauchen. Dies geschah nicht mutwillig, um vom eigentlichen Thema abzulenken, sondern um damit eine geweitete Perspektive anbieten zu können, um die oft altvertraut wirkenden Problemstellungen in einem vielleicht neuen, ungewohnten und hoffentlich auch anregenden Licht sehen zu können. Alle Denkansätze sind von der Annahme geleitet, dass uns zunächst ein Eintauchen in die Tiefenschichten des Unbewussten weiterbringt, wenn wir zu Einsichten über die Ursachen einer Midlife-Krise gelangen wollen.

Einseitige Vernunft Allzu vernünftige Überlegungen, voreilige logische Schlüsse und einschlägig bekannte Empfehlungen sollen bewusst erst einmal verworfen werden, um sich mit überraschenden, vielleicht zunächst unbeachteten Einfällen, Phantasien, Träumen, »Verrücktheiten« in Verhalten und Erleben, Symptomen zu beschäftigen, sie assoziativ anzureichern und ihnen Raum im therapeutischen Dialog zu geben. Integration ist der Leitbegriff, der hier den Prozess der Individuation voranbringen soll. Eine akzeptierende und nichtbewertende Haltung der Therapeuten ist dazu Grundvoraussetzung. Das, was persönliche Lebenssituation ist, wird dabei nicht zur Seite gewischt, sondern es wird versucht, die Motive hinter der manifesten Verhaltens- und Erlebensweisen zu eruieren. Ein symbolisches Verständnis der psychischen Vorgänge kann dabei überaus hilfreich sein, da es aus der Enge und Bedrängnis der individuellen Befindlichkeit herausführen kann. Distanz zur eigenen emotionalen Verstricktheit zu entwickeln und Verständnis für die eigenen Lebensschwierigkeiten wäre als Zwischenziel im therapeutischen Prozess wünschenswert, um zu einer angemesseneren Sicht der Realität der eigenen Innenwelt zu gelangen. In jungianischer Sichtweise kommt dabei dem Dialog zwischen Bewusstsein und Unbewusstem größte Wichtigkeit zu. Nur wenn der psychischen Realität der eigenen Wünsche und Phantasien genügend Beachtung geschenkt worden ist, kann, gemäß dem Kompensationsgedanken dieser Psychologie, auch der Realität in der äußeren Welt, auch der der Beziehungen, wieder angemessen Wertschätzung entgegen gebracht werden. Im Folgenden wenden wir uns daher noch einmal den kulturellen Hintergründen in unserer Gesellschaft zu, um zu verstehen, was möglicherweise in diesem Teil der Welt fehlt, sodass es sich in Form psychologischer Phänomene wie Symptomen ausdrücken muss.

7.2   Wandlungsprozesse

Die Uhr läuft   Innere Wandungsprozesse sind oft viel schwerer zu benennen und zu verstehen, wenn keiner da ist, der die entsprechenden Worte und Begriffe an die Hand gibt. Das, was uns allen im Lebenslauf abverlangt ist und das ohne unser Zutun unweigerlich geschieht, ist, dass wir mit dem Lauf der Zeit fertig werden müssen. Das klingt banal, aber das allmähliche Ablaufen der Lebensuhr ist bei näherem Hinsehen etwas so Unfassbares, dass wir uns dem Thema oft nur nähern können, indem wir etwa die Erzählungen anderer wie in Romanen oder Filmen aufnehmen und uns dort wiederfinden können. Freilich steht es auch dort nur zwischen den Zeilen geschrieben.

Wenig Vorbilder   Auch religiöse Bedürfnisse haben hier natürlich oft ihren Ursprung. Wenn davon die Rede ist, dass es darauf ankomme, sich den jugendlichen Geist zu bewahren und gleichzeitig Verantwortung zu übernehmen und auch Abschied nehmen zu können, dann gibt es in unserer Kultur wenig ritualisierte Vorbilder für diesen Übergang vom frühen und mittleren Erwachsenenalter hinüber zum reifen und alternden Menschen. Puer und Senex, die beiden Symbolgestalten dieser Lebenszeiten, wollen miteinander in Kontakt gebracht werden und auch Eros will dabei zu seinem lebenslangen Recht kommen. Wie das gelingen kann, zeigen Filme wie »Good Will Hunting«, »Ziemlich beste Freunde«, »Harry Potter« und – mit vertauschten Rollen – »Harold and Maude«, in denen junge und ältere Menschen in einen wechselseitigen Austausch miteinander geraten und beide bereichert werden. Sie können stellvertretend für die inneren Stimmen des Jugendlichen und des reifen, vielleicht Konservativeren, Angepassteren in uns gesehen werden. Ähnlich wie uns aber die Pubertät in mancherlei Hinsicht weiter ein Rätsel zu bleiben scheint, wie etwa die Diskussion von ADHS zeigt, betrachtet man die Zahl der widersprüchlichen, einschlägigen Ratgeber, so stellt uns offenbar auch die Krise der Lebensmitte als Übergangsraum immer noch vor viele ungeklärte Fragen.

Die Lebensübergänge   Um es noch einmal deutlicher zu machen: In den Konzepten der Analytischen Psychologie, aber auch in vielen daraus hervorgegangenen Ansätzen geht es um die Grundannahme, dass unser Leben als »Individuations«- oder Reifungsweg angesehen werden kann, auf dem wir die Gelegenheit haben, uns zunehmend umfassender unserer selbst zu vergegenwärtigen. In besonderen Lebensphasen, Forscher sprechen von »vulnerablen«, also verletzlichen Zeiten, in denen sich im Leben für gewöhnlich besonders viel verändert, angestoßen im Übrigen vor allem durch körperlich-geistige Reifungsvorgänge, kommt es aufgrund eben dieser Konflikthaftigkeit besonders oft zu Krisen. Diese Lebensphasen seien im Einzelnen die frühe Kindheit, die Pubertät oder auch Adoleszenz und schließlich das mittlere Lebensalter. Viele gesellen den drei Phasen noch eine Vierte dazu: den Übergang ins Rentenalter. Für die Lebensmitte hat der Psychoanalytiker Erik Erikson (1973) festgestellt, dass der vorherrschende und zu lösende psychosoziale Konflikt vor allem darin bestehe, dass man aufgerufen sei, in gleich welcher Weise generativ, also schöpferisch zu sein und etwas zu erreichen, was er mit »Ich-Integrität« bezeichnete. Sollte dies nicht zur Zufriedenheit gelingen, drohe innere und soziale Isolation und Verzweiflung.

»Jedermann«   In allen Konflikten im Laufe des Lebens geht es nach psychoanalytischer Denkweise darum, grundlegende Menschheitsthemen für sich durchzuspielen und seine eigene Rolle darin zu finden, ganz ähnlich, wie das in Hugo von Hoffmannsthals »Jedermann« (2005) zur Darstellung kommt. Sowohl für den Säugling wie für den Jugendlichen, aber auch für den reiferen Erwachsenen geht es auf unterschiedliche Weise um die gleichen Themen: um den Konflikt zwischen Bindungs- und Autonomiebedürfnissen, um Selbstverwirklichung oder Hingabe an Andere, um Zugehörigkeit oder Abgrenzung. Man weiß heute, dass eine gute Bindungserfahrung immer auch mit einer gesunden späteren Abgrenzungsfähigkeit einhergeht. Unsere frühen, aber auch späteren Beziehungserfahrungen erlauben uns im günstigen Fall immer beides: wir selbst zu sein und gleichzeitig in Verbindung mit anderen zu stehen. Die Situation ist sogar noch komplexer: durch die Widerspiegelung und den Kontakt mit anderen finden wir überhaupt erst zu uns selbst und zu einem Selbstbild und dieses wird zeitlebens auf diese Weise weiter moduliert.

7.3 Intrapsychisches und Intersubjektives

Wechselspiel von Person und Umfeld   Immer geht es darum, einen Ausgleich zu finden zwischen dem Ausdruck eigener Bedürfnisse und Vorstellungen und den Möglichkeiten, die die Welt zur Verwirklichung derselben bietet. Dies spielt sich natürlich auf der Ebene des Erwachsenen auf einer ungleich komplexeren Ebene ab als für ein kleines Kind. Was immer gleich ist, ist, dass wir danach streben, unsere Lebensenergie für uns zu nutzen, um im jeweiligen Lebensalter befriedigende, aber auch interessante und neue Erfahrungen zu machen, immer im Rahmen unserer persönlichen Möglichkeiten.

Die Energie des Puer   Um uns verändern zu können brauchen wir auch immer die Energien des Puers, des Junggebliebenen in uns und unsere positiven, belebenden Erfahrungen der Vergangenheit mit ihm. Der Puer ist somit nicht nur Symbol für die Möglichkeit des Fehlschlags, weil er als Symbol für die Gefahr der Illusion ewiger Jugend steht, sondern er ist auch immer Quelle der Inspiration und Neuanfang.

Das Leben ist eine Paradoxie   Es ist eine Paradoxie des Lebens, das jeder Tag einen solchen Neuanfang darstellt, wenngleich er zur selben Zeit einen weiteren Schritt in Richtung endgültigem Abschied ist. Alles, was beginnt, wird ein Ende haben, alles was endet, wird Neues hervorbringen. Insofern ist das Zusammenführen der beiden Kräfte des Jugendlichen und des reifen Menschen, hier als Puer und Senex bezeichnet, essenziell, um beidem gerecht zu werden: dem andauernden, sich ständig erneuernden Leben und dem stetig fortschreitenden Verfall, der Erstarrung, der – zumindest materiell gesehen – Rückkehr zum Tod. Um genauer zu sein: beide Kräfte sind zutiefst voneinander abhängig. Wer nie richtig gelebt hat, dem wird es sehr schwer fallen zu gehen. Im Kern wird die Qualität der Janusköpfigkeit des Puer-Senex-Archetyps oder -Symbols in der Befindlichkeit deutlich, die sich einstellt, wenn man glücklich ist. Oft ist die Freude auch von einem Quantum Traurigkeit durchsetzt, das der Erkenntnis der Vergänglichkeit des Personalen und des trotzdem unvergänglichen Lebens, bezogen auf die Kollektivität, geschuldet ist. Das personale Glück entsteht so gerade aus der Teilhabe am zeitlos erscheinenden Wunder des Lebens, das sich stets erneuert. Unsere Liebe zur Natur hat darin ihre Quelle. Darum kann es durchaus notwendig sein, dass im mittleren Lebensalter manche Bedürfnisse und Vorstellungen noch real werden, also »umgesetzt« werden von der Welt der Phantasie und der Emotionen in die Welt der Dinge. Die Krise der Lebensmitte wäre dann so etwas wie die vorletzte und bezüglich mancher Dinge sicher bereits die letzte Gelegenheit, auf eine nun erwachsenere Weise Jugend nachzuholen.

Hobbys und Interessen   Dies kann zum Beispiel darin bestehen, dass man lange geplante Reisen antritt, dass man sich an das Hobby erinnert, das man früher hatte und es wieder aufnimmt, dass man entweder mit Menschen zusammenkommt, die einen interessieren oder sich von jenen trennt, die einen nicht mehr interessieren. Die wichtigeren Schritte sind aber die, die innerlich zu leisten sind und damit kommen wir abermals an einen Punkt, genauer beschreiben zu müssen, was psychologisch oder psychisch zu leisten ist, um die Krise der Lebensmitte für sich nutzen zu können. Wir müssen uns also noch genauer mit der inneren Logik der Analytischen Psychologie Jungs beschäftigen.

7.4 Die Hinwendung zum Unbewussten

Quelle der Inspiration   Jungs Vorstellung vom Unbewussten als einer Quelle der Inspiration und der persönlichen Ressourcen war bekanntlich eine andere als die seines Ziehvaters Freud, von dem er sich nach tiefer persönlicher Kränkung und wohl auch aus Scham zurückgezogen hatte. Während Freud sich vor allem für das persönliche Unbewusste, also das aus unliebsamen und auch traumatisch erlebten Gefühlen bestehende verdrängte Unbewusste interessiert hatte, stellte Jung eher die Frage, über welche ebenfalls unbewussten Fähigkeiten wir Menschen verfügen, wenn wir Probleme und Konflikte lösen. Seine Frage war »Was will das Unbewusste?«, was uns alle vor die Frage stellt, ob wir unseren inneren Bildern und nach Jung bereits vorgeburtlich angelegten, archetypischen Aufgaben in diesem Leben auch gerecht werden. Jung formulierte »Jeder hat wohl seine Lebensform in sich, eine irrationale Form, die durch keine andere überboten werden kann.« (Jung 1995, § 81). Dieses Zitat weist sehr deutlich darauf hin, dass es Jung immer um mehr ging als die Behandlung von Krankheiten, sondern um die Erreichung eines als sinnvoller empfundenen Lebens. Gerade in Bezug auf die im Rahmen einer Midlife-Krise auftretenden Sinnfragen, die oft zu den sonstigen neurotischen Symptomen hinzutreten, erscheint daher eine Psychologie gefragt, die auch auf diese Dimension der inneren und äußeren Krise eine Antwort versucht.

Sinnfragen Auf den Punkt gebracht heißt das, dass wir alle uns zu fragen haben, wozu wir auf der Welt sind und worin wir den Sinn unserer irdischen Existenz zu sehen gewillt sind. Denkbar ist natürlich auch der Fall, dass man sich darüber gar keine Gedanken machen kann oder will, was dann quasi immanent auch wieder einem sich selbst verfassten Sinn gleichkommt, etwa in der Form, »ich bin jemand, der sich nicht fragt, »Wozu das alles?« und das ist für mich ausreichend«.

Literatur

Erikson E (1973) Identität und Lebenszyklus. Suhrkamp, Frankfurt a. M.
Hofmannsthal H von (2005): Jedermann. Insel, Berlin
Jung CG (1995) Gesammelte Werke. Walter, Düsseldorf

Die Analytische Psychologie C.G. Jungs

Volker Münch

V. Münch, *Krise in der Lebensmitte*, Psychotherapie: Praxis,
DOI 10.1007/978-3-662-47985-8_8, © Springer-Verlag Berlin Heidelberg 2016

Auch das glücklichste Leben ist nicht ohne ein gewisses Maß an Dunkelheit denkbar.
(C. G. Jung)
Unser Wesen ist Unterschiedenheit.
(Sermo 1, Septem Sermones, C. G. Jung)

Carl Gustav Jung hat in »Zwei Schriften über Analytische Psychologie« seine Ansichten zur Entwicklung der Persönlichkeit entfaltet (Jung 1995). Um zu verstehen, was die Analytische Psychologie zur Krise der Lebensmitte zu sagen hat, ist es sinnvoll, einige Begrifflichkeiten noch genauer kennenzulernen.

Das Konzept der Individuation Der 1875 geborene Schweizer Psychiater und Psychotherapeut C. G. Jung sah die Psyche des Menschen von Polaritäten bestimmt. Diese Polaritäten sind bewusst-unbewusst, Absicht-Zufall, gut-böse, vernünftig-gefühlvoll, jung-alt, aktiv-passiv, introvertiert-extravertiert usw. Zumindest haben wir gelernt, diese Aspekte als gegensätzlich, ja sich teilweise ausschließend anzusehen. Zwischen diesen Polen müsse, so Jung, eine Verständigung stattfinden, um eine Entwicklung zur Reife hin zu ermöglichen. Er nannte diesen Entwicklungsweg »Individuation«, also Entwicklung hin zu mehr Eigenständigkeit, aber auch Eigenart und Unterschiedlichkeit. Paradoxerweise, so werden wir sehen, ist diese Entwicklung nur möglich durch einen guten Kontakt zu einer Seite in uns, die er als »kollektives Unbewusstes« bezeichnete. Dies kann uns zunächst als Widerspruch erscheinen. Sich selbst entwickeln und quasi »zu sich kommen« soll davon abhängen, wie sehr wir uns als Teil eines so ominösen, großen Ganzen fühlen können wie es das »kollektive Unbewusste« darstellt? Um besser verstehen zu können, was damit gemeint ist, müssen wir etwas weiter ausholen.

8.1   Persona und Schatten

Das Persönlichkeitsbild von Jung war folgendes: Zunächst sieht er das Ich des erwachsenen Menschen einerseits zwischen seiner Persona und seinem Schatten als dem persönlichen Unbewussten

sowie andererseits zwischen Anima und Animus als den Bildern des kollektiven Bereichs des Unbewussten stehend. Weder die Person (Persona von lat. Maske), die wir täglich anderen präsentieren, noch unser persönliches noch unser kollektives Unbewusstes sind also zunächst mit uns identisch. Das Ich sei praktisch die Instanz in uns, die es gebe, um zwischen all diesen verschiedenen Kräften in uns zu vermitteln. Was wir gewöhnlich als unsere Persönlichkeit bezeichneten, ist dann die je unterschiedliche Weise, wie wir mit diesen verschiedenen Anteilen in uns, auch im Zusammenspiel mit der äußeren Welt, umgehen.

Der sichtbare und der unsichtbare Mensch In dieser Sicht geht es gerade in der Krise der Lebensmitte darum, weder den aus dem Unbewussten in Gang gesetzten Verführungen und Versuchungen (»noch einmal von vorne anfangen«, die »Traumfrau/den Traummann finden«) ganz nachzugeben, da diese vor allem Illusionen darstellen, noch dem oft in Krisen restaurativ erneut ins Recht gesetzten, ebenfalls vor allem kollektiv geprägten Persona-Anteil zu viel Macht zuzugestehen (»es soll alles so bleiben, wie es immer war«, »keine Experimente«). Um das hinzubekommen, brauche ich paradoxerweise einerseits, so Jung, ein starkes Ich, andererseits »muss etwas in mir passieren« und das nannte Jung die »transzendente Funktion«.

Illusion der vollständigen Bewusstheit Wie erwähnt, ist unser Lebensweg aus Jungs Sicht ein Weg der Individuation. Diese Individuation besteht aus einer Haltung, die beide Perspektiven, die der Persona und die des unbewussten »Schattens« beinhaltet, keiner Einseitigkeit verfällt und die oft polaren Gegensätze miteinander vereint, was Jung freilich auch als nie zu erreichendes Ideal beschreibt. »Es besteht auch keine Hoffnung, dass wir je auch nur eine annähernde Bewusstheit des Selbst erreichen, denn, soviel wir auch bewusst machen mögen, immer wird noch eine unbestimmte und unbestimmbare Menge von Unbewusstem vorhanden sein, welches mit zur Totalität des Selbst gehört.« (Jung, GW 7; § 274). Sobald ich mir einen Inhalt bewusst mache, verfällt ein anderer Persönlichkeitsanteil dem Vergessen anheim, er wird unbewusst. Jedoch auch diese unbewussten Anteile, die manchmal nie zum Leben erwachten, die Aspekte, über die man manchmal selbst überrascht sein kann, sie an sich zu entdecken, sie gehören genauso zur umfassenden psychischen Realität des Selbst.

8.2 Das Konzept der Anima

Anima

Anima ist ein anderer Name für die Seele, die Beseeltheit des Menschen. Insbesondere Intuitionen und die Gefühlswelt werden von den Tiefenpsychologien als nicht dem bewussten Willen unterworfen angesehen. Der Zugang zu den unbewussten Bereichen der Seele ist bei einzelnen Menschen sehr unterschiedlich und kann im Lebenslauf unter massiven Verdrängungen und Abwehr leiden.

Der Kontakt mit der Anima Das Ziel einer Entwicklung, etwa in einer Therapie, so die Annahme und Beobachtung der Analytischen Psychologie, sei sowohl der Abbau der Persona wie die Kontaktnahme mit der kollektiven Schicht der Psyche, der Anima und dem Selbst. Man könnte von einer »kontrollierten Kollektivierung« sprechen. Um zu verstehen, was den in ▶ Abschn. 6.1 erwähnten fiktiven Klienten so beeindruckt und auch verwirrt, wenn er sich zur Lebensmitte überraschend neu verliebt, kann die folgende Annahme hilfreich sein: In der Entwicklung des Mannes spielen oft zwei oder mehrere Anima-Figuren eine Rolle, die dann auf Partnerinnen projiziert werden. Das bedeutet, auf der Basis meines Wesens und meiner frühen Erfahrungen wird ein inneres Bild einer Frau gebildet und beeinflusst mich als Erwachsener, was keinen neurotischen Vorgang darstellt, sondern Normalität ist. Als Anima wird, wie oben bereits erwähnt, der unbewusste Bereich vor allem der männlichen Seele bezeichnet, also die ihm verborgenen inneren Antriebe, die nach Ansicht der Analytischen Psychologie das Verhalten maßgeblich steuern. Die Eine der Anima-Figuren übernehme eher die Rolle der Hinführung zum Selbst, die Andere sei die, die den Mann quasi zum Leben verführe, die er heiraten würde.

Die Heilige und die Hure Wir finden diese Spaltungen und Polarisierungen in Ausdrücken wie dem der Heiligen und der Hure oder anderen Begriffspaaren. Immer geht es darum, zu erkennen, dass sich hier unterschiedliche Bereiche der eigenen Persönlichkeit ausdrücken, die integriert werden wollen. Geschieht dies nämlich nicht, ist man geneigt, im Handeln und Agieren zwischen verschiedenen Menschen, Orten und Handlungsweisen hin- und hergerissen zu sein. Oft finden diese Spaltungen in der Realität dann ihren Ausdruck: während die Ehefrau als Inbegriff der Spießigkeit und Langweiligkeit erlebt wird, werden der neuen Geliebten phantastische Attribute zugeschrieben, einfach, weil sie einen in einen so lebendigen Zustand zu versetzen in der Lage ist.

Wenn die Angst zu groß ist Bedrohlich ist es in dieser Sichtweise dann für den oder die, die noch nicht viel an seiner oder ihrer Individuation gearbeitet hat, dass das Ich von zwei Seiten unter Druck gerät: vom kollektiven Unbewussten **und** von äußerer Kollektivität wie Normen, Anpassungen, den allgemein verbreiteten und zu einem größeren Teil akzeptierten Begrenzungen des Lebens. Dies erklärt auch, wieso gerade Jugendliche, aber auch manche Menschen in einer »midlife-crisis« meinen, sich so vehement gegenüber den äußeren Realitätsanforderungen abgrenzen zu müssen: es ist ihre Angst, dass sie sich damit auch dem Kollektiven, nicht-persönlichen in sich selbst ausliefern, das heißt sie fürchten, jedes Selbst-Bewusstsein und Selbst-Gefühl zu verlieren. Individuation heißt also: ich kenne mich selbst in ausreichender Weise und habe mit den unterschiedlichsten Seiten meines Lebens und meiner Persönlichkeit hinreichend Frieden schließen können.

Eine neue Selbstsicht So ist man aufgrund der fortgeschrittenen Zeit und der dadurch ermöglichten neuen Perspektive zu einer neuen Sicht auf sich selbst und seinen Lebensweg in der Lage. Es findet zur Lebensmitte also auch ein Sinnstiftungsprozess statt, eine Neubewertung des Früheren, da man in der Lage ist, die größeren Umrisse seines Lebens besser in den Blick zu bekommen. Oft geht das mit einer versöhnlichen Haltung dem Leben gegenüber, einem weniger angespannten Blick auf sich selbst einher.

Patientenbeispiel 4

Eine bereits ältere Patientin entwickelt in einem langen Prozess eine wohlwollende Haltung gegenüber sich selbst. Sie, die die Strenge ihre Mutter aufgesogen hatte und nun gegen sich selbst richtete, konnte mehr über ihre Schwächen lachen und auch ihre Ressourcen und die Stärken ihres sehr individuellen Lebenslaufes sehen. Es zeigte sich, dass der Therapeut, der eher das Leichte und Spielerische, was ihr fehlte, zur Darstellung brachte, ihr zur Integration dieser Anteile verhelfen konnte. Ihr einseitiges Senex-Leben wurde durch Puer-Anteile angereichert und verlebendigt. In ihren Träumen wurde deutlich, dass auch das zunächst bedrohlich Erscheinende möglicherweise sogar interessant und begehrenswert ist. Auch als sich Endlichkeit und Abschied thematisch in ihr Leben »schlichen«, konnte sie sich davon eher herausfordern lassen und fand eine neue Stärke und Aufgabe im Umgang damit.

Ich komme nun zu einem zentralen Konzept der Analytischen Psychologie, der bereits stark im Alltagsdenken angekommenen Vorstellung von Komplexen.

8.3   Komplexe

> **Komplex**
>
> Ausgehend von seiner Formulierung der Archetypen konzipierte Jung seine Vorstellung der menschlichen Psyche als komplexhaft. Wir alle werden aufgrund archetypischer Anlagen und biografischer Erfahrungen von charakteristischen komplexhaften Reaktionen dominiert, die sich jeweils um einen archetypischen Kern, also etwa das Konzept »die Mutter« oder »der alte Weise« oder »der Helfer« gruppieren und ihre Aufladung von diesem beziehen. Der Komplex ist also der eher sichtbare und aufgefächerte Abkömmling eines archetypischen Themas.

Die Anfänge der Komplexidee   C. G. Jung hatte Anfang des 20. Jahrhunderts in seinem Assoziationsexperiment an der Klinik Burghölzli in Zürich den Grundstein gelegt. Er testete die Reaktionen auf verschiedene Wörter und fand, je nach für den Probanden vorhandener unbewusster Dynamik, charakteristische Reaktionszeitverzögerungen. Diese erklärte er mit der unbewussten Verknüpfung tabuisierter oder konflikthafter Vorstellungen. Wenn jemand z. B. durch den Begriff Mutter unbewusst komplexhaft mit seinen ambivalenten oder auch aggressiven Regungen ihr gegenüber getriggert wird, werden die vom Versuchsleiter abgefragten Assoziationen zu den Begriffen Messer, Bett, Zärtlichkeit, Rivale verzögert ausfallen, für Psychoanalytiker natürlich auch ein Hinweis auf den klassischen Ödipuskomplex. Anders als Freud, der die klassische griechische Tragödie nach Vorbildern für die seelische Dynamik seiner Patienten befragte und so auf die bekannte Ödipussage stieß, sieht Jung die Psyche selbst komplexhaft strukturiert. Es haftet einem Komplex zunächst nichts Pathologisches an. Komplexhaftes Verhalten in dieser Interpretation ereignet sich dann, wenn sich ein Individuum wider Willen verhält, selbst manchmal gar nicht genau weiß, wie ihm geschieht.

Die korrigierende emotionale Erfahrung   In diesem Fall steuert ein verborgener Komplex, also etwa ein Minderwertigkeits- oder auch Größengefühl, ein Verhaftetsein an Versorgungswünschen, eine Rivalität die Begegnungen eines Menschen mit anderen, auch bislang unbekannten Menschen und färbt die Interaktion mit diesen im jeweiligen Sinne ein. Wer etwa die Erfahrung einer übergriffigen und nicht empathischen Mutter gemacht hat, der wird im weiteren Leben, also etwa auch in der Ehe komplexhaft eher befürchten, dass die eigene Frau sich ebenso verhält. Jedes Verhalten wird dann tendenziell in diesem Sinn interpretiert, was natürlich eine neurotische Verzerrung zur Folge hat und dem realen Partner Unrecht tut. Dieses Verhalten, also eine aus oben geschilderter Situation sich ergebende Gereiztheit und Abwehr, wird dann als komplexhaft bezeichnet. Um solche verfahren erscheinenden Konstellationen zu entspannen, hat die Analytische Psychologie hier den Vorschlag, sich nicht nur den negativen Mutterkomplex bewusst zu machen. Vielmehr ist es notwendig, auch die Möglichkeit der Erfahrung einer Grenzen wahrenden, einfühlsamen und abgegrenzten Beziehung zu machen. Dies kann in einer therapeutischen Dyade der Fall sein, in einer analytischen Gruppenpsychotherapie oder aber auch mit realen Partnern oder Freunden erlebt werden. In einer Therapie jedoch kann dieser Prozess konzentriert und aufgrund der Abstinenz des Therapeuten zur intensiven und beschleunigten Nachreifung des Patienten beitragen.

Der Mutterarchetyp Die in therapeutischem Rahmen gemachten korrigierenden emotionalen Erfahrungen bringen quasi den anderen Pol des Mutterarchetyps, nämlich den der nährenden, schützenden und wachstumsfördernden Mutter ins Leben, sodass sich eine innere Balance zwischen schwierigen und angenehmen Komplexanteilen herstellen kann. Man wird »ausgeglichener«, ist nicht mehr nur einseitig an einer Seite des Komplexgeschehens verhaftet. Wenn wir also zur Lebensmitte aufgrund der äußerlich und innerlich sich verschiebenden Verhältnisse wieder mit bis dahin erfolgreich verdrängten Komplexinhalten zu tun bekommen, werden wir vor die Aufgabe gestellt, uns mit unserem Ich-Komplex auf neue Weise mit unseren anderen inneren Teilpersönlichkeiten, wie Jung die Komplexe auch nannte, auseinanderzusetzen. Man kann sich das durchaus so vorstellen, dass wir alle innerlich eine Vielzahl von Stimmen, von widerstrebenden Bedürfnissen haben, die sich dann an einen imaginären Tisch setzen. Es geht wie in einer Verhandlungsrunde um die Neuverteilung der Einflüsse, und dies auf eine Weise, dass die Person besser und leichter mit dem Leben zurechtkommt, ohne so viele »Teilnehmer der Komplexrunde« wie zuvor verdrängen zu müssen. Es werden also alle eingeladen in einer Therapie, auch die Vertreter von »Schurkenstaaten«, die vermeintlich nur Böses wollen.

Komplexe als »eigenständige Wesen« Sich seiner Komplexe bewusst werden heißt demnach nicht allein, sich einzugestehen, wo die persönlichen Schwachstellen liegen. Es geht vielmehr zur Lebensmitte vor allem darum, das Ich darin zu stärken, das Verfangensein in einem Komplex besser

und rechtzeitiger zu erkennen. Wir haben das im Zusammenhang mit den Archetypen des Puer und des Senex bereits angerissen. Auch andere archetypische Symbole wie »der Held«, der »alte Weise« oder unser bekannter »Trickster Hermes« können Komplexe in ihr Kraftfeld hineinziehen und stark prägen. Wir erkennen den Einfluss von Archetypen am ehesten dann, wenn wir rigoros einer Meinung anhängen und nicht mehr in der Lage sind, Einstellung oder Verhalten zu relativieren. Hier sind Komplexe so sehr unter dem Einfluss archetypischer Kräfte, dass die Ich-Stärkung ganz im Zentrum stehen sollte. Erst ein ausreichend starkes Ich ist nämlich in der Lage, wiederstreitende Kräfte und Tendenzen erfolgreich zu vereinen und manchmal auch schlicht »auszuhalten«. Erst dann, so Jung, kann aber auch Neues erst entstehen. Vor allem Dieckmann und Kast haben sich um die Ausarbeitung der Komplexlehre verdient gemacht.

8.4 Jungs Typologie

Ein großes Thema, das sowohl in nahen Beziehungen, aber auch am Arbeitsplatz immer wieder zu Streit und Auseinandersetzung führt, hat mit der offensichtlichen Unterschiedlichkeit der Menschen zu tun. Es ist oft nicht leicht, mit den so unterschiedlichen Wesenszügen und den verschiedenen Sichtweisen und Meinungen zu ein und derselben Sache klarzukommen. Oft versuchen Menschen, sich gegenseitig zu ändern und müssen daran letztlich scheitern. Viel weiterführender wäre es, die unterschiedlichen Erlebensweisen als Möglichkeit zur gegenseitigen Bereicherung sehen zu können.

Versuch eines Ordnungssystems Jung entwickelte eine Typologie, die die Unterschiedlichkeit unseres Wesens in relativ einfacher und nachvollziehbarer Form versucht systematisch zu beschreiben. Sie wird heute in vielerlei Varianten vor allem in der Wirtschaft und Personalauslese genutzt. Auf diesem Konzept beruhen etwa der bekannte »Gail-Wheelwright-Fragebogen« oder andere aktuellere Systeme. Zunächst verdanken wir Jung die bekannte, inzwischen landläufige Unterscheidung zwischen Extraversion und Introversion. Dann unterschied er die Funktionen Denken, Fühlen,

Empfinden (steht für die Sinneswahrnehmung) und schließlich die Intuition. Jeder Mensch ist von einer Funktion dominiert, während in dem polar gedachten System die jeweils gegensätzliche Funktion ein Schattendasein fristet, also in der Regel verdrängt wird und nicht besonders entwickelt wird. In einer Therapie geht es ihm zufolge auch immer um die Förderung dieser »inferioren« Funktion und die bessere Integration und das Gleichgewicht zwischen den verschiedenen Funktionsbereichen der Persönlichkeit.

Intersubjektive Wende   Während Jung aufgrund eigener Erfahrung der Meinung war, dass der Weg der Individuation über die sog. »introvertierte Individuation« zu führen hat, wird heute sowohl der Gegensatz zwischen Extra- und Introversion nicht mehr so stark betont. Auch geht man im Zuge der »intersubjektiven Wende« davon aus, dass der Prozess der »Selbstwerdung«, wie Jung es beschrieb, viel mehr als früher konzipiert, in der dialogischen Auseinandersetzung zwischen frühen Bezugspersonen, Freunden und Partnern, aber auch in einer therapeutischen Beziehung gelingen oder fehlschlagen kann (Braun 2004).

Kompensation von Einseitigkeiten   Einseitigkeiten, die sich bis zur Lebensmitte manchmal sehr ausgeprägt entwickelt und verfestigt haben, sind etwa die Überschätzung der Denkfunktion, häufig bei gebildeten und intellektuellen Menschen anzutreffen, oft auch bei einseitig technisch talentierten Menschen. Auch die Einseitigkeit eines zu emotionalen Wirklichkeitsbezugs ist schon angesprochen worden. Immer bedarf es dann der Korrektur in dem Sinn, dass die jeweils nicht so gut entwickelte Funktion gestärkt und unterstützt wird. So müssen dem »Denktyp« manchmal ihm selbst nicht verfügbare Begriffe für innere Prozesse wie Gefühle und körperliche Befindlichkeiten angeboten werden, der »Fühltyp« benötigt oft Unterstützung beim klaren, logischen Denken, da auch sein Denken vom Fühlen stark beeinflusst wird.

Alle Funktionen relevant   Da alle vier Funktionen als relevant für ein ausgeglichenes Wesen und eine gute Realitätsbewältigung angesehen werden, in je persönlich wechselnder Ausprägung, geht es um die Herstellung eines angemesseneren, relativen Gleichgewichts zwischen den Funktionen. Auch wird es als günstig angesehen, wenn man auf diese Weise schneller zwischen verschiedenen Funktionsstilen wechseln kann und die Persönlichkeit somit flexibler reagieren kann und das innere Erleben somit bereichert wird.

8.5   Jungs Rotes Buch und die Entstehung einer Psychologie

Jungs eigene Lebensmittekrise   C.G. Jung hat sich 1913 nach der Affäre mit seiner Patientin Sabine Spielrein und dem Zerwürfnis mit Freud in einem psychischen Ausnahmezustand befunden. Ihn hat vor allem die Frage beschäftigt, ob es eine ihm eigene Herangehensweise an seine Patienten geben könnte, eine eigene Methodik, da er die Freud'schen Annahmen über die Libido nicht teilen konnte, sondern in dieser eine übergreifende Lebensenergie sah. Jedoch verfügte er damals noch über keine eigene therapeutische Methodik, um mit seinen Konzepten auch angemessen arbeiten zu können. Infolge von prophetischen Träumen, die sich auf großes Unheil bezogen und die er dokumentierte, begann Jung sich zu fragen, »inwiefern mein eigenes Erleben mit dem der Kollektivität zusammenhing. Darum hatte ich mich zuerst einmal auf mich selber zu besinnen.« (Jung 1971, § 180). Jung fühlte sich fast beruhigt, als 1914 der 1. Weltkrieg ausbrach und seine Befürchtungen und Bilder sich zu bestätigen schienen. Er begann nun die Beobachtungen während seiner Selbstexperimente in dem, was man heute als »aktive Imagination« bezeichnet, und die im Wesentlichen von 1913–1917 andauerten, zu notieren. Er fertigte farbige Zeichnungen an, in denen er seine Traumbilder und Visionen zu vergegenständlichen suchte. Wie man heute die Methodik der »aktiven Imagination« gewinnbringend in eine Psychotherapie integrieren kann, legt Vogel (2008) anschaulich dar. Grundgedanke dieses Vorgehens ist die Erfahrung, dass die Bilder des Unbewussten gleich in welcher Ausdrucksform, ob als Einfall, Traumbild, Imagination oder künstlerische Produktion, immer wichtige Hinweise auf den konflikthaften Komplexinhalt enthalten, mit dem ein Patient derzeit unbewusst beschäftigt ist. Man umgeht damit die bewusste Abwehr und versucht nicht auf zu kognitive, und damit unwirksame Weise, zu einer Lösung zu gelangen. Die Lösung wird also quasi beim Unbewussten »angefragt«.

Selbstauferlegte Isolation Deirdre Bair (2007), seine jüngste Biografin, sieht die Jahre von 1913–1917 als von Jung sich selbst auferlegte Zeit der Isolation. Die daraus vermutlich hervorgegangene Idee der »introvertierten Individuation« wird heute eher auch kritisch gesehen. Die Gestaltung eines resultierenden »Roten Buches« (Jung 2009) schließlich und der Prosa eines Textes namens »Septem Sermones« (Jung 1971) habe den Familiensegen wiederhergestellt, nachdem zuvor heftige unterschwellige Spannungen die Szene dominiert hatten. Danach erst habe sich Jung wieder mehr dem Leben, der Öffentlichkeit zugewandt, ein Zeitpunkt, der in etwa mit dem Ende des ersten Weltkriegs zusammentraf.

Die Aufzeichnungen im »Roten Buch« Bei der Lektüre und beim Betrachten des Roten Buches begreift man, wie ungemein gebildet und vielseitig inspiriert Jung gewesen war, als er versuchte, seine, ja nur scheinbar rein individuellen Phantasien in vorhandene Begriffssysteme, philosophische Konzepte und seine vorangegangenen psychologischen Einsichten einzubauen, anzupassen und mit diesen abzustimmen. Letztlich war ihm aber schon recht früh daran gelegen, diese ihn oft zu überfordern drohende Vielfalt in eine Form zu bringen, die auch andere verstehen und nachvollziehen könnten. Wolfgang Giegerich (2012) sieht das, was Jung als Ausdruck des Unbewussten, der Seele ansieht, gar als Ausdruck eines unbewussten Wunsches nach theoriekonformen, -kohärenten Bildern, die sein Unbewusstes wunschgemäß zur Verfügung stellte. Viele der Gestalten entstammen auch eher der bewussten und kenntnisreichen Seite Jungs, der sich in jahrelangem Studium mit diesen symbolträchtigen Figuren beschäftigt hatte. Das, was uns heute als nicht mehr zeitgemäßer Weg der »Arbeit an uns selbst« vorkommen mag, als Einseitigkeit, mit der die Einseitigkeit des »Commitment« für die Welt des Hier und Jetzt, den Alltag, die Arbeit, kompensiert werden sollte, die reine Innenschau, scheint ergänzungsbedürftig, gerade wenn wir, als The-rapeuten, Menschen in ihrem aktuellen Leben in unserer Gesellschaft, so zweifelhaft sie auch strukturiert sein mag, im Alltag unterstützen wollen.

Kritische Interpretation der Theoriegeschichte Ähnlich wie Giegerich kann man Jungs Lebenskrise und seine Interpretation auch noch anders sehen, so wie das etwa Lesmeister (1992) getan hat: Für ihn kommt in Jungs Schaffen auch ein zunächst fehlgeschlagener biografisch verankerter starker Wunsch nach Kontakt und Widerspiegelung zum Ausdruck. Jung suchte auf so vielen Wegen einen Ausdruck für das, was er so schwer mitteilbar fand. Man kann sicherlich auch seine biografischen persönlichen Traumata und Schwierigkeiten damit in Verbindung setzen. Auch wenn man vielleicht nicht so weit gehen mag wie der intersubjektivistisch geprägte Lesmeister, der Jungs Vorstellung vom Selbst und seine spezifische Vorstellung der Individuation zurückführt auf eine »Nottriangulierung« des vom Vater im Stich gelassenen Mannes. Verkürzt könnte man das so verstehen, dass Jung in seinem Inneren etwas finden musste, was er im Außen so sehr entbehrte. Dem, was er dabei subjektiv fand, sprach er den Status der Objektivität zu, nannte das »die objektive Psyche«. In moderner analytischer Terminologie könnte man sagen, dass es gerade Jungs fragile Selbststruktur war, die ihn zum Erleben seiner Visionen als dem Ausdruck von noch nicht (ins Selbst) integrierten und sich noch im kollektiven Bereich befindlicher Teile seiner unbewussten Psyche geführt hat.

8.6 Jung und Jedermann

Beschäftigung mit den inneren Bildern Das nun 2009 veröffentlichte Rote Buch hat Aufsehen erregt und auch die gerade skizzierten kritischen Stimmen wieder laut werden lassen. Was immer jedoch über Jungs Persönlichkeit gesagt werden könnte, festgehalten werden muss, welche bahnbrechenden Erkenntnisse ihm über die menschliche Psyche gelungen sind, die im Roten Buch zum Ausdruck kommende Art der Beschäftigung Jungs mit seinen Phantasiebildern und Träumen erklärt recht gut, was in der therapeutischen Arbeit mit einem analytischen Psychotherapeuten geschieht.

Es geht darum, die Auseinandersetzung mit diesen Ausdrucksformen von Seiten der Persönlichkeit, die bislang nicht ausgelebt und bewusst geworden waren, zu fördern und zu bestärken mit dem Ziel, damit zu einer widerstandsfähigeren, belastbareren Persönlichkeit reifen zu können. Ungeachtet der Einsicht, die Jung in der Beschäftigung mit seinen inneren Bildern, im Dialog mit den Figuren seiner Phantasie erreichte, ist doch die dahinter stehende Sehnsucht nach einem realen Menschen, mit dem man über die inneren Bilder in einen Austausch kommt, das Wesentliche dieses Prozesses.

Selbstständige psychische Prozesse   Dies spiegelt sich auch in der heute um sich greifenden Einsicht, dass der Therapeut dem Patienten nicht nur ein Katalysator für neue Einsichten und Veränderungen, sondern auch eine reale Figur der menschlichen Begegnung sein muss, um nachhaltige Veränderungen in Gang zu setzen. Jungs wichtigster innerer Dialogpartner, der dem Archetyp des »Alten Weisen« entsprochen haben mag, war für ihn die Phantasiegestalt Philemon. Sein Erscheinen habe ihn gelehrt, »dass es Dinge in der Seele gibt, die nicht ich mache, sondern die sich selber machen und ihr eigenes Leben haben.« (Jung 1971, § 186). Jung beschreibt hier einen der essenziellsten Punkte der Analytischen Psychologie, der weit hinaus führt über ein mehr mechanistisches, effizienzorientiertes »Machen« einer manualgesteuerten, allein der Ich-Stärke vertrauenden Psychotherapie. Oberflächlich betrachtet scheinen letztgenannte Therapieansätze maßgeschneidert zu sein für das bessere Funktionieren in einer durchorganisierten kapitalistischen Gesellschaft. Ob sie nachhaltig funktionieren können, soll hier dahin gestellt bleiben, darf aber bezweifelt werden. Die Betroffenen haben jedoch oft vergebens und zu einseitig versucht, sich den Bedingungen dieser Kultur anzupassen und haben es »übertrieben« in ihrer Anpassung an gesellschaftliche Erwartungen.

Keine manualgesteuerten Therapien   Aus meiner Sicht geht es auch darum, anzuerkennen, dass Psychotherapie immer einen systemkritischen, zivilisationskritischen Aspekt enthält, der die chaotische Welt der Psyche zunächst einmal im Gegensatz zur Welt der Kulturleistungen zu sehen in der Lage ist.

Es geht auch darum, die zur Lebensmitte einsetzende Erschöpfung nicht nur als Ausdruck naturgegebener Verfallsprozesse anzusehen, sondern in Beziehung zu setzen zu einem vielleicht nicht vollständig genug gelebten Leben. Hier bietet die Analytische Psychologie vielfältige Anregungen. Der Einbruch von krisenhaften Symptomen, von Leere, Anspannung, Niedergeschlagenheit und den entsprechenden inneren Bildern kann so als Hinweis darauf verstanden werden, dass etwas im Verhältnis von Unbewusstem und Bewusstem im eigenen Leben in Bewegung geraten ist. Bevor man also eine, wenn auch verständliche Bewertung des Geschehens vornimmt, könnte eine vorurteilsfreie Sicht zeigen, was es vielleicht zu lernen gilt: dass ich nicht allein meines Glückes Schmied sein kann, dass nicht alles machbar ist, dass es Grenzen gibt, die mir gesetzt sind, dass die größeren Mächte, denen mein Leben letztlich überantwortet ist, auch gar nicht die schlechtesten Ratgeber sind.

Ein entlastendes Konzept   Die Akzeptanz von Einflüssen jenseits unseres bewussten Wollens und Handelns ist seit Freuds Formulierung der Macht des Unbewussten eine immerwährende Kränkung jedes Ich-zentrierten Denkens. Allein festzustellen, dass unser Ich, folgen wir Jung, auch seine beschränkte Macht seinem Eingebettetsein in das als weitaus umfassender gedachte Unbewusste verdankt, kann unser Empfinden von Befürchtungen weg und hin zur Erwartung eines Bereichertwerdens verlagern.

8.7   Bilder statt Worte

Der Reichtum innerer Bilder ist von vielen Nachfolgern Jungs eindrucksvoll beschrieben worden. Ihm verdanken wir unsere Kulturleistungen, übrigens auch den Erfolg der Naturwissenschaften, denen bis dato die Deutungshoheit über die Objektivität unserer Naturbetrachtung zugesprochen wird. In der Sichtweise einer durchlässiger werdenden Abwehr gegenüber den verdrängten Seiten der eigenen Person wirkt die Krise der Lebensmitte wie ein Geschenk. Würde sie ausbleiben, wären vielleicht einige Chancen vertan, sich selbst noch besser kennenzulernen. »War das alles?« ist ja gerade jene Empfindung, die den noch nicht formulierbaren, aber bereits nagenden Zweifel an der Richtigkeit der eigenen Lebensweise ausdrückt und die Frage ist natürlich rein rhetorisch und natürlich zu verneinen.

Angesichts der Einsicht in die Begrenztheit des eigenen Daseins mag man manchmal auch zu einer pessimistischeren Einstellung kommen, aber gerade diese Paradoxie gehört zur Grundverfasstheit unseres psychischen Lebens. Im Moment der Erfahrung der Grenzen, des »So-kann-es-nicht-mehr-Weitergehen« erscheint zunächst der Wunsch und dann die Möglichkeiten, die einen Wandel nach sich ziehen. Die Akzeptanz der eigenen Grenzen lässt Erstaunen über das Trotzdem, das Wundern über die primäre Voraussetzungslosigkeit und das »Nicht-Gemachte« der eigenen Existenz in dem Sinn, dass man die eigene Person, den eigenen Körper, den Mitmenschen, die eigene Umwelt, das eigene Talent sich zwar aneignen kann, dass sie aber zunächst nicht von einem selbst »gemacht« werden.

Die Beschränktheit des Ich Vielmehr verarbeitet man auf der Grundlage eigener Anlagen und psychophysischer Voraussetzungen eigene Erfahrungen mit der Welt und es bildet sich so in einem selbst das Bild einer Person, die sich z. B. als warmherzig, vernunftorientiert, musikalisch oder mathematisch begabt, als beliebt bei anderen, als schnell erschöpft, als ausdauernd usw. definiert. Jede Identitätsdefinition in diesem Sinn geschieht post-hoc, also im Nachhinein. Etwas pathetischer ausgedrückt: Zunächst geschieht einem das eigene Sein in der Welt und das eigene Gefühl und die inneren Bilder stoßen einem zu, so jedenfalls ist das Jung'sche Unbewusste konzipiert.

8.8 Die lebendige Verbindung zum Unbewussten

Jungs innere Leitfigur Wie schon an verschiedenen Orten angedeutet, ist in dieser Sicht die Hauptaufgabe einer analytischen Psychotherapie die Verbindung zu stärken zwischen dieser Welt der inneren Erfahrung, der Welt als Ort der Einfälle, Gefühle und Bilder und dem, was wir zu unserem

Funktionieren in der Welt und mit den Menschen benötigen. Zurück zu Jung, der in seiner Lebensmittekrise genau um den Erhalt dieser Verbindung kämpfte. In seinen Erinnerungen schreibt er: »Ich hätte mir damals … nichts Besseres gewünscht als einen wirklichen, konkreten Guru, einen überlegen Wissenden und Könnenden.« (Jung 1971, § 187). Diese Aufgabe musste die Gestalt des Philemon, die archetypische Figur eines »alten Weisen« für ihn erfüllen. Jungs Beispiel zeigt, wie wichtig die innere Orientierung ist, wenn Bilder und Vorstellungen unser psychisches Leben dominieren, die uns zuvor noch nicht bekannt waren und die uns ängstigen oder faszinieren.

Anknüpfung am aktuellen Diskurs Die heutige Nähe der Analytischen Psychologie zur Psychoanalyse lässt vieles in anderem Licht erscheinen. Viele der heute aktuellen psychoanalytischen Theorien wirkt so, als hätte man sich ideell bei Jung bedient, er kann zumindest als Vordenker vieler intersubjektiver Theorieansätze gelten. Bewundernswert bleibt die persönliche Lebensleistung des 1961 hochbetagt verstorbenen Jung in jedem Fall. Auch Bairs Jung-Biografie (2007) versucht die Hintergründe der Entstehung von Jungs Ideen in seiner Lebensmitte darzustellen und kommt zu manchen interessanten, auch amüsanten Einsichten. Eines hat Jung mit der unfreiwilligen, da von seinen Erben nun gegen seinen Willen veröffentlichten Darstellung im »Roten Buch« klar vor Augen geführt: Jede Psychotherapie ist genauso ein faszinierendes Unterfangen wie auch ein Teilen der oft großen inneren Zerrissenheit, unter der Patienten leiden können. Patient und Therapeut sitzen wahrhaftig immer im selben Boot. Eine gelungene Behandlung ist auf die allmähliche Differenzierung der Protagonisten und ihr langsames Auftauchen aus dem gemeinsamen »Bad« im Unbewussten zurückzuführen.

8.9 Die Realität des Unbewussten

Therapie als gegenseitiger Austauschprozess Wir alle wissen heute, dass sich der Charakter von Träumen in Abhängigkeit von der theoretischen Ausrichtung der Analytiker verändert, dass Therapie also immer ein unbewusster Austauschprozess in beide Richtungen ist. Das Unbewusste nicht nur als Ort des verdrängten Bedrohlichen imaginieren zu müssen, ist auch für die praktische therapeutische Arbeit entlastend. Denn unsere Patienten werden dadurch weniger zu Wesen, die sich hinter einer Abwehr zu verbergen suchen und deren Widerstände man zu deuten hat. Vielmehr geht es darum, an den gesunden Anteilen anzudocken und die unbewussten Ressourcen in Bewegung zu versetzen.

Dialogisches Vorgehen   Dies geschieht in einem therapeutischen Dialog, wobei der Patient und sein Unbewusstes im Zentrum der Betrachtung stehen. Die Akzeptanz der unweigerlichen unbewussten Beteiligung des Therapeuten am Zustandekommen jeder therapeutischen Arbeit hilft dabei, die eigenen Phantasien und Schattenaspekte so gut wie möglich im Auge zu haben, aber auch darauf zu vertrauen, dass die Entwicklung des Patienten nur eines Katalysators bedarf. Das tiefe Eintauchen Jungs in seine unbewussten Prozesse hat ihm auch deutlich gemacht, dass die Freud'sche Forderung, nachdem da, wo Es (das Unbewusste) war, Ich werden solle, nur im Ansatz erfüllbar ist. Auch wenn Jung dem kollektiven Unbewussten mehr Beachtung schenkt und ebenfalls die Bedeutsamkeit und den Einfluss des Unbewussten noch eher betont, wird nicht behauptet, dass dem Unbewussten kein Bewusstsein entgegengesetzt werden sollte. Im Gegenteil: Unbewusstes wird nur als erfahrbar durch Bewusstsein angesehen. Ich-Stärkung steht demnach zunächst oft im Zentrum einer intensiven Psychotherapie, die dann auch mit den unbewussten Bildern und Einfällen freier zu arbeiten in der Lage ist. Für Ich-schwache Patienten könnte eine regressionsfördernde, aktive Imagination anwendende Therapie sogar schädlich sein, sie könnten durch unbewusstes Material, Bilder, Gefühle, Ängste massiv unter Druck kommen.

Die Ich-Selbst-Achse   Das Unbewusste wird in dieser Sicht zu einem Helfer und Diener der Persönlichkeitsentwicklung und steht ihr nicht im Wege. Dies hat Jung in seine behandlungsmethodischen Überlegungen umgesetzt. Methodisch stehen hier die Amplifikation (▶ Abschn. 14.7) und die aktive Imagination als bildhafte Ressourcendarstellungen

zur Verfügung und – natürlich – die Traumdeutung. Es fällt das starke Bemühen Jungs auf, sich Querverbindungen zu versichern, sich zu verankern in vorliegenden Denktraditionen, zuerst im Gnostizismus, später in der Alchemie, seinen inneren Bildern Ausdruck zu verleihen in oft mit Akribie ausgeführten Zeichnungen. Ganz so schloss Jung später daraus, dass es auch in der Arbeit mit Patienten darum gehe, dem Unbewussten Ausdruckswege zur Verfügung zu stellen, um es sichtbar werden zu lassen. Neumann (1963) hat dies die Aktivierung der Ich-Selbst-Achse genannt.

Alchemie

Jung studierte die Werke der mittelalterlichen Alchemisten, die auf der Suche nach dem »Stein der Weisen« waren, genauer nach dem Weg, diesen künstlich herzustellen. Die chemischen Reaktionen der bei diesen Experimenten zum Einsatz kommenden Substanzen führten zu verschiedenen Beobachtungen: Stoffe verbanden sich zu etwas Neuem, in manchen Prozessen kam es zur Ausfällung bestimmter Teile einer Substanz; man stelle sich das vor wie in einem antiken Chemielabor. Der springende Punkt war nach Jungs Ansicht, dass die Alchemisten in ihren Versuchen unbewusst nachstellten, was auch psychologisch in der menschlichen Psyche abläuft, wenn sie durch einen krisenhaften Veränderungsprozess geht. Die psychischen Veränderungen haben in der Tat symbolisch viel mit Differenzierung, Abtrennung, Vermischung und Synthese zu tun. Das ganze Bemühen der Alchimisten wäre dann letztlich eine Projektion des noch unbewussten Verständnisses innerer, psychischer Veränderungsvorgänge auf äußere Naturprozesse.

Literatur

Bair D (2007) C. G. Jung – Eine Biographie. Btb, München
Braun C (2004) Der Mythos der introvertierten Individuation. Überlegungen zur intersubjektiven Dimension des Individuationsprozesses. Anal Psychol 35, 138

Jung CG (1971) Erinnerungen, Träume, Gedanken. Patmos, Düsseldorf

Jung CG (1995) Gesammelte Werke. Bd 7. Walter, Düsseldorf

Jung (2009) Das Rote Buch (Hrsgg. von S. Shamdasani, übers. von Christian Hermes). Patmos, Stuttgart

Giegerich W (2012) What is Soul. Spring, New Orleans.

Lesmeister R (1992) Der zerrissene Gott. Spiegel, Zürich

Neumann E (1963) Das Kind. Rhein-Verlag, Zürich

Vogel RT (2008) Jung für die Praxis. Kohlhammer, Stuttgart

Mitten im Leben – mitten in der Krise

Volker Münch

V. Münch, *Krise in der Lebensmitte*, Psychotherapie: Praxis,
DOI 10.1007/978-3-662-47985-8_9, © Springer-Verlag Berlin Heidelberg 2016

Got the wings of heaven on my shoes
I´m a dancing man and I just can´t lose …
Whether you´re a brother or whether you´re a
mother
You´re stayin´ alive, stayin´ alive
(B., R. & M. Gibb)

Ein Neuanfang zur Lebensmitte ist nicht einfach. Zwischen euphorischem Aufbruch und dem Wunsch, die Zeit anhalten zu wollen, muss ein Mittelweg gefunden werden. Hier sind Kompromisse zwischen der aktuellen Lebensrealität und den eigenen Ansprüchen gefragt. Um wirklichen Wandel zu erleben, sind einige Fallstricke zu umgehen. So besteht die Gefahr einer inflationären Psychologisierung aller Lebensbereiche, was manchmal die Entwicklung eher hemmen kann als fördern. Dennoch lockt der Weg der Individuation. Denn das Gefühl für die Besonderheit des je individuellen Lebensweges gewinnt dadurch Kontur, dass man erkennt und annimmt, dass es sich vor dem Hintergrund der auch für einen selbst geltenden Tatsachen des Lebens abspielt.

9.1   Neue Formen für Altes finden

Kommen wir noch einmal zu dem, der zurück zum Anfang will, der seine Jugend noch nachholen oder noch einmal durchleben will. Die meisten Menschen machen eine solche Phase durch, das muss man gar nicht immer als Midlife-Krise oder gar als etwas Pathologisches ansehen und bezeichnen. Und sie finden meist kreative Lösungen:

Synthese aus Altem und Neuem   Wenn ich etwa ein altes Hobby reaktiviere, sagen wir, ich mache Musik. Dann versteht es sich, dass die Form, in der ich dieses »wiederauferstehen« lassen kann, eine andere sein muss und wird, als dies vor 30 Jahren ausgesehen hat oder ausgesehen haben könnte. Ich werde eine neue Form dafür finden müssen. Während ich als Jugendlicher vielleicht viel Zeit mit Anderen in Proberäumen und Alkohol konsumierend verbracht habe, werde ich mich jetzt vielleicht einer bestehenden Gruppe anschließen, in einen Chor eintreten oder, falls ich eine Band gründe, werde ich vielleicht genauere Vorstellungen darü-

ber haben, was ich spielen will und wie viel Zeit ich dafür aufwenden will. Der bewusstere Umgang mit der subjektiv und auch objektiv »knapperen« Zeit hat den Vorteil, dass man sich genauer überlegt, was man will. Man sucht sich seine Spielpartner genauer aus, man kommuniziert klarer, um Missverständnissen und Enttäuschungen vorzubeugen und man kann auch auf dem, was man an musikalischer Erfahrung in sich trägt, aufbauen und davon profitieren. Die letztgenannten Aspekte entsprechen allesamt mehr der Seite des Senex, des reiferen, älteren Menschen, der nun die in ihm noch lebendigen Aspekte seines jugendlichen Selbst mit seiner erarbeiteten Fähigkeit zur Strukturierung verknüpft, woraus sich also eine Synthese aus eigenem »Alten« und »Jungen« entwickeln kann. In der Tat geht es oft um die Frage, wie viel Puer der Senex, der man geworden ist, noch zum Weiterleben braucht, gewissermaßen als Motor und Ideenlieferant.

Lebensthemen auf dem Prüfstand   Der Ältere verleiht also dem »Älteren in einem«, also dem, was man bereits seit jeher als Begabung, Talent und Neigung in sich trägt, eine neue Bedeutung, eine neue Form. Hier offenbart sich auch die oft paradoxe Natur der Gegensätze von Jung und Alt. Es ist, als ob die Lebensthemen, die in Kindheit und Jugend bereits deutlich wurden noch einmal auf den Prüfstand gestellt werden und verhandelt werden wollen. Dies birgt immer auch die Chance, neue Lösungen zu finden für bislang Ungelöstes. Dem Jungen fehlt die Erfahrung und Tiefe des reiferen Menschen, auch wenn er dies oft nicht wahrhaben will. Dem Älteren geht zuweilen die Spontaneität und Begeisterungsfähigkeit der Jugendzeit ab. Entdeckt er diese neu, muss er schauen, dass er sich nicht von diesen Kräften davontreiben lässt. Unterdrückt er diese aber, wird sich das auch negativ auswirken: unsere Verdrängung funktioniert in frühen Jahren besser, nicht umsonst kommen mit dem Älterwerden viele Themen von früher »wieder hoch«.

Vorschnelle   Entscheidungen   Identifiziere ich mich nun zu sehr mit dem, was mir an Verdrängtem aus dem Unbewussten entgegenkommt, führt dies schnell dazu, alles stehen und liegen zu lassen und dies später zu bereuen. In der Praxis finden sich viele Beispiele von Menschen, die sich zwar bewegen lassen, ihr Leben grundlegend zu verändern. Sie entscheiden jedoch oft zu schnell und lassen sich nicht die Zeit, das innere Für und Wider abzuwägen und die eigenen Ambivalenzen eine Zeitlang auszuhalten. Jung sah diese Haltung geradezu als Voraussetzung für wirkliche Veränderung an. Das Nicht-Tun, das Wirken lassen des »So ist es jetzt«. Manchmal bekommt der »Fahnenflüchtige« dann Angst vor der eigenen Courage und versucht alles rückgängig zu machen – oft zu spät. Manche flüchten dann wiederum in eine Art Kopie ihres »ersten Lebens«, in dem viele Dinge so angeordnet sind wie in dem Leben, dem sie doch eigentlich den Rücken kehren wollten. Wir begegnen im Alltag manchmal solchen Menschen. Sie erscheinen wie »aus der Zeit gefallen«, stehengeblieben auf eine tragische und manchmal auch komisch wirkende Weise. Sie wirken wie große Kinder oder Menschen, die nicht gemerkt haben, dass ihnen z. B. ein bestimmter Kleidungsstil einfach nicht mehr steht.

»**Stehengebliebene**« Während das Leben einen Stilwandel, eine Wandlung eingefordert hätte, trotzen sie dem »Zahn der Zeit« und machen unbeirrt so weiter wie bislang. Oft macht sich dieses Stehenbleiben an äußeren Merkmalen wie Kleidung oder Auto fest, zuweilen aber auch im vielleicht kindlich oder naiv wirkenden Verhalten. Wenn man auf die Herausforderung der Lebensmitte auf diese Weise reagiert, dann werden oft etliche Chancen vertan. Diese, so Jung, »Wiederherstellung der Persona« führt dann schnell zu Erstarrung und vorzeitigem Altern, weil die innere Aufforderung, sich kreativ zu erneuern, nicht umgesetzt werden konnte und die Energien, die dafür bereitgestanden hätten, wieder umso heftiger zurückgedrängt und in Schach gehalten werden müssen. Hier könnten die psychologischen Ursachen für die oft frappierenden Unterschiede in der Ausstrahlung von eigentlich gleichaltrigen Menschen liegen. Die frei gewordenen libidinösen Kräfte werden im negativen Fall für eine umso heftigere Verdrängung und auch viele Projektionen genutzt. Man hat es dann mit einem für sein Alter erstaunlich konservativen Menschen mit vielen festen Meinungen über die Welt und die Menschen zu tun. Ihm fehlt oft Begeisterungsfähigkeit und Flexibilität, oft wirkt er müde, ängstlich

und bedrückt, das Leben wird frühzeitig eng und klein.

9.2 Die Gefahr inflationärer Psychologisierung

Andere Menschen wiederum scheinen sich zur Lebensmitte endlos in einer Schleife der Selbstbeschäftigung und -psychologisierung zu drehen, setzen alle Hoffnung auf Psychotherapie. Doch auch eine falsch verstandene, zu kognitiv vorgehende, zu wenig auf die äußere Lebenswirklichkeit sich beziehende Therapie kann zu weiterem Stillstand führen, vielleicht nur auf einem »höheren« Niveau. Der Begriff »sich um sich selbst drehen« hat eine doppelte Bedeutung. Zum einen kann sich dies um das mehr narzisstische, selbstbezügliche Tun drehen, dass hier kritisiert wird. Im therapeutischen Zusammenhang ist eine Zentrierung auf sich selbst, und das ist die zweite Bedeutung, oft essenziell für jemanden, der sich gewissermaßen »aus den Augen verloren« hat.

Therapie braucht Zeit Es ist meist wichtig, einer Therapie Zeit zu geben, um sich wirklich auf den Dialog mit dem Therapeuten und auf die eigene Person einzulassen. Doch es ist genauso wichtig, ganz im Sinne des oben gesagten, so bald als möglich »ins Leben« zurückzukehren und sich nicht auf eine nur »introvertierte Individuation« zu konzentrieren. Die Dauer der Zeit ist sehr relativ. So erleben manche Patienten eine mehrjährige Behandlung manchmal gar nicht als sehr langen Zeitraum, da sie in immer neue psychische Entwicklungsprozesse eintreten. Weiterentwicklung im emotionalen und sozialen Leben geschieht jedoch immer mit anderen Menschen und oft nur im Kontakt mit diesen. Freilich müssen die dort gewonnenen Erfahrungen sich innerlich abbilden und sich »setzen«, doch die Krise der Lebensmitte als Ausgangspunkt einer endlosen »Reise nach Innen« zu wählen, sehe ich eher kritisch. Hier finden manchmal Identifikationen mit dem eigenen Ich-Ideal statt, die eigentlich einen noch weiteren narzisstischen Rückzug bedeuten. Der Kontakt zu den eigenen wirklichen Möglichkeiten und zum anderen Menschen wird so noch mehr erschwert. In einer guten Psychotherapie wird dieser Gefahr begegnet.

Idealisierung des Unbewussten Die nicht wenig bedeutsamen Erkenntnisse der Psychoanalyse und auch der Analytischen Psychologie haben eine weite Verbreitung gefunden. Dies führt allerdings manchmal zu problematischer populärwissenschaftlicher oder gar laienhafter Interpretation und zu Missverständnissen und Vereinfachungen. Wichtig ist in diesem Zusammenhang mit einem Irrglauben aufzuräumen, der in etwa besagt, dass das Unbewusste immer den Weg weisen könne. Stellt man sich nämlich zu sehr auf dessen Hinweise und Wünsche ein, läuft man Gefahr, dem Leben in der äußeren, realen Welt zu wenig Beachtung zu schenken, was ganz erhebliche Probleme (Scheidung, Kündigung, verschleppte, chronifizierte Krankheiten etc.) nach sich ziehen kann. Man sollte also nicht sofort an alles glauben, was einem die eigenen Träume, Gefühle, Eingebungen sagen. Man sollte es beachten, es Hin und Her wenden und zu verstehen versuchen. Manchmal ist es genauso wichtig, das Ich zu stärken und sich gegen die Versuchungen einer ausufernden Beschäftigung mit Unbewusstem zu wappnen. Eine gute Therapie schließlich ist eine solche, die sich selbst überflüssig zu machen trachtet. Doch manchmal werden Idealvorstellungen nur verschoben, von eigenen Größenvorstellungen hin zum Ideal rückhaltloser Aufklärung und Bewusstmachung von Unbewusstem, was auch problematisch werden kann.

Neue Idealisierungen Es kann nicht oft genug gesagt werden: Sofort zu handeln ist in der Regel nicht die beste Empfehlung. So wichtig und richtig es also im Einzelfall sein kann, auf die Winke des Unbewussten zu hören, sie zu deuten und richtig zu verstehen, so fatal kann eine völlige Unterordnung unter eine so geborene »neue Glaubensordnung« wirken. Damit meine ich, dass die Suche nach neuen Idealen auch allzu schnell an äußeren Dingen und Personen festgemacht werden kann – sei dies der neue Job, die lockende Ferne für den, der auswandert, sei es der neue Partner, der endlich gefundene Glaube, die nur idealisierte Therapie oder was auch immer. Fast immer, wenn Menschen zur Lebensmitte allzu sicher sagen können, jetzt das gefunden zu haben,

was sie immer gesucht haben, ist eine vorschnelle Identifikation vorhanden. Denn wieso haben sie denn vorher so ganz anders gelebt? Dass man sein früheres Leben schnell mal entsorgen möchte, ist im Einzelfall verständlich, allein, es geht nicht. Ich muss einen Weg finden, wie ich mit der Vergangenheit, also z. B der Ex-Frau, leben und umgehen kann, wenn gemeinsame Kinder da sind. Ansonsten zermürbt mich der Kampf um sie, oft auf dem Rücken der Kinder ausgetragen, und ich schade mir dadurch selbst, denn schließlich kostet das alles Energie.

Psychologisierung Schließlich besteht noch die Gefahr, den einem wichtigen Mitmenschen mit einer inflationären Psychologisierung des gesamten Lebenszusammenhanges auf den Wecker zu gehen. Therapie ist Therapie und Leben ist Leben, sage ich manchmal meinen Patienten, wenn sie beflissen versuchen, ihre selbst gesteckten Ziele im Sinne von »Hausaufgaben« zu erreichen. Oft ist dies die Wiederholung des früheren Ehrgeizes im neuen Gewand. Die israelische Soziologin Eva Illouz hat ein interessantes Buch über den Aspekt der Psychologisierung des Alltags und des Beziehungslebens geschrieben (Illouz 2009).

9.3   Die Sirenen

Wie wir gesehen haben, ist es eine verbreitete Technik der Analytischen Psychologie, sich bei der Deutung und dem Verstehen von Menschen auf die Kraft altbekannter Erzählungen zu verlassen. Ihnen kommt in dieser Sicht archetypische Qualität zu. Sie sind vermutlich überhaupt erst entstanden, um diese Inhalte für die Allgemeinheit über die Zeiten zu erhalten und weiterzugeben.

Homers »Odysseus« Schauen wir uns nach dem Abschnitt über Circe (▶ Abschn. 5.1) an, was Homer über Odysseus erzählt, als dessen Schiff sich den Klippen näherte, auf denen die Sirenen ihr durchdringendes, aber so unwiderstehliches Lied erklingen ließen. Es ist dies ein gutes Bild für die Macht der Verführung, aber auch für das Trügerische von eigenen Wunschträumen. Die Sirenen bekommen nämlich deshalb so große Macht über Odysseus, weil sie quasi mit seiner eigenen Stimme singen, seine Lieblingsmelodien kennen und sich dadurch als Kenner seines Herzens erweisen. Nur: sie sind eine Projektion und somit nicht existent. Das mögliche Ergebnis kennen wir: man folgt ihren Stimmen, nur um im Moment, da man sie zu erreichen meint, an den Klippen zu zerschellen, auf denen, zu großem Entsetzen, gar niemand sitzt. Dies erinnert dann wieder stark an die Situation des Mannes oder der Frau, die schließlich im Moment der Entscheidung von ihren Geliebten verlassen werden. Oder der Patient, der sich ungeduldig für eine Kündigung entschied und sich dann so nutzlos fühlte, dass er jahrelang nicht die Kraft aufbrachte, sich anderweitig neu zu bewerben. Wie wir es drehen und wenden, das Bild des Puers, das so wichtig ist im Zusammenhang mit Inspiration und Neuanfang, ist ein zwiegespaltenes: wir brauchen seine Energie, seinen Ideenreichtum, seine Kraft. Doch es ist, als ob wir mitten im Erwachsenenalter noch einmal einem früheren Ich begegnen und uns mit seinen Wünschen auseinandersetzen müssen. Wir müssen quasi mit uns selbst verhandeln und herausfinden, welche dieser Wünsche irreal und vermessen, welche aber durchaus legitim und erreichbar erscheinen.

Was sagen die »inneren Stimmen«? Locken uns die inneren Stimmen nun ins Verderben oder zeigen sie einen bislang übersehenen Ausweg? Wenn ich dem Wunsch nach persönlicher Freiheit, Unabhängigkeit und Selbstbestimmtheit allein nachgebe, dann sollte ich mir im Klaren darüber sein, dass ich damit Bindungen zerstöre, Beziehungen gefährde und vielleicht lang Aufgebautes unwiederbringlich hinter mir lasse, allein im Glauben an eine bessere Zukunft. Um nicht missverstanden zu werden: es gibt Zustände, unerträgliche Arbeitssituationen, zerrüttete Beziehungen, die nur noch aus Machtkämpfen bestehen, die einen Weggang, eine Trennung erforderlich machen. Als analytischer Psychotherapeut sehe ich den verbesserten Kontakt zum eigenen seelischen Innenleben, dem Unbewussten als wichtig für die persönliche Weiterentwicklung an. Wenn wir das Modell der Analytischen Psychologie noch einmal bemühen, das besagt, dass es dabei auch um den Kontakt zu allgemeinen Menschheitsthemen geht, wie der Auseinandersetzung mit dem Werden und Vergehen, mit

Aufstieg und Abschied, mit Lebendigsein und Tod, dann bekommt die Weiterentwicklung, die das Unbewusste einbezieht, etwas Paradoxes, gemessen an unserem herkömmlichen Verständnis. Paradox, weil erst die Akzeptanz des Schattens uns ermöglicht, bewusster und mit weniger Schattenaspekten weiterleben zu können.

Die »facts of life« Wir alle werden dann nicht nur unser »Ding« endlich durchziehen, sondern wir werden auch mehr wie alle Menschen. Wir werden uns gleicher, weil wir dieselben »facts of life« (Money-Kyrle 1971, zit. nach Wellendorf u. Wesle 2009) akzeptieren lernen, was mehr Gelassenheit und Präsenz bewirken kann. Anders gesagt: Das Gefühl für die Besonderheit des je individuellen Lebensweges gewinnt dadurch Kontur, dass es sich vor dem Hintergrund der auch für einen selbst geltenden Tatsachen des Lebens abspielt. Es braucht nicht mehr die eingebildete Großartigkeit oder die Karriere (wozu es in der Regel zur Lebensmitte eh zu spät ist), um ein gesundes Bewusstsein für die Relativität der eigenen Bedeutsamkeit, allem zum Trotz, zu erlangen.

9.4 Der Prozess der Individuation

Die schon genannte Persona ist für Jung »eine Maske, die Individualität vortäuscht«. Sie sei ein »Ausschnitt« aus der Kollektivpsyche. Wir spielten dort nur eine sozial akzeptierte Rolle, die nicht viel mit uns zu tun haben müsse. Zwar liege in der Verschiedenartigkeit der Persona auch etwas wie Individualität, aber nicht Individuiertheit, die den Zugang zu den eigenen Schattenaspekten einschließen würde.

Ausweichen vor der Individuation Die oben bereits kritisch gewürdigte »Wiederherstellung der Persona« nach einer Lebensmittekrise sei in aller Regel ein Ausweichen von der Individuation. Umgekehrt bringe der Zugang zur kollektiven Ebene des Unbewussten eine Belebung des bewussten Lebens und der Gesamtpersönlichkeit mit sich. Dies könne sich freilich in angenehmen oder auch unangenehmen Empfindungen äußern. Im extremen Fall der Identifizierung mit unbewussten Inhalten könne dies, so immer noch Jung sinngemäß, dann zur Sektenbildung und zur Ausformung entsprechender autoritärer Strukturen führen. In jedem Fall würden im Fall der »Wiederherstellung der Persona« frühere Neigungen oder Steckenpferde übermäßig verbissen fortgesetzt, man steigere sich in etwas hinein, lege sich seine Ausreden für seine Lebensentscheidungen zurecht, die oft von außen betrachtet rigide und eingeengt wirkten. Alles erscheine vernünftig begründet und überaus angepasst, egal wie unvernünftig das Beharren auf dem Althergebrachten auch erscheinen mag.

Selbstverwirklichung   All diese Entwicklungen seien aber, so Jung, »Entselbstungen« im Vergleich zur Individuation, die er als »zum eigenen Selbst werden«, als »Verselbstung« oder auch »Selbstverwirklichung« umreißt (Jung, GW 7, § 267–269). Es gelte, das »Selbst aus den falschen Hüllen der Persona einerseits und der Suggestivgewalt unbewusster Bilder andererseits zu befreien« (ebd., § 269). Gleichzeitig macht er auch eine Absage an die idealtypische Vorstellung der Erreichung einer Ganzheit des Selbst (Jung, GW 7, § 274). An anderer Stelle (ebd., § 291) setzt er den Drang zur Selbstverwirklichung in Verbindung mit einer »verspäteten Reifung der Persönlichkeit«. Hier könnte man auch die Entwicklungsstränge des Narzissmus untersuchen, für die ähnliche Prozesse bekannt sind. So wird auch für den Abbau des kindlichen »Größenselbst« und die allmähliche Wandlung von Selbstobjekten, also innerlich als sicherheitsspendende Objekte »gebrauchten« Abbildern von nahen Bezugspersonen, ein lange andauernder psychischer Veränderungsprozess über die Lebensspanne postuliert. In dieser Richtung hat die Selbstpsychologie Heinz Kohuts (1976) große Verdienste erworben. Wichtige Nachfolger von ihm sind etwa Lichtenberg (2007) und Lachmann (2004).

Therapeutische Methoden   Die Analytische Psychologie Jungs hat nun eine Reihe von Methoden entwickelt, die, wie erwähnt, Jung selbst teils aus eigener Anschauung und Notwendigkeit erarbeitet hat. Durch die Beschäftigung mit den sonst unbewussten Phantasien mit aktiver Anteilnahme am Phantasiegeschehen, zum Beispiel in der Beschäftigung mit Assoziationen und Träumen oder in der aktiven Imagination kommt es dazu, dass

1. das Bewusstsein erweitert wird,
2. der dominierende Einfluss des Unbewussten allmählich abgebaut wird und
3. eine Persönlichkeitsveränderung stattfindet.

Hier macht sich die transzendente Funktion bemerkbar, die auf die Wandlungsfähigkeit der Seele verweist (Jung, GW 7; § 358). Ziel dieser Entwicklung sei die Erreichung eines »Mittelpunktes der Persönlichkeit«, der nicht mehr mit dem Ich zusammenfalle, sondern sich zwischen Unbewusstem und Bewusstem befände.

Ein neues Gleichgewicht   Der Einblick in das Unbewusste diene der Unterscheidung der Inhalte des Unbewussten, um sie für das Ich fruchtbar werden zu lassen, so Jung weiter. Es gehe nicht um das Wissen vom Unbewussten, sondern um das Erleben desselben. Danach erst kämen Deutung und Verstehen. Werde das Unbewusste nicht genügend respektiert, produziere die Anima »Launen« und der Animus »Meinungen« (Jung, GW 7, § 332). »Animus-Meinungen sind stets kollektiv und übergehen Individuen und individuelle Beurteilung, genauso wie die Anima mit ihren Gefühlsantizipationen und -projektionen sich zwischen Mann und Frau stellt.« (Jung, GW 7, § 334). Jung beschreibt Anima und Animus also als ererbtes kollektives Bild der Frau resp. des Mannes im Unbewussten des Mannes resp. der Frau. In Initiationsritualen werden Männern über das »Jenseitige« aufgeklärt, um so auf den Schutz der Mutter vor den unbewussten Kräften verzichten zu können. Wie sich das bei Frauen verhält, dies zu erklären blieb Jung noch schuldig. Doris Christinger hat sich diesem Thema aus weiblicher Sicht angenommen (Christinger 2009).

9.5   Rituale des Übergangs – Initiation

Initiatorische Erfahrungen   Was heute fehle, so Jung, seien die historischen Initiationsrituale, mit denen junge Männer und Frauen sowohl mit den kollektiv-unbewussten Schichten **in sich** wie auch mit den im Kollektiv geltenden Normen bekannt gemacht würden. Die Individuation sei eine »zarte Pflanze«. Es sei sehr schwer, Individuelles klar vom Kollektiven zu trennen und zu kultivieren. Heute gibt es eine große Vielfalt von Ansätzen und nicht immer gut ausgebildete Leiter von Seminaren, die dies nachzuholen trachten. Sie bieten Seminare für junge Männer und auch Frauen an, in denen teils archaische, schamanische Rituale in die heutige Zeit übersetzt werden und wo vor allem ihr psychologischer Gehalt versinnbildlicht und durchgespielt wird, was zu erhellenden Erfahrungen führen kann. Man tut jedoch gut daran, dass diese Gruppenleiter gut ausgebildete Psychotherapeuten sind, denn in den regressiven, Emotionen aufwühlenden Zuständen, in die man in diesem Rahmen geraten kann, ist fachliches Know-how unabdingbar. Immer geht es aber darum, bisherige Denk- und Erlebnismöglichkeiten »aufzuweichen« und zu hinterfragen und so neue, auch initiatorische Erfahrungen zu ermöglichen. Diese werden in unserer Gesellschaft oft nicht mehr als solche erkannt und benannt. Dennoch gibt es sie natürlich in Form von Übergängen wie der Volljährigkeit, dem Abitur, der Heirat, Prüfungen und eben der Lebensmitte. Initiation als Einführung in eine neue Seinsweise braucht Begleitung, da sie mit großer Verunsicherung einhergeht. Erinnert sei hier an das Konzept des Schwellenzustandes. Letztlich stellt natürlich auch jede qualifizierte Therapie eine fundierte Initiationserfahrung dar.

Raum für Neues Die Krise der Lebensmitte, so verstanden als »Stolperstein« auf dem Weg der Individuation, bietet somit die Chance, das, was an der Schwelle vom Jugendlichen zum jungen Erwachsenen unerledigt geblieben ist, von der Thematik her noch einmal aufzunehmen und eine neue Lösung zu finden. Dies ist auch ganz normal so: mit zwanzig kann man nicht über die Erfahrung des 40-Jährigen verfügen. Bis zur Lebensmitte spüren viele von uns einen mehr oder weniger großen Druck, etwas zu erreichen, etwas im Leben aufzubauen, sei es beruflich, sei es als Paar oder als Familie. In der Lebensmitte öffnet sich dieser oft sehr stressreiche und enge Raum und gibt wieder Raum zum Atmen. Plötzlich hat man wieder Zeit und erinnert sich an das, wogegen man sich früher entschieden hat. Nur wenigen gelingt es, der Verschiedenartigkeit der Bedürfnisse über die Zeit gerecht

zu werden. Hobbys und Interessen, ja Beziehungen wollen gepflegt werden und oft fehlt schlicht die Zeit dazu. Die plötzlich fehlende Möglichkeit, noch immer mehr zu erreichen und nach immer Höherem zu streben, bringt viele in Verlegenheit. Wer sich einseitig auf leistungsbetonte Ziele hin orientiert hat, der spürt das Nachlassen der Energie, wer immer nur an sich gedacht hat, spürt vielleicht die zunehmende Leere, die eine zu selbstbezogene Lebensweise mit sich bringt. Wenn die Ablenkungen des »immer mehr« nicht mehr so gut wirken und der Zauber des Neuen nachlässt, da man schon so viel kennt, dann kommt die Frage auf, ob das »alles gewesen sein soll«, ob da nicht noch mehr auf einen wartet. Dies ist die Frage, die die Figur des Puers in der Lebensmitte heraufbeschwört und die zu neuen, initiatorischen Erfahrungen führen kann.

Sich wandelnde Rollenbilder Im Vergleich zu früher sind die Identifikationsangebote für Frauen und Männer, wie sie in gesellschaftlich verbreiteten Rollenbildern konserviert, tradiert, langsam verwandelt und uns angeboten werden vielfältiger und flexibler geworden. Männer und Frauen müssen keineswegs den klassischen Rollenstereotypen entsprechen, wie sie noch in den 1950er-Jahren fröhliche Urstände feierten. Während Frauen heute deutlich mehr Rechte zuerkannt werden als früher und ein hieraus erwachsendes Selbstbewusstsein zu bemerken ist – ja wie dies manchmal von jungen Leuten überhaupt nicht mehr thematisiert wird, was auch etwas voreilig sein könnte –, wirken immer mehr Männer durch die neuen und oft sehr widersprüchlichen Verhaltenserwartungen verwirrt bis überfordert. Bei näherem Hinsehen ist vieles noch komplizierter geworden als früher. Gerade Männern um die Lebensmitte wird oft vorgeworfen, ihr Leben in einseitiger Weise der beruflichen Leistung und Arbeit geopfert zu haben, oft mit dem Vorwurf, auch in ihrem Verhältnis zu Frauen und zur Sexualität von einem materiellen, mechanistischen Weltbild getrieben zu sein.

Pornographisierung der Gesellschaft Im Zuge des »Turbo-Kapitalismus« der 1990er-Jahre nach dem Zusammenbruch der sozialistischen Staaten und der sich ausbreitenden Pornografisierung der Medien und der Kultur wurden die Verhältnisse zwischen den Geschlechtern oft nur scheinbar liberalisiert und »befreit«, oft zum Preis von größerer Bindungsangst und größerer Bereitschaft, sich durch Mobilität, wandelbare Identität und verstärkte Promiskuität ein Gefühl der Lebendigkeit zu verschaffen. Dass diese Entwicklungen oft genug Bindungen und Beziehungen aushöhlen, wurde erst erkannt, als die sog. »frühen Störungen« in den Praxen der Psychotherapeuten die Mehrzahl der zu behandelnden Fälle zu bilden begannen. Sowohl der Übergang von der Kindheit ins Erwachsenenalter wie der vom Erwachsensein ins Alter ist dabei von starken Unsicherheiten geprägt, wobei die Gesellschaft auch für den Letzteren keine klaren Regeln und Rituale anbietet.

Nachlassende Energie Die Angst, die dadurch entsteht, von einem durch Leistungsbereitschaft und -fähigkeit sowie sexuelle Virilität geprägten Lebensabschnitt Abschied nehmen, vom immer noch jungen Puer zum alten Weisen, zum Senex mutieren zu müssen, sorgt in vielen Fällen für allerlei groteske und verzweifelte, wenngleich menschliche Handlungen, die alle versuchen, dass alte, verloren gehende Funktionsniveau zu verewigen, indem es noch einmal zu voller Blüte kommen soll. Doch Männer, die nie lernen konnten, dass sie auch angenommen und geschätzt werden, wenn sie nicht mehr 150 Prozent leisten, wenn sie sexuell nicht mehr einwandfrei funktionieren, reagieren mit nackter Panik auf die sich ankündigenden Veränderungen. Wie sehr sie von Leistungsansprüchen geprägt sind, zeigt sich dann, wenn ein Burnout oder Erektionsstörungen tiefe Selbstwertkrisen auszulösen in der Lage sind.

Viele Männer überfordert Dass persönlicher Wert und Liebenswürdigkeit, aber auch erotische Kompetenz und Lusterleben etwas mit Beweisen-Müssen und »Performance« zu tun haben müssen, dieser Glaube ist, so stellt sich dann oft heraus, in hohem Maß eine Identifikation mit einer allgemein akzeptierten sozialen Konstruktion. Mühsam können Männer in Gruppen oder Einzeltherapien lernen, dass sie ihr Leben bis dato in einseitiger Weise gelebt haben. Nachgiebigkeit, Weichheit, Loslassen sind Eigenschaften, die oft gemieden werden, wie der Teufel das Weihwasser scheut, weil sie als kontaminiert mit »Weibischem«, also Mütterlichem, angesehen werden. Gerade Männer mit einer allzu engen unbewussten Mutterbindung sind sehr darauf angewiesen, sich ständig beweisen zu müssen, dass sie noch als Mann funktionieren. Anderenfalls müssten sie befürchten, zur Frau zu werden, als verweichlicht zu gelten, was einer symbolischen Kastration gleich käme.

Patientenbeispiel 5
Ein Patient, der die Lebensmitte schon überschritten hatte, war zutiefst irritiert über seine Erektionsstörungen, die sich infolge einer Operation eingestellt hatten. Gerade da er gegenwärtig keine Beziehung führte, steigerten sich seine Ängste vor einer Begegnung bis zur Panik. Es fiel ihm zunächst sehr schwer, sich vorzustellen, dass er mit einer Partnerin, wenn sie ihn lieben würde, auch andere Formen der sexuellen Befriedigung finden könnte. Erst als er sich langsam aus seiner starken anfänglichen Übertragungsrivalität lösen konnte, reduzierte sich seine Angst und er fasste langsam Vertrauen sowohl in die therapeutische Beziehung wie auch in seine von der Sexualität nicht zwangsweise abhängige Liebesfähigkeit. Jungianisch gesehen konnte er damit besser mit seinen archetypischen Ängsten vor dem Verlust seiner Männlichkeit angesichts einer ihn innerlich sehr unter Druck setzenden Erwartungsvorstellung im Hinblick auf das, was Frauen vermeintlich von ihm erwarteten, umgehen. Damit war aber auch sein negativer Mutterkomplex gewandelt, auch seine ihn zur Rivalität anstachelnde ausgeprägt ödipale Problematik.

Ältere keine Vorbilder mehr In indigenen Gesellschaften waren Rituale des Überganges immer dazu da, die lebensbedingten Zeiten des Wandels abzupuffern und den Einzelnen eine Hilfe zu geben, um nicht herauszufallen aus einer Sozietät. In unseren westlichen Gesellschaften scheint es keine allgemein anerkannten Rollenbilder des »alten Weisen« mehr zu geben. Nachdem der liebevolle, aber etwas senile Opa ausgedient hat und turnschuhbewehrte Seniorengruppen die Naherholungsgebiete und auch die Strände der Südsee gekapert haben, fragt man sich, was eigentlich das spezifische des Älterwerdens, ja des Alters sein könnte. Mit anderen Worten: das höhere Lebensalter wird juvenalisiert, verjugendlicht, besonders drastisch zu sehen an manchen Extremsportlern. Ein entspanntes, mit sich im Einklang stehendes Älterwerden nach der Lebensmitte würde humorvoll mit den Einschränkungen des Lebens umgehen und auch manch kreative Auswege finden. Wichtig aber ist es insbesondere, den direkten Vergleich mit den Jüngeren aufzugeben, da man diesbzgl. immer der Verlierer wäre.

Literatur

Christinger D (2009) Auf den Schwinger weiblicher Sexualität. Piper, München

Illouz E (2009) Die Errettung der modernen Seele. Suhrkamp, Frankfurt a. M.

Jung CG (1995) Gesammelte Werke. (GW 7). Walter, Düsseldorf

Kohut H (1976) Narzissmus. Suhrkamp, Frankfurt a. M.

Lichtenberg J (2007) Kunst und Technik psychoanalytischer Therapien. Brandes & Apsel, Frankfurt a. M.

Lachmann F (2004) Aggressionen verstehen und verändern. Pfeiffer bei Klett-Cotta, Stuttgart

Wellendorf F, Wesle T (Hrsg) (2009) Über die (Un)Möglichkeit zu trauern. Klett-Cotta, Stuttgart

Die Liebe, der Körper, der Sex und die Lebensmitte

Volker Münch

V. Münch, *Krise in der Lebensmitte*, Psychotherapie: Praxis,
DOI 10.1007/978-3-662-47985-8_10, © Springer-Verlag Berlin Heidelberg 2016

I just wanna feel real love …
(Robbie Williams)

Einschneidende Erfahrung zur Lebensmitte ist die nachlassende Attraktivität und Leistungsfähigkeit des Körpers. Die spürbaren Veränderungen verunsichern und fordern einen neuen Bezug zum eigenen Körper ein. Kränkung und Abstieg im Beruf oder das Scheitern der Ehe sind bei aller Schwere doch oft noch besser zu bewältigen als die stille Angst, dass einen der eigene Körper doch irgendwann einmal im Stich lassen könnte. Zur Lebensmitte werden Beschwerden und Veränderungen in Form von Fetteinlagerungen, Falten und anderen Unansehnlichkeiten immer deutlicher. Zwar können sich auch 70-Jährige noch »Men´s Health« kaufen und trainieren, Frauen können, wie jüngst ein Wellnessprospekt versprach, »sich selbst als Souvenir nach Hause mitnehmen«, wenn sie sich mit der passenden Dosis Botox und Hyaluronsäure versehen haben lassen. Doch was ist das alles, wenn nicht das Zeichen einer immer massiver um sich greifenden Panik?

10.1   Der Körper verändert sich

Während sich die medizinische und psychologische Wissenschaft noch vor 30 Jahren vornehmlich unter der Überschrift der »Psychosomatik« Gedanken über die Wechselwirkungen zwischen Seele und Körper, zwischen der so leicht und veränderbar wirkenden Psyche und der trägen, triebhaften Masse namens Körper, die wir auch alle sind, gemacht hat, ist in den Kognitionswissenschaften, die heute die Deutungshoheit über diese Themen an sich gerissen haben, einiges geschehen. Unter dem Begriff des »embodiment« wird untersucht, wie sich psychische Funktionen körperlich zeigen, wie der Körper gewissermaßen als eine sichtbare Manifestation des Seelischen gesehen werden kann. Befördert wurden diese Gedanken durch die bildgebenden Verfahren der Neurowissenschaften, die bestimmten psychischen Vorgängen wie Wahrnehmungen, Erinnerungen, Handlungsplanungen ein Korrelat von Erregungsmustern im Gehirn zuordnen können.

Wechselwirkung Körper – Psyche Wie sich die Seele durch den Körper ausdrückt, ist die eine Blickrichtung, wie die Wahrnehmung des Körpers ihrerseits das seelische Erleben formt, das gerät ebenso ins Visier. Gerade unser Körperempfinden, nicht nur die äußere Wahrnehmung von uns durch uns selbst, etwa durch den morgendlichen Blick in den Spiegel, ist etwas, das sich sehr deutlich verändert und dies bereits deutlich vor der Lebensmitte. Lange noch sind die Verdrängungsversuche erfolgreich, aber spätestens mit über Vierzig machen zahlreiche Veränderungen auf sich aufmerksam. Oft bewirken diese Beobachtungen eine Beunruhigung, die dann zu Aktionen führt wie vermehrter sportlicher Aktivität oder einer Ernährungsumstellung. Manche Menschen schaffen eine ganz radikale Umkehr von früheren Gewohnheiten, was dann zu einer Veränderung des Erscheinungsbildes führt, die frappierend sein kann. Einige dieser Entwicklungen führen jedoch auch von einem Extrem ins andere. So lassen sich viele Alkohol- und Ernährungssünder aufspüren, die nun suchtartig Sport zu treiben scheinen und ausschließlich bestimmte Nahrungsmittel zu sich nehmen. Das Ziel, der Inhalt ihres Verhaltens hat sich zwar verändert, nicht aber das Muster, die Form. Nach wie vor wird ein eng umgrenztes Verhaltensrepertoire gezeigt, das weder spontan anmutet noch wahre Lebensfreude widerspiegelt. Man braucht nicht gerade die misanthropische Argumentation eines Philosophen (Zizek 2014) aufzufahren, der meint, dass ehrlicherweise jede körperliche Begegnung auch etwas Ekelerregendes und Abstoßendes an sich habe, aber die Dinge an uns, die uns nicht gefallen, nehmen jenseits der Lebensmitte drastisch zu.

Stille Akzeptanz Während uns unser Körper von außen betrachtet immer baufälliger und renovierungsbedürftiger erscheint, fühlen sich viele Menschen innerlich jedoch mit zunehmendem Lebensalter immer wohler und heimischer im eigenen Körper. Die Tatsache, dass man nun schon so lange mit sich lebt, im eigenen Körper verortet ist, scheint auch die stille Vertrautheit und oft auch Akzeptanz des Selbst steigern zu können. Gerade für Menschen, die sich mit ihrer Körperlichkeit lange schwer getan haben, die vielleicht auch mit einer besondere Schwäche oder Empfindlichkeit im körperlichen Bereich zu kämpfen hatten, erleben dann eine Entlastung.

10.2   Sexualität

Während die Pubertät dem aufregenden Entdecken der eigenen und fremden Sexualität und dem Eintauchen in den Zauber der Liebe gehört, stellt sich bei vielen Menschen angesichts der großen Lebensbelastungen in Arbeit und Familie bald danach zumindest ein Abflauen des Interesses an Sexualität und auch der großen Gefühle ein.

Lustloses Pflichtritual   Auch wenn es gelingt, eine Liebe lebendig zu halten und die Sexualität nicht zum lustlosen Pflichtritual absinken zu lassen, treffen viele die mit der Lebensmittekrise verbundenen Konflikte und Versuchungen in Sachen Liebe und Sexualität doch wie ein Schlag. Die Liberalisierung unserer sexuellen Einstellungen und Verhaltensweisen in den vergangenen Jahrzehnten hat dies sicher begünstigt. Die Entwicklung ist mittlerweile teilweise so hypertrophiert, dass die Ansprüche an eine gelingende Sexualität so überzogen werden, dass Beziehungen zuweilen daran scheitern müssen. Sex wird zu oft als Leistungssport gesehen, als Freizeitspaß, als Beweis für die Intensität einer Liebe. All diese Sichtweisen werden aber den tieferen, psychologischen Dimensionen von Sexualität nicht gerecht. Was nicht heißen soll, dass es immer dazu gehört, sich beim Sex etwas zu denken, darüber zu sprechen, womöglich noch währenddessen oder danach (»Wie war ich? …«).

One-night-stands   Der Körper in der Lebensmitte hat diesbzgl. meist schon einiges an Erfahrung gesammelt. Er besitzt nach wie vor ein halbwegs ansehnliches Libidopotenzial, also genügend Triebkraft, ein immer noch leidlich ansehnliches Äußeres, zeigt aber auch schon erste Anzeichen der Ermüdung. Man ist direkter und weniger scheu, wenn es »zur Sache geht«. Man ist dennoch wählerischer, man kann geduldiger sein, weil man weiß, dass der Absturz nach dem One-night-stand nicht gerade dem Selbstwertgefühl zuträglich ist. Dennoch: Hat sich Sexualität in einer langen Beziehung in etwas

eher Langweiliges verwandelt, dann kann einen die Faszination einer neuen Leidenschaft völlig aus dem Gleichgewicht bringen, einen an verloren geglaubtes Leben erinnern, einen beleben wie wenig anderes. Doch nun ginge es, wie schon einmal angedeutet, darum, zu erkennen, dass die neu entdeckte Liebe nicht nur im Anderen begehrt wird, sondern auf die eigene innere Sehnsucht nach Lebendigkeit und Liebesfähigkeit verweist. Im anderen wird allzu oft die zuvor verlorene Beziehung zur eigenen Leidenschaft gesucht und gesehen. Was einen faszinieren kann, ist immer auch etwas, was in einem selbst lebt, was aber bislang zu kurz gekommen ist.

Der Andere als Spiegel   Diese Liebe zum Anderen findet ihre Erfüllung, wenn man lernt, zum einen diese Beziehung zu leben, zum anderen die Beziehung zu sich selbst zu untersuchen. Wer ist der Andere für einen selbst? Ist er die passende Ergänzung, das, was man immer sein wollte, die Erfüllung einer Idealvorstellung, der »Seelenverwandte«, der keine Erklärung braucht? Oder jemand wirklich Anderes? Den man in seiner Andersartigkeit schätzt, der einem Anregung ist, oft Freude, manchmal Verdruss? Sexualität und Liebe sind manchmal durchaus nur schwer zu vereinbaren, besonders, wenn an beide hohe Ansprüche gestellt werden. Eine leidenschaftliche Beziehung zu führen, aber Jahrzehnte Tisch und Bett zu teilen, dazu noch Kinder aufzuziehen und diverse Krisen zu meistern, diese Häufung von Anforderungen führt meist über längere Zeiträume zu einem Einschlafen der Sexualität. Man nimmt dies oft lange in Kauf, weil Kinder und Karriere entsprechende alternative Belohnungen bieten. Dies ändert sich oft zur Lebensmitte. Hinzu kommt, dass auch die Sexualität sich hier einer körperlich bedingten Wandlung unterzieht. Während Frauen mit den mehr oder weniger deutlichen Veränderungen des Klimateriums klar kommen müssen, befällt die Männer die Furcht vor dem Nachlassen der Potenz. Potenzstörungen entwickeln sich oft infolge von Stress, Probleme mit der Prostata können zu Unannehmlichkeiten und auch ernsthaften Erkrankungen führen, die, wenn überwunden, doch Erektionsstörungen zu Folge haben können.

Versagensängste und Impotenz   Die ganze Art und Weise, wie man vielleicht Sexualität verstanden und erlebt hat, wird infrage gestellt. Das eigene nachlassende Interesse oder das nachlassende Interesse des Partners – beides kann zu heftigen Gefühlen führen, Versagensängsten, Selbstwertkrisen. Eifersucht und Kränkung sind dann schnell zur Stelle. Bei manchen Zeitgenossen führt die späte Einsicht in die Unmöglichkeit der Fortsetzung einer Ehe zum Absprung in eine neue Beziehung, die aber bereits auch wieder unter dem Damoklesschwert der befürchteten Impotenz im Alter steht. Bekannt ist der massive Einfluss psychischer Faktoren auf die männliche Erektion. So drängt die Vergangenheit und es mahnt die Zukunft – schlechte Voraussetzungen für Gelassenheit und ein entspanntes Verhältnis zu Sexualität und Liebe. Doch gerade das wäre in Reichweite, wenn sich die Krise der Lebensmitte nähert. Schließlich sind Fragen der Familienplanung in der Regel nicht mehr aktuell, Verhütung immer seltener notwendig und die Gelegenheiten häufiger, sind doch die Kinder aus dem Haus und beruflich meist vieles in trockenen Tüchern.

10.3   Nachlassende Fitness und zunehmendes Wohlgefühl

Unterschiedliche Wahrnehmung   Uns alle holt zur Zeit der Lebensmitte die nachlassende Spannkraft und Fitness unseres Körpers ein. Je nachdem, ob man viel Sport getrieben hat, sich gesund ernährt hat, über gute Gene verfügt, trifft es den einen früher oder die andere eben etwas später. Doch wir alle machen die Erfahrung, dass unser Körper signalisiert, dass er schneller erschöpft ist und mehr Ruhepausen braucht, dass er uns Schmerzen und Unwohlsein beschert, dessen Ursachen zunächst nicht immer klar sind. Nur selten kommt es zum Ausbruch wirklich schwerer Krankheiten, doch vieles, was man an Anlage mitgebracht hat und was man in den ersten Lebensjahrzehnten so an Verhaltensweisen und Angewohnheiten praktiziert hat, macht sich jetzt bemerkbar.

Immer mehr »Zipperlein«   Es gibt eine Menge objektivierbare Zahlen, die belegen, dass unser Körper (und auch unser Geist) mit dem Älterwerden »reparaturanfälliger« und weniger belastbar wird. Verschleißerscheinungen des Knochen-, Muskel- und Gelenkapparates treten häufiger auf oder die entsprechenden Beschwerden verschlimmern sich und werden chronisch. Wir beginnen, bestimmte Sportarten aufzugeben, schonen uns. Doch ist es gerade oft auch diese zunehmende Einschränkung, die dazu beitragen kann, dass sich Beschwerden verschlimmern. Gerade in Bezug auf Rückenbeschwerden etwa stellt sich heraus, dass mehr als die Hälfte derer, bei denen ein Bandscheibenvorfall nachgewiesen wird, unter keinen nennenswerten Beschwerden leiden. Dies zur psychischen Dimension auch des Schmerzempfindens. Manchmal scheinen Schmerzen geradezu »Stellvertreterfunktion« für unbewusste seelische Schmerzen auszuüben, über die nicht gesprochen werden kann.

Plastische Operationen   Für viele sind es jedoch nicht die vielen nach außen oft nicht sichtbaren körperlichen Alterungsprozesse, die uns an neue Grenzen stoßen lassen, sondern eher die nachlassende äußere Attraktivität oder das, was gesellschaftlich so definiert wird. Die um sich greifende in bestimmten Kreisen bereits zum guten Ton gehörende Bereitschaft, sich einer plastischen Operation zu unterziehen oder entsprechende Medikamente zu nehmen, spricht diesbzgl. Bände. Und dies betrifft in erschreckendem Maß bereits auch Männer. Gerade hier zeigt sich einmal mehr die Aktualität des Konzeptes einer zur Lebensmitte notwendigen inneren Reifung. Bleibt diese aus oder wird sie behindert, wird oft auf die Option äußerer Veränderung gesetzt. Körperlich oft in dem Sinn, dass das, was ist, versucht wird, um jeden Preis zu erhalten. Es ist ganz so, als existierte keine rechte Vorstellung mehr davon, dass es einen eigenen Wert darstellt, wenn man einem Menschen seine Erfahrungen auch körperlich ansehen kann. Falten, Körperfett an unvorteilhaften Stellen (die Stichworte »Hüftgold« und »Doppelkinn« mögen genügen), der zunehmende Einfluss der Schwerkraft auf die Körperformen kann derart viel Angst auslösen, dass viele unter Handlungsdruck geraten.

Umgang mit dem Älterwerden   Fest steht, dass etwas zu Ende zu gehen scheint. Wie wir unseren Körper erlebt haben und wie wir ihn gesehen haben, verändert sich angesichts objektiv vorhandener Einschnitte wie Schwächen, Krankheiten und Alterungsvorgängen. Doch ob wir unsere Einstellung zu diesen Veränderungen ebenfalls einer Veränderung unterziehen können, das ist die eigentliche Frage. Es gibt noch eine weitere Dimension der Körperlichkeit, die auf die Dichotomie der cartesianischen Körper-Seele Trennung zurückgeht. Wir alle haben eine Geschichte dessen in uns repräsentiert, wie es sich über die bisherige Lebensspanne angefühlt hat, in unserem Körper »zu stecken«. Manche Menschen berichten zur Lebensmitte, dass sie sich zunehmend in ihrem Körper wohler fühlen als früher, heimischer, mehr angekommen, was mit mehr Lebensakzeptanz einhergeht. Man fühlt sich wohler in der eigenen Haut, hat die Unsicherheit und Anspannung der Jugend und die Konflikte des Berufs- und Beziehungslebens als eher anstrengend empfunden, auch durchaus körperlich.

Häufigere Beschwerden Viele der psychosomatischen Symptome wie vegetative Beschwerden, also etwas Schwitzen, Zittern, Verspannungen, Verdauungsprobleme, Kopfweh, Irritation des Herzschlags oder des Atemrhythmus, die sich unter einer längeren Psychotherapie allmählich zurückbilden, weisen darauf hin, dass unser körperliches Wohlbefinden ganz erheblich zu unserer seelischen Zufriedenheit betragen kann – und umgekehrt. Denn auch eine größere Ausgeglichenheit kann zu gesteigertem körperlichem Wohlgefühl führen, da gibt es keine Henne und kein Ei.

Leib-Seele-Trennung Zusammen betrachtet ist es also durchaus nicht so eindeutig, dass die Unzufriedenheit mit dem eigenen Körper im Alter immer wächst. Freilich häufen sich Beschwerden. Die entscheidende Frage aber ist nicht nur, wie man mit diesem Phänomen umgeht, ob man sich schnell beunruhigen lässt oder nicht, sondern auch, von welchem Ausgangspunkt man startet, was man sozusagen an positivem Körperselbstgefühl im Laufe des Lebens für sich hat aufbauen können. Ist man schon immer eher unzufrieden mit sich gewesen und hat man sich mit seinem Aussehen oder seiner Leistungsfähigkeit im körperlichen Bereich nie so richtig anfreunden können? In diesem Fall werden neue, dazukommende oder weiter zunehmende Beschwerden stärker irritieren, als das bei jemand der Fall ist, der als Erwachsener durch eine ausgeglichene Lebensführung, Bewegung oder Meditation eine größere Zufriedenheit und auch Selbsteffizienz aufzubauen in der Lage war; jemand, der oder die sich nun einfach besser fühlt als etwa in der persönlich schwierigen Jugendzeit oder als kränkelndes Kind. Ein wichtiger Aspekt ist auch, inwiefern man sein Selbstwertgefühl von solchen innerlichen oder auch äußerlichen Körperwahrnehmungen abhängig macht. Sind andere Werte für einen bedeutsamer, ist man unabhängiger von diesen Betrachtungen. Das bedeutet aber auch, sie werden weniger Einfluss auf das eigene seelische Gleichgewicht haben.

»Du sollst dein Leben ändern« Gerade der Umgang mit den Veränderungen des Körpers findet heute im Spannungsfeld zwischen den in der Lebensmitte unweigerlich eintretenden Abbauprozessen, die ein Abschiednehmen von Früherem einfordern, und den zunehmend gesellschaftlich anerkannten Maximen statt, verändernd an sich arbeiten zu sollen (Sloterdijk 2009), sich zu manipulieren, nichts hinzunehmen, nicht einfach »mit etwas leben zu können«. Hinzu kommt natürlich die persönliche Geschichte der Erfahrungen mit dem eigenen Körper, vor deren Hintergrund das oben beschriebene Geschehen stattfindet. Interessant ist an dieser Stelle noch einmal die Rückschau auf die ebenfalls neuen, irritierenden Körperempfindungen der Jugendzeit. Während es dort die erwachenden sexuellen Regungen sind, die für Unruhe sorgen, verunsichert ab der Lebensmitte das allmähliche Nachlassen dieser Triebspannung. Um das Interesse und die Spannung aufrecht zu erhalten, ist nun mehr vonnöten als das bloße Interesse.

Distanz sorgt für Nähe Eine gute Distanz, häufigere Gespräche und ein eigenständiges Leben der Partner können dazu beitragen, eine neue Ebene der Begegnung zu finden, die wie ein erneutes Kennenlernen wahrgenommen werden kann. Hierzu ist es aber notwendig, ein gewisses Maß an Fremdheit, an Andersheit beim Partner zu ertragen oder, besser noch, zu wertschätzen (Moeller 1992)

❯❯ Der Körper wird zur Lebensmitte gleichsam zum Symbol für die Vergänglichkeit des Lebens. An ihm vollzieht sich sichtbar, was uns alle im Innersten beschäftigt: das Vergehen der Zeit und ihre Unumkehrbarkeit.

Versucht man allzu aktiv, diese Zeichen des Körpers zu ignorieren, wird man es mit Sicherheit später mit noch größeren Einschnitten zu tun haben, die dann, weil man den allmählichen Übergang »verpasst« hat, noch schwerer anzunehmen und zu verarbeiten sind. Doch es handelt sich um einen langsamen und allmählichen Prozess: Unser Körper gibt uns immer wieder genug Hinweise auf die Notwendigkeit, sich ihm neu zuzuwenden.

10.4 Das Älterwerden von Frauen und Männern

Gesellschaftliche Bewertungen Wir haben bereits bei der Beschäftigung mit der Puella die so unterschiedliche Bewertung des körperlichen Älterwerdens bei Frauen und bei Männern erwähnt. Einige Gedanken noch hierzu: Wenngleich es für Männer nach wie vor eher gesellschaftlich akzeptierte Angebote dafür gibt, wie man(n) zwar altern, aber nicht alle gesellschaftliche Akzeptanz und auch sexuelle Attraktivität für das Gegengeschlecht verlieren muss, gibt es diesbzgl. für Frauen bislang eher nur Nischen, in denen Konzepte des »anderen« Älterwerdens gelebt werden. Ich spreche etwa von Frauen, die sich auf einem relativ hohen Niveau beruflicher Arriviertheit bewegen, sodass ihr Älterwerden ebenso eher als Erfahrungszuwachs gewertet wird. Auch zu denken ist an Frauen, die sich in künstlerischer, sozial-karitativer oder auch spiritueller Weise um andere und um sich selbst zu kümmern beginnen, nachdem zur Lebensmitte einiges in der äußeren Lebenswelt verabschiedet werden musste.

10.5 Die unterschiedliche Entwicklung der Geschlechter

Projektionen von Männern und Frauen Zu den unterschiedlichen Schwerpunkten des sog. Heldenweges (▶ Kap. 14) der Frau und des Mannes hat

Müller formuliert: »In Partnerschaften erlebt der Mann die Frau als Repräsentantin von unstillbarer Sehnsucht nach Verschmelzung und Einheit, nach dem wortlosen Verstanden werden, nach dem bewundernden, wonnevollen Blick, aber auch existentielle Angst vor dem Hilflos-, Angewiesen- und Ausgeliefertsein, dem allein gelassen werden, der Auflösung des Ich …« (Müller 2013, S. 107). Und über die weibliche Entwicklung: In der Mutter- und Hausfrauenrolle entgehe die Frau der Rache ihrer inneren »großen Mutter«, also dem negativen Aspekt des Mutter-Archetyps. Diese unbewusste Figur vergelte jedwede Autonomiestrebung mit Schuldgefühl und Verstoßung. Dies führe dazu, dass viele Frauen sich selbst gegenüber unerbittliche Strenge an den Tag legten. Sie verfolgten hohe Ansprüche an sich selbst, was letztlich zu Identitätsproblemen, einem Mangel an innerer Lebendigkeit und der stillschweigenden Aufgabe ihrer Wünsche und Sehnsüchte führe (Müller 2013). Also: Auf andere Weise freilich und unter anderen Vorzeichen geht es letztlich inhaltlich um etwas Verwandtes: die Schattenaspekte der eigenen Seele, hier die Wiedergewinnung der Anima, dort die »Besänftigung« der Animus-Aspekte.

10.5.1 Die Realität von Stereotypen

Rosa für die Mädchen, Blau für die Jungs – jüngst eskalierte wieder der Streit in den Medien darüber, dass die Industrie unsere Kinder einseitig und klischeehaft einkleide und mit rollenspezifischem Spielzeug versorge. Wenn diese Diskussion einmal weniger vom kapitalismuskritischen Standpunkt aus betrachtet wird, nämlich psychologisch, dann fällt ja vor allem die Hartnäckigkeit und, wenn man so sagen darf, Ignoranz der meisten Eltern auf. Was geht da psychologisch vor sich und was hat das Ganze überhaupt mit dem Thema »Krise der Lebensmitte« zu tun?

Innere Rollenbilder In diesem Abschnitt soll es um Rollenbilder, Selbstbilder und -ideale gehen. Ein großer Teil unserer Identität und damit auch unserer Lebensplanung ist von Vorstellungen beeinflusst, wie wir als Frau oder Mann sein wollen, zu sein haben, idealerweise wären. Ob diese Vorstellungen von »der Gesellschaft«, also primär auch den Eltern stammen oder ob sie in unseren Köpfen als »mind-set« existieren, dem wir uns in unseren Entscheidungen glauben beugen zu müssen, ist nicht ganz einerlei. Während wir also noch Kinder sind, nehmen die meisten von uns an, haben wir noch keine feste Vorstellung davon, was es bedeutet, ein Mann oder eine Frau zu sein, ein Mädchen oder ein Junge. Wir glauben, dass wir das meiste davon über die gesellschaftlichen Normen vermittelt bekommen. Das ist sicher nicht unrichtig. Viele dieser Regeln sind uns gar nicht bewusst und werden auch eher so weitervermittelt, sie werden nie benannt, aber sie werden durch Nachahmung und Identifizierung ins eigene Verhaltensrepertoire übernommen. Doch bei weitem nicht alle dieser Transmissions-, Beeinflussungs- und Erziehungsprozesse verlaufen bewusst und direktiv.

Transgenerational vermittelte Traumatisierung Seitdem es das Konzept der »transgenerational vermittelten Traumatisierung« gibt, dass erklären will, wie von unseren Vorfahren erlittenes Leiden uns unbewusst »weitererzählt« wird, nämlich indirekt, indem bestimmte Affekte in den Familien dauerhaft tabuisiert und vermieden werden, haben wir eine Ahnung davon, dass sich auf diese Weise viel Unausgesprochenes, Implizites in der Beziehung zwischen Großeltern, Eltern und Kindern überträgt, ohne dass man darüber sprechen müsste. Die Regeln und Vorstellungen der Eltern sind erst einmal das, woran ich mich orientieren muss, solange ich keine Alternativen zur Verfügung habe. Natürlich spielen auch hier oft Traumatisierungen eine große Rolle. Das Bild der gehorsamen, sich unterordnenden Frau etwa kann sehr wohl aus der Erfahrung von Verlustangst, erzwungener Anpassung oder gar Vergewaltigung zu Kriegszeiten stammen und die innere Freiheit der Entscheidung, wie ich mich als Frau definieren will, sehr stark einschränken. Ich denke, dass es im Zusammenhang der Lebensmitte auch bedeutsam ist, sich über die Geschichte der Vorfahren mehr Gedanken zu machen. Die heute in der Lebensmitte befindlichen Menschen gehen auf die Fünfzig zu, sie gehören zum größten Nachkriegsjahrgang und werden heute als Kriegsenkel bezeichnet (Bode 2015). Bode beschreibt detailliert, welche Probleme und Konflikte

sie in ihrem Leben charakteristischerweise durchleiden.

Spätfolgen des Weltkrieges Oft kommt man erst zur Lebensmitte, in der einem die Einschränkungen des Lebens, aber auch die noch nicht ergriffenen Möglichkeiten klarer zu Bewusstsein kommen, dazu, sich anschaulicher und weniger abstrakt als früher vorstellen zu können, was Großeltern und Eltern tatsächlich »durchgemacht« haben müssen. Dies hat sicherlich viel damit zu tun, dass man nun deutlich in das Alter kommt, dass die eigenen Eltern gehabt hatten, während man von ihnen erzogen worden ist. Die Perspektivenübernahme wird vor allem dann leichter, wenn man selbst wiederum Kinder hat. Allerdings können dann auch die oben genannten transgenerationalen Traumatisierungen wieder virulent werden und neue Verdrängungen einsetzen.

Vaterlosigkeit Ein großes Hintergrundthema in der psychotherapeutischen Praxis ist die Vaterlosigkeit in ihren vielen Formen. Was vor 70 Jahren das massenhafte Sterben der jungen Männer war, stellt sich heute als Problem von Vätern, die immer noch allzu oft, heute meist arbeitsbedingt oder infolge von Trennung und Scheidung, nicht viel Zeit mit ihren Kindern verbringen. Mitscherlich u. Mitscherlich (2007) haben dies bereits in den 1960er-Jahren thematisiert, die Auswirkungen sind bis heute zu spüren, da sie sich in vielfältigen Formen von einer Generation an die nächste weitervermitteln. Oft erwächst aus den hier skizzierten neu gewonnenen Einsichten zur Lebensmitte auch eine größere Versöhnlichkeit und mehr Verständnis für die, die man vorher oft nur angeklagt hat. Ich komme in ▶ Kap. 13 noch einmal auf das Thema Transgenerationalität zurück.

10.5.2 Das alternde Paar

Die aufgrund biologischer Tatsachen endgültige Kinderlosigkeit oder der Auszug der Kinder bergen neue Entwicklungsmöglichkeiten. Die Klarheit dieser Tatsachen des Lebens oder anderer Entscheidungen und Abschiede kann dazu beitragen, dass Paare sich wieder neugierig aufeinander zubewe-

10

gen. Man hat wieder mehr gemein, entdeckt alte und neue Interessen, die man teilen kann, während man sich früher arbeitsteilig um Familie, Haushalt und Beruf zu kümmern hatte. Dies führt allzu oft zu einer zu großen Entfernung von Partnern, denen oft erst spät auffällt, dass sie sich eigentlich nur noch selten sehen.

Herausforderungen gemeinsam meistern Paare, die sich offen dieser Herausforderung stellen können und die nun nicht von aufbrechenden Enttäuschungen, die zu gegenseitigen Vorwürfen führen können, überrascht werden, berichten oft von einer ganz erstaunlichen Wiederbelebung der Beziehung. Gerade wenn ein Paar sich bereits vor dem ersten Kind länger kannte, bestehen dazu gute Chancen. Auch wenn hier Umwege über vorübergehende Trennungen, auch nur räumlicher Art, manchmal unvermeidlich sind, ist es stets ratsam, sich in nichts hineinzusteigern und der Neuausrichtung der Beziehung Zeit zu geben. Hilfreich dabei ist die Vorstellung, dass eine Beziehung nie nur etwas ist, was zwei Menschen miteinander »machen«, sondern stets auch eine dritte Größe beinhaltet. Psychologisch geht man vom »gemeinsamen Unbewussten« beider Partner aus, also einer Art Schnittmenge von gleichen Zielsetzungen und Lebensthemen, die eine Bindung aufrechterhalten.

Paare ungleichen Alters Die bisherige Untersuchung bedeutet für Paare, die sich in einem sehr unterschiedlichen Alter befinden, dass sie zur Lebensmitte des einen Partners möglicherweise mit Unverständnis reagieren. Hier sollte die Basis eine eher Puer-orientierte Grundeinstellung sein, da sonst der jüngere Part nicht »nachkommt«. Gleichaltrige Paare verfügen oft über lange gemeinsame Erfahrungen und können sich in den ähnelnden Prozessen der Lebensmitte und des Älterwerdens durch Gespräche, Humor und oft durch eine gemeinsame unbewusste Haltung zu diesen Themen gegenseitig befruchten und unterstützen. Paare ungleichen Alters benötigen hier eine anders gelagerte Basis, sonst könnte die Beziehung zu einem Streit zwischen den Generationen, also zwischen Eltern- und Kindervertretern »ausarten«.

Lockerung der Erwartungen Gerade weil die stereotypen Erwartungen an die Geschlechter nach der Lebensmitte weniger druckvoll und eindeutig ausfallen, kann sich die Situation des älter werdenden Paares entspannen. Von Männern und Frauen wird nun nicht mehr so sehr erwartet, dass sie sich ständig völlig unterscheiden müssen. Mit Rollenvorstellungen kann wieder etwas unverkrampfter gespielt werden. Beide bekommen mehr Handlungsmöglichkeiten zugestanden: einem Mann werden Schwächen eher eingeräumt als in früheren Jahren, was oft zu einer Neuorientierung führen kann. Frauen fühlen sich oft von dem Druck einer Doppel- oder Dreifachbelastung entlastet, können beginnen, sich wieder anders zu definieren, als dadurch, gebraucht zu werden.

10.6 Die Pornografisierung der Gesellschaft

Vermarktung der Sexualität Sexualität und selbst Liebe werden seit vielen Jahren in großem Maßstab als Kapital »vermarktet«, sind in den Kreislauf der zu optimierenden Konsumgüter integriert worden. Wie sehr einen zur Zeit der Lebensmitte die »tote Lebendigkeit« des puren Sex einzulullen in der Lage ist, wenn eine entsprechende Biografie im Hintergrund dafür die Voraussetzungen bereit stellt, zeigt auf erschütternde und eindringliche Weise der Film »Shame« des Regisseurs Steve McQueen. Aller sexuellen Libertinage zum Trotz und zum Teil vielleicht sogar wegen gerade dieser machen sich vor allem viele Männer angesichts ihrer inneren Leere und Beziehungsängste zum Erregungsjunkie. Die inhaltlich beziehungslose, sterile und noch dazu höchst stereotype Welt der Pornografie verspricht alles und hält nichts. Allein die Konfrontation mit der Realität des versuchten Suizids seiner Schwester (vielleicht einer Animafigur) bringt die Hauptfigur des Films »Shame« ins Schwingen und vielleicht auf einen anderen Weg.

Inflation der Sexualisierung Die Versuchung, über die Sexualität neuen Wind ins eigene erstarrte Leben zu bringen, liegt nahe, da in der Natur der Sache. Allein, die um sich greifende Realität der Swingerclubs und Spezialclubs für allerlei Vorlieben wirkt bei näherem Hinsehen vor allem deprimierend. Frequentiert werden diese nämlich vor allem von Menschen, die keine anderen kreativen Ausdrucksformen für sich finden können, seien dies künstlerische, kulturelle, gesellschaftliche oder sportliche. Es ist viel leichter, sich körperlich zu bestätigen und verloren gegangene Empfindsamkeit zu kompensieren, wenn man sich direkt auf den sexuellen Bereich stürzt. Viel langwieriger und schwieriger ist eine Erkundung darüber, warum man so abgestumpft, so wenig begehrend, so gleichgültig, so asexuell geworden ist. Man hörte in den letzten Jahren von einer zunehmenden Zahl von Paaren in mittlerem Alter, die der sexuellen Betätigung ganz den Rücken gekehrt haben sollen und zwar bewusst und einvernehmlich. Ausnahmen, die über dieser Verabredung lediglich ein heimliches notorisches Fremdgehen kaschieren mögen, eingeschlossen.

Wenn nichts mehr »läuft« Die Stilllegung der Sexualität scheint zwar auf der Oberfläche etwas ganz anderes zu sein als die zwanghafte Zurschaustellung und das Ausleben irgendeiner Phantasie, doch sie haben eine gemeinsame Ursache. Eine befriedigende Sexualität ist nicht (mehr) lebbar, man gibt auf, entweder die Exklusivität der Zweierbeziehung oder den Sex selbst. Die Hintergründe für dieses Geschehen werden erst offenkundig, wenn sich ein Paar in eine Sexualberatung oder Therapie begibt. Und sie sind mannigfaltig, obwohl wir einigen Gründen schon begegnet sind. Da ist zum einen die sich mit einem langjährigen Zusammenleben einstellende Langeweile und Eintönigkeit, man geht sich schlicht gesagt »auf den Wecker«. Es besteht ein Zuviel an »zu wenig Distanz«, um Enge nicht mit Nähe zu verwechseln. John Cleese und Jamie Lee Curtis führen dies in dem Film »Ein Fisch namens Wanda« auf sehr skurrile Weise vor. Mit der Enge des Zusammenlebens aber besteht auch die große Gefahr, dass das Familienleben innerlich ähnlich dem Erleben in der Herkunftsfamilie gesehen wird.

Psychodynamik der Übertragung War dies nun problembeladen, etwa mit viel Streit oder übergriffigem Verhalten, so regen sich dieselben Affekte wieder und werden auf die aktuelle Situation übertragen. Wiederbelebt werden damit aber vor allem kindliche Affekte, die im Erwachsenen einen verborgenen Dornröschenschlaf halten. Dies führt dann zu der nicht immer so deutlichen Anklage an den Partner, dass er einen zunehmend an den gegengeschlechtlichen Elternteil erinnere, vor dem Hintergrund des ödipalen Themas eine denkbare schlechte Voraussetzung für ein spannendes Eheleben. Hier spricht man von Übertragungsdynamiken. Aggressive Tendenzen und Schuldgefühle zersetzen dann langsam die Grundlage der Beziehung, zufriedenes sexuelles Erleben wird massiv erschwert. Auch hier kann eine professionelle psychotherapeutische Behandlung helfen, die verschiedenen zeitlichen Ebenen wieder auseinanderhalten zu lernen und den Ehepartner für das zu schätzen, was er hoffentlich ist: ein normalneurotischer, erwachsener Mensch. Anderenfalls gehörte er ebenso in Therapie.

Ganzheitliche Sicht der Analytischen Psychologie Mit diesem Exkurs wollte ich darauf hinweisen, dass etwas wie die Geschlechterrolle nicht nur als das Ergebnis der unmittelbaren Erziehungserfahrung oder der zur Verfügung stehenden Spielsachen gesehen werden kann, das auch. Aber hier greifen oft auch generationenübergreifende Prozesse ein, die weder Eltern noch Kindern bewusst sein müssen, um wirksam zu sein. Jung hat immer wieder darauf hingewiesen, dass wir die erste Lebenshälfte vor allem dazu brauchen, um uns so etwas wie ein Leben in der äußeren Realität, der Gesellschaft aufzubauen. Lernen, Erfolg, die berufliche Karriere, die Gründung einer Familie zählen dazu. In dieser Zeit werden natürlich auch unsere Vorstellungen davon, was es heißt, Mann oder Frau zu sein, stark geprägt. Zuerst von den erotischen Erfahrungen unserer Jugendzeit, die uns entweder Selbstwertgefühl vermitteln oder uns eher verschämt und gehemmt zurücklassen, dann im schulischen und beruflichen Bereich, wo sich unterschiedliche soziale Hintergründe und Begabungen darauf auswirken, was wir erreichen wollen und können.

Notwendige Unterschiede   Kommen wir zurück zum Rosa und Blau der Kinderwelten. Es ist sicherlich nicht ganz einfach, das Phänomen umfassend zu erklären, aber ich denke, eine große Rolle spielt der Wunsch nach Sicherheit und festen Rollenbildern, die helfen, die ohnehin großen Herausforderung des Lebens für Eltern und Kinder ein Stück weit leichter zu bewältigen. Hinzu kommt, und jetzt wird es jungianisch, dass die genannten Farben wohl auch eine archetypische Bedeutung haben. Damit ist gemeint, dass ihnen symbolische Funktion zukommt (ARAS 2011), und dass in diese Farbwahl natürlich auch historische bis prähistorische Menschheitserfahrung hineinspielen könnte. Wichtig für uns ist aber vor allem, dass die unterschiedliche Farbwahl einen Unterschied postuliert und um diesen Unterschied soll es hier gehen. Dabei soll gleich betont werden, dass sich aus Geschlechterunterschieden keinerlei Bevorzugungen oder Benachteiligungen ergeben sollten. Letztlich geht es um etwas rein Psychologisches: Die Frage ist nämlich, inwiefern sich tatsächlich Unterschiede in der Psyche auffinden lassen, die wir gemeinhin gewohnt sind, Frauen und Männern zuzuordnen, die aber als Eigenschaften von uns vermutlich recht willkürlich als »männlich« oder »weiblich« bezeichnet werden. Für die analytische Psychologie ist die Psyche eines jeden Menschen von Polaritäten durchzogen. So ist jemand etwa irgendwo auf einem Kontinuum zwischen den Eigenschaften »Extraversion« und »Introversion« angesiedelt. Das Problem ist, dass eine gesellschaftliche Zuschreibung von Eigenschaften von einzelnen Individuen auch als Übergriff und als Eingriff in ein empfundenes Anderssein verstanden werden kann und diese Wahrnehmung gilt es im Individuationsprozess zu fördern.

Literatur

ARAS (Archive for Research in Archetypal Symbolism) (2011) Das Buch der Symbole. Taschen, Köln

Bode S (2015) Kriegsenkel. Klett-Cotta, Stuttgart

Mitscherlich A, Mitscherlich M (2007) Die Unfähigkeit zu trauern. Piper, München

Moeller ML (1992) Die Wahrheit beginnt zu zweit. Rowohlt, Hamburg

Müller L (2013) Der Held – Jeder ist dazu geboren. Opus-magnum, Stuttgart

Sloterdijk P (2009) Du sollst dein Leben ändern. Suhrkamp, Frankfurt a. M.

Zizek S (2014) Was ist ein Ereignis? Fischer, Frankfurt a. M.

Die Therapie der »midlife-crisis«

Volker Münch

V. Münch, *Krise in der Lebensmitte*, Psychotherapie: Praxis,
DOI 10.1007/978-3-662-47985-8_11, © Springer-Verlag Berlin Heidelberg 2016

And you can tell ev´rybody this is your song
It may be quite simple now that it´s done
I hope you don´t mind that I put down in words
How wonderful life is while you´re in the world
(E. John/B. Taupin)

Mit dem Blick in die Praxis des Psychotherapeuten soll klarer werden, was dort eigentlich passiert und wie eine Psychotherapie der Lebensmittekrise gelingen kann. Es wird noch einmal deutlich, dass die Krise der Lebensmitte immer mit früheren krisenhaften Übergängen im Kindes-, Jugend- und frühen Erwachsenenalter in Zusammenhang steht und oft mit unerledigten Grundkonflikten zu tun hat. Thematisch geht es dabei aber neben den verbreiteten Abhängigkeits-Autonomie-Konflikten auch um spirituelle Themen und Fragen der Sinnstiftung für das eigene Leben. Die Auseinandersetzung mit der Endlichkeit schließlich schafft paradoxerweise die Voraussetzung dafür, dass wieder Energie für neue Unternehmungen zur Verfügung stehen kann, sofern sich frühere Blockaden und Hemmnisse auflösen lassen.

11.1   In der Praxis

Komplizierte Diagnostik Neben Kindern und Jugendlichen, die besonders häufig in therapeutischen Praxen zu sehen sind, gerade in Zeiten von grassierenden Essstörungen oder AD(H)S, und Menschen, die am Übergang in das Rentenalter oder noch später, im Alter Lebensrückschau halten und oft eine zunächst negative Bilanz ihres Lebens ziehen, sind es vor allem Menschen im mittleren Lebensalter, die mit ihren Beschwerden und Fragen zu einem Psychotherapeuten kommen. Wir haben einige der äußeren Anlässe und auch die möglichen inneren Ursachen solcher Konflikte kennengelernt. Doch wie begegnet ein Therapeut solchen Menschen in der Krise der Lebensmitte und wie wirkt die Unterstützung, die er dabei geben kann? Was kann eine Therapie bei einem so weit verbreiteten Problem überhaupt nützen? Zunächst ist eine »Krise der Lebensmitte« natürlich genauso wenig eine Krankheit wie etwa Mobbing. Schaut man sich die Problematik genauer an, so muss nicht selten eine depressive Entwicklung, müssen Ängste oder eine

narzisstische Problematik diagnostiziert werden. Selten wird die Krise der Lebensmitte auch in einer Therapie als solche benannt. Meistens sind zunächst die Beschwerden und Symptome, unter denen Menschen leiden, Gegenstand des Gesprächs mit dem Therapeuten. Erst allmählich kristallisieren sich in den Schilderungen die Themenbereiche heraus, die es dem Therapeuten erlauben, sein Wissen über psychische Krankheiten wie Depressionen, Ängste oder Persönlichkeitsstörungen einerseits und sein Wissen über die mythologischen, symbolischen Zugangsweisen zu den Problemen seiner Patientinnen und Patienten andererseits einzusetzen. Das heißt nicht immer, dass es notwendig oder wichtig ist, mitzuteilen, was einem als Therapeut jeweils gerade einfällt. Manchmal würde dies den Patienten eher verwirren oder überfordern. Man spricht auch von Amplifizierung, also Anreicherung mit Bildern, Symbolen, Metaphern und Erzählungen, wenn diese allein in den Gedanken des Therapeuten stattfindet.

Korrigierende emotionale Erfahrung Man kann die »Krise der Lebensmitte« eher als Sammelbegriff benutzen für unterschiedlichste Beschwerden, deren Hintergrund oft eine ähnliche Dynamik charakterisiert. Die Zerrissenheit angesichts eines Entscheidungskonfliktes, der Schmerz und die Kränkung infolge einer Trennung, die Unsicherheit und Hoffnungslosigkeit angesichts einer Krankheit sind immer schwer auszuhalten. Oft geht es zunächst nur darum, einen Raum für diese Empfindungen bereitzustellen, sie zu teilen, ihnen Bilder und Worte geben zu können. Dem Therapeuten kommt dabei eine Aufgabe zu, die man als die Vermittlung einer »korrigierenden emotionalen Erfahrung« bezeichnet, manchmal ist auch von »Nach-Beelterung« die Rede. Die klassische Psychoanalyse hat sich bis zur Einsicht, dass es vor allem die neue Erfahrung in einer psychotherapeutischen Beziehung ist, die nicht nur eine intellektuelle, sondern auch eine emotionale Veränderung ermöglichen kann, lange dagegen gesperrt, davon zu sprechen, dass der Behandler dem Patienten auch eine »Gratifikation«, eine Wertschätzung vermittelt, einfach gesagt, ihm etwas »gibt«. Man ging davon aus, dass es lediglich darauf ankomme, dem Patienten zu vermitteln, dass er sich mit dem verdrängten

Schmerz über unbefriedigende Erfahrungen in seiner Kindheit auseinanderzusetzen habe, wobei man ihn nicht über den erneuten Schmerz, über die zu erwartende ähnliche Unzulänglichkeit des Analytikers hinwegtrösten dürfe.

Intersubjektivität   Erst seit etwa 30 Jahren hat man im Zuge einer zunehmenden Entwicklung, die man die »intersubjektive Wende« nennt, erkannt, dass es sehr wohl vor allem auf die emotionale Beziehung zwischen Patient und Therapeut ankommt, und dass Veränderungen weniger infolge von intellektueller Einsicht als vielmehr infolge impliziter emotionaler Erfahrung zustande kommen. Implizit bedeutet dabei, dass auch der therapeutischen Beziehung selbst eine symbolische Bedeutung zukommt, die heilsam wirken kann. Allein die Tatsache, dass man sich aufgrund seiner Probleme jemanden sucht, mit dem man diese besprechen kann, ist oft bereits ein Schritt hin zur Lösung derselben.

Therapeutischer Prozess   Durch das Gespräch mit dem Therapeuten, den man nun an seinen Themen teilhaben lässt, tut man gleichsam einen Schritt auf sich selbst zu. Man gesteht sich zu, dass man selbst und sein Innenleben, die eigenen Gedanken und Gefühle wichtig sind und dies kann helfen, diese besser verstehen, vor allem aber annehmen zu lernen. Der Therapeut steht so bildlich gesprochen für denjenigen Teil in einem selbst, der einem gut zuspricht, Mut macht, der hilft, ein vollständigeres Bild von einem selbst zu bekommen. Und er steht für die Person, die, entweder äußerlich oder innerlich, gefehlt hat, als es darum ging, im Leben schwierige Erfahrung verarbeiten zu müssen. Verarbeitung in diesem Sinne heißt, die Erfahrung zu verinnerlichen, dass jemand da ist, der einen wahrnimmt, nicht abwertet, der einen annimmt, der keine fertigen Lösungen parat hat, sondern einen Entwicklungsraum zur Verfügung stellt.

11.2 Wiederholungszwang und Finalität

Psychologie des Wiederholungszwanges   Der Zusammenhang zwischen unverarbeiteten kindlichen oder auch späteren Erlebnissen und Trau-

mata und den späteren Lebensproblemen um die Zeit der Lebensmitte ist immer wieder frappierend: oft bringen sich Menschen wie in einer Art »Wiederholungszwang« unbewusst immer wieder in Situationen, die denjenigen ähneln, die sie bereits als Kind schwierig bis unerträglich gefunden haben. Beispiel sind wiederholte Trennungserlebnisse durch Umzug, Scheidung oder auch Verlust von Elternteilen in der Kindheit und sich nun häufende Trennungserlebnisse als Erwachsener, etwa weil sich unglückliche Partnerschaften oder Arbeitsversuche aneinanderreihen. Eine mögliche Erklärung für diese wenngleich selbst betriebenen, aber belastenden Verhaltensweisen ist, dass die früheren Erfahrungen nicht verarbeitet, d. h., nicht »symbolisiert«, also in Bilder oder Worte gefasst oder »mentalisiert« werden konnten, und nun in einer ähnlichen Situationen der unbewusste Wunsch besteht, dies endlich nachholen zu können. Jung hat in diesem Zusammenhang von der Finalität und der synthetischen Funktion der Psyche gesprochen. Er meinte damit, dass auch Beschwerden und Konflikte oft »einen Sinn machen«. Die Zielrichtung (Finalität) solcher Konflikte ist immer ein inneres Wachstum, eine Reifung der Persönlichkeit, ein besseres Aushalten und auch Lösen von Konflikten.

Das Kind und der Erwachsene in einer Person   Der Therapeut der Lebensmittekrise hat es also sowohl mit einem erwachsenen Menschen in einer akuten Krise zu tun, der als Erwachsener durchaus einige Kompetenzen hat, aber gleichzeitig auf einer anderen Ebene mit einem verletzten Kind vergleichbar ist, dass quasi im erwachsenen Patienten weiterlebt und immer noch auf eine Tröstung, Heilung, Konfliktlösung hofft. Die Lebensmittekrise hat, das haben wir gesehen, oft mit etwas »Liegengebliebenem« zu tun, mit Wünschen und Hoffnungen, die man nicht vollständig hat aufgeben können, mit lange Verdrängtem und Aufgeschobenem, dass nun zur Aktion drängt, allein – der Mut fehlt oft. Mit der Lebensmitte ist die bislang gut funktionierende Verdrängung infrage gestellt und damit auch eine neue Chance da.

Der Sinn von Verdrängung   Wir müssen uns hinsichtlich der Verdrängung klar machen, dass es nicht immer schlecht ist, etwas zu verdrängen.

Vielmehr brauchen wir alle diese Fähigkeit, um überhaupt psychologisch überleben zu können. Wer nicht mehr gut genug aussortieren und filtern kann, der wird von einer Vielzahl von äußeren und inneren Wahrnehmungen förmlich »überflutet«, sodass die Persönlichkeit keine Instanz mehr hat, keine Position, von der aus sie sagen kann, dass dort ihr »Standpunkt« ist.

11.3 Die korrigierende emotionale Erfahrung in der Langzeittherapie

Eine analytische Psychotherapie kann manchmal Jahre dauern. Oft dauert es lange, bis ein Patient oder sagen wir besser sein Unbewusstes, denn steuern kann man diesen Prozess wenig, Vertrauen gefasst hat, wirklich »loszulassen« und sich mehr auf innere Bilder und Prozesse einlässt. Sicher gibt es lange vor diesem Zeitpunkt ein explizites oder stilles Einverständnis zwischen Therapeut und Patient, dass auf Sympathie und der gegenseitigen Wahrnehmung beruht, dass die Begegnung überwiegend hilfreich sein wird. Bewusst soll ein solches »Arbeitsbündnis« sogar recht bald zustande kommen und das tut es dann oft auch. Um jedoch wirklich in eine tiefere Dimension der Begegnung einzutauchen, bedarf es mehr. Es geht darum, zuzulassen, dass der Therapeut, aber auch der Patient zu einem bedeutsamen Anderen werden darf, dass er oder sie einen prägenden Eindruck hinterlassen darf. Auf dieser Basis kann auch oft erreicht werden, dass die frühere hohe Kränkbarkeit bei narzisstischen Patienten deutlich abnimmt.

Der Therapeut als Vermittler Der Therapeut kommt nicht nur in der Krise der Lebensmitte in die Rolle des Vermittlers zwischen den »Welten«, zwischen Vergangenheit und Zukunft, zwischen Unbewusstem und Bewusstem, zwischen Maskulinem und Femininem, zwischen Verstand und Gefühl, zwischen Persönlichem und Allgemein-Menschlichem, zwischen profan Alltäglichem und Zeiten überdauerndem Spirituellem. Er hat vor allem die Aufgabe, die Dimension des Spielerischen, des Symbolischen und des gleichzeitig Einfühlsamen und Distanzierten zu vertreten, um

dem Patienten dazu zu verhelfen, diese Funktionen allmählich für sich selbst zu übernehmen, sie sozusagen stellvertretend zur Darstellung zu bringen.

Persönliches und Archetypisches Hier wird wieder deutlich, dass die Lebensmitte und noch mehr die sich in ihr ereignende Krise auf das Zusammentreffen der persönlichen, personalen Ebene des Lebens mit der zeitlich überdauernden, archetypischen Ebene der universalen Wahrheiten, wie sie für jedes Leben mehr oder minder zutreffen, charakterisiert ist. Um die Vermittlung zwischen diesen Ebenen des eigenen Daseins geht es also. Dies geschieht, indem man zwischen den verschiedenen Betrachtungsperspektiven hin- und herpendelt, verschiedene Perspektiven auf ein und denselben Sachverhalt entwickelt. In der Praxis führt das manchmal zu der Wahrnehmung, alles schon einmal gedacht oder gesagt zu haben, etwas bereits verstanden zu haben und dennoch manchmal das Gefühl zu haben, wieder von vorne anfangen zu müssen. Die Krise der Lebensmitte ist ein allmähliches »Durchkauen« und »Wiederkäuen« der Probleme.

Das Potenzial des Selbst Dem neurotisch Erkrankten oder wie oft bei Jung, dem auch eher früh gestörten Patienten kommt somit immer die Chance zu, Seinsbereiche und Erlebensweisen aushalten zu müssen, aber auch ausloten zu »dürfen«, die andere nicht erleben »müssen« oder auch können. In der Jung'schen Psychologie geht es weniger um die Arbeits- und Liebesfähigkeit, wenn man darunter eine Anpassung (gerade heutzutage) an selbst eher krankmachende und kranke gesellschaftliche Gepflogenheiten verstehen will, sondern vielmehr um die Entwicklung und Verwirklichung des Potenzials des »Selbst«, das sicherlich zunächst recht anarchisch und archaisch anmuten mag, in entsprechende Formen gebracht, jedoch ein kreativeres und erfüllteres Leben verheißt. Eine solchermaßen analytische Sicht auf den Menschen lässt uns auch den therapeutischen Prozess als etwas von uns nicht unmittelbar angetriebenen Vorgang verstehen. Was immer geschieht, es geschieht vor allem deshalb, weil es in der Logik des Selbst des Patienten liegt, von diesem Zentrum aus gesteuert wird. Der Therapeut begreift sich hier »nur« als Katalysator, freilich eine wichtige Ingredienz, um aus dem gemeinsamen Prozess der Therapie, den Jung mit dem alchimistischen Bild eines gemeinsamen Eintauchens in den Merkurbrunnen verglichen hat, beide verändert hervorgehen zu lassen. Auch dieses Bild des gemeinsamen Bades unterstreicht, dass es nicht darum geht, ja sogar hindernd wirkt, wenn wir zu streng trennen zwischen »Krankem« und »Gesundem«. Auch Müller (2013) streicht die Gefahr narzisstischer Versuchungen für den Therapeuten heraus, sieht auch ihn in der Pflicht der Demut.

Patientenbeispiel 6
Eine Frau Ende Vierzig kommt in Behandlung. Sie fühlt sich von allem überfordert, klagt über massive Angstzustände, die ihr fast alles unmöglich machen würden. In der gemeinsamen Arbeit wird versucht, auf die dennoch hier und da auftauchenden lebendigen, »frechen« Äußerungen der Patientin einzugehen, sie darin zu spiegeln. Sehr allmählich traut sie sich mehr zu, wird wieder begrenzt berufstätig, fährt für sie ungewohnte Strecken mit dem Auto und erobert sich so neue Bereiche des Lebens. Ihre Neigung, sich in ihre dunklen Gefühle zu versenken, lässt nach und ein Traum zeigt, dass ein aus dem Käfig gelassener wilder, schwarzer Mann, ganz wie im Märchen, in Wirklichkeit wohl ein ansehnlicher Jüngling ist, der eher Begehrlichkeit zu wecken imstande ist. Die Patientin wird keine »neue« Person, sie pflegt ihre Stärken und wertschätzt diese mehr, ihre innere, sie immer kritisierende Stimme wird leiser. In der Übertragungssituation mit dem Therapeuten hat sie gelernt, dass Männer weniger bedrohlich als in ihrer Phantasie sind. Da die Patientin auch eine frühere missbräuchliche Erfahrung mit einem Kollegen gemacht hatte, ist das Vertrauen in eine tragende und sie schützende Beziehung sehr erschüttert. Nur langsam entwickelt sie mehr Vertrauen und damit auch Vertrauen in sich selbst, kann frühere Ängste überwinden und entwickelt sich von ihrer Introversion ein gutes Stück heraus in Richtung Extraversion. Damit kommt es zu einem stabileren inneren Gleichgewicht zwischen ihren Komplexanteilen.

11.4 Burnout

Am Beispiel der immer häufigeren Klagen über Burnout, möchte ich versuchen zu beschreiben, vor welche Probleme eine Psychotherapie gestellt wird, wenn Betroffene zwar einerseits unübersehbar leiden, andererseits aber mit hohen und oft unrealistischen Erwartungen an sich und an andere auftreten. Burnout ist übrigens keine anerkannte Diagnose, vielmehr kann das Syndrom als eine Mischung aus narzisstischer Störung, Depression und Ängsten angesehen werden. Grundlage ist oft eine massive Störung des Selbstwertgefühls, die zustande kommt, wenn jemand in der Kindheit zu wenig positive Spiegelung und angemessene Bestätigung erhalten hat. Kompensativ kann sich dann nämlich eine charakteristische Betonung des Leistungsmotivs herausbilden. Menschen, die im Beziehungsbereich Enttäuschungen erleben, können sich selbst stabilisieren, indem sie merken, dass sie durch Leistung und Anstrengung Erfolg erzielen.

Überzogene Selbstansprüche Die Belohnung, meist in Form von Geld, wird von ihnen als Äquivalent von Zuwendung erfahren und führt zu einem gesteigerten Selbstwerterleben. Nur, dass die aufgrund der Enttäuschungen verdrängten Wünsche nach bedingungsloser Zuwendung und Liebe wieder nicht erfüllt werden. Im Unbewussten, so die Annahme, sammelt sich daher ein ganz erhebliches Reservoir an Groll an, der aufgrund der hohen Ansprüche an die eigene Disziplin verdrängt wird. Dieser Vorgang kostet eine Menge psychischer Energie, was wiederum Energie von der Aufgabe abzieht, sich im Alltag anpassen zu können.

Erschöpfungszustände Unerwartete Kränkungen und Zurückweisungen führen dann zu schneller Erschöpfung, Zuständen innerer Leere und Arbeitsunfähigkeit. Entscheidend ist, dass diese Menschen vor allem gelernt haben, ihre Bedürfnisse nicht wahrzunehmen, weil deren Nichterfüllung sich wiederholt als zu schmerzlich erwiesen hat. Das, was eine Therapie anzubieten hat, ist aber oft keine Bestätigung der eigenen Großartigkeit oder Leistung. Gelingt es nicht, die Patienten zunächst dennoch in ihrer Selbst- und Weltwahrnehmung zu bestätigen, nämlich, dass die Anderen schuld sind an ihrer Misere und dass sie selbst keine Möglichkeit hatten, sich anders zu verhalten, kann es schnell zu weiteren Kränkungssituationen kommen. Besonders in Gruppentherapien kann es schnell zu Abwehrreaktionen kommen, indem andere in der Gruppe abgewertet werden, um die eigene Scham angesichts des so empfundenen Versagens in der Berufswelt verarbeiten zu können.

Das narzisstische Gleichgewicht Tiefenpsychologen sprechen vom gestörten narzisstischen Gleichgewicht, wenn Menschen über die Maßen Bestätigung, Anerkennung und Bewunderung benötigen. Der springende Punkt ist, dass schwer narzisstisch gekränkte Menschen zunächst oft gar nicht offen für andere Bereiche des Zwischenmenschlichen sind, nicht erkennen können, wenn andere sie mögen, wie sie sind. Immer meinen sie, imponieren und gefallen zu müssen, indem sie etwas tun oder vermeiden zu tun. Ihre ganze Weltwahrnehmung ist von dieser aus der Not entstandenen Einstellung geprägt. Treffen diese Menschen nun auf jemanden, der sie wirklich mag oder in einer Therapie auf einen Behandler, der sich wirklich für ihre Gefühle, Bedürfnisse, Wünsche und Träume interessiert, so müssen sie das oft abtun, als bräuchten sie dergleichen »Verweichlichtes« nicht, als hätten sie keine solche Seite.

Zwischen Wunsch und Angst In der Behandlung hat man dann das Gefühl, dass sie einerseits Hilfe wollen, dass man ihnen andererseits aber nicht wirklich nahekommen darf. Ihre Kindheit und ihre Lebensbedingungen werden von ihnen eher oberflächlich geschildert und meist als »normal« beschrieben, auch wenn sich herausstellt, dass es objektiv schwere Belastungen wie alkoholkranke Elternteile gab. Meist wollen diese Patienten Tricks lernen, die ihnen helfen sollen, ihr bisheriges Leben weiter leben zu können, ohne wirklich eine veränderte Einstellung zu sich, zum Leben und zu ihrer Arbeit zu erlangen. Werden sie in dieser Hinsicht enttäuscht, empfinden sie dies leicht als Enttäuschung und Bedrohung. Eine solche narzisstische Struktur ist nur schwer beeinflussbar und wenn die äußere Situation halbwegs stabil ist und ein Wiedereinstieg in den Beruf, manchmal mithilfe von

Medikamenten, zu gelingen scheint, brechen viele ihr Therapievorhaben wieder ab.

Der verzögerte Zusammenbruch Erst wenn körperliche und seelische Ressourcen wirklich aufgebraucht sind und die bisherige leistungsorientierte Funktionsweise sich wirklich erschöpft hat, kann die Chance auf ein Umdenken bestehen. Erst dann ist man in der Regel bereit, seine Prioritäten wirklich zu überdenken. Zwar reagieren viele Menschen dann zunächst wiederum mit einer Art Selbsterhöhung, indem sie ihrem »Ausstieg« aus den »System« eine ganz besondere Bedeutung für ihr Leben beimessen, sich wiederum hervorgehoben und als etwas »Besonderes« fühlen können, aber manchmal ist es genau diese Möglichkeit der Umdeutung und des gleichzeitigen vorübergehend noch Beibehaltens der alten Denkweise, die als Brücke zu einem neuen Selbstverständnis gebraucht wird.

Persönliche Vulnerabilität Wenn man so will, sind Menschen mit einem Burnout Opfer ihrer kindlichen Deprivation, also ihres Nicht-Gesehen-Werdens als Kind und der gleichzeitig gegebenen gesellschaftlichen Möglichkeit, sich mit Leistung Anerkennung zu verdienen. Ist dieser Zusammenhang zu ausschließlich, kommt es dazu, dass sich eine große Anfälligkeit für Zurückweisungen und Kränkungen ergibt, weil die Abhängigkeit von dieser Art der Befriedigung essenziell ist. Es besteht keine Wahrnehmung für die Möglichkeit anderer Quellen des Selbstwertes, ohne Leistung keine Liebe und vor allem keine Selbstliebe. Man könnte auch von einer erhöhten Vulnerabilität, also Verletzlichkeit sprechen.

Ganzheitliches Bild gefragt Oft ist in diesen Situationen auch die Ehe oder Partnerschaft der Betroffenen in einer Krise. Kein Wunder – die exzessive Arbeitstätigkeit eines oder auch manchmal beider Partner verhindert intensiveren Kontakt. Damit die Krise in der Arbeitstätigkeit, sei es als Burnout oder auch im Fall von Mobbing, eine nachhaltige Neuausrichtung bewirken kann, müssen meist auch private Probleme dazukommen. Meist ist es eine Ansammlung von Belastungen und Konflikten, die Menschen in eine psychotherapeutische Behandlung mitbringen. Häufig betreffen sie sowohl unverarbeitete Kindheitstraumata, Konflikte in der Partnerschaft, Arbeitsprobleme und körperliche Beschwerden. Mit einem ganzheitlichen Menschenbild im Kopf können diese Symptome in ihrer gemeinsamen Ursache erkannt werden. Diese stellt die Patienten im Fall des Burnouts ganz eindeutig vor die Aufgabe, diese Zusammenhänge zu identifizieren und neue Quellen für Zufriedenheit und Bestätigung zu finden als nur ihre Arbeit. Vor allem geht es um die Herabsetzung ihres hohen Anspruchs an sich selbst, der überhaupt erst dazu führt, dass sie ständig hinter sich selbst zurückbleiben. Dem typischen Burnout-Patienten hat meist nicht nur der Chef Druck gemacht, sondern vor allem seine innere Gewissensstimme. Nur langsam kann in der therapeutischen Beziehung die Erfahrung verinnerlicht werden, dass da ein Gegenüber ist, den nicht nur die persönliche Leistung interessiert, sondern vorher scheinbar Belangloses.

11.5 Angststörungen

In Abhängigkeiten »stecken geblieben« Ängste, seien es soziale Ängste oder auch spezielle Phobien wie die Agoraphobie, die Angst vor freien Plätzen, finden sich vor allem bei Menschen, die nicht gelernt haben, ihre gesunden aggressiven Anteile und Durchsetzungsimpulse Anderen zu zeigen. Als Patienten sind dies oft Frauen, die sich ausschließlich um die Versorgung von Kindern, Haushalt und Ehemann gekümmert haben oder auch Männer, die immer noch zuhause leben oder sich innerlich im Bannkreis der Eltern bewegen. Die Erkrankungen können so heftig sein, dass die Betroffenen sich nicht aus dem Haus trauen und ganz abhängig von der Hilfe anderer machen. So können sie auf gewisse Weise ihre unterdrückten Bedürfnisse nach Versorgt-Werden ausleben, freilich wiederum nur mit Schuld- und Schamgefühlen.

Die Klippe der Lebensmitte Die Lebensmitte konfrontiert mit diesem Entwicklungsstillstand. Er konfrontiert sozusagen durch die äußere Realität mit der Frage, ob man in dieser Weise weiterzuleben gedenkt. Der Konflikt, der letztlich auch zum Anstieg des Angstpegels beiträgt, besteht zwischen dem Wunsch, alles so zu belassen, wie es ist und den

Wünschen nach einem größerem Aktionsradius, mithin einer umfassenderen Selbstaktualisierung. Oft sind Angstpatienten zutiefst traumatisierte und verunsicherte Menschen, die gar nicht annehmen können, dass ihnen auch so ein freies Leben wie Anderen zustehen könnte. Diese betrachten sie argwöhnisch und neidisch.

Quälende Zwänge Ein Blick in die eher klassische Psychopathologie, mit dem Ziel, hier für die Lebensmitte typische Problematiken anzuschauen, fällt ein wenig personalistischer aus als die bisherige Untersuchung der archetypischen Themen, wie sie für diese Lebensphase bezeichnend sind. Zwanghafte Verhaltensweisen etwa sind in besonderer Weise quälend für diejenigen, die darunter leiden. Aber auch ohne an einem Waschzwang oder Kontrollzwang erkrankt zu sein, sind manche Menschen von wiederkehrenden Grübeleien und Gedankenkreisen betroffen. Hinter jedem Zwang verbirgt sich die Angst, etwas Unkontrollierbares könnte passieren und sie selbst oder andere könnten Schaden nehmen. Es wurde gezeigt, dass es zur Lebensmitte eine günstige Voraussetzung sein kann, wenn man Altes loslassen und sich auf Neues einlassen kann.

Langwierige Behandlung Menschen mit solch starken Ängsten können das natürlich besonders schwer. Ihre althergebrachten, ritualisierten Verhaltensmuster passen nicht mehr in die veränderten Lebensumstände, was sie innerlich sehr unter Druck setzt. Auf die Konfrontation mit Neuem, manchmal schon auf eine abweichende Meinung oder Wahrnehmung des Therapeuten reagieren sie mit Irritation und manchmal auch Ärger. Diesen inneren Groll, der natürlich auf den Behandler übertragen wird, gilt es langsam, in kleinen Schritten, abzubauen, indem man ihn benennt und anerkennt. Der Patient macht die für ihn oft überraschende Erfahrung, dass der Therapeut seine ihn belastenden Gefühle nicht negativ bewertet, sondern damit umgehen kann. So kommt es zu der schon erwähnten »korrigierenden emotionalen Erfahrung«. Den prägenden kindlichen Beziehungserfahrungen werden neue Erfahrungen an die Seite gestellt, was zu einer Wandlung des Blicks auf die Mitmenschen führen kann.

11.6   Die Zuspitzung: Begegnung mit dem Tod

Existenzielle Fragen   In der Behandlung gehe es, so Müller, auch um die Entwicklung der vier »heldischen« Eigenschaften Wissen, Wagen, Wollen, Schweigen. Insbesondere die Fähigkeit, Spannungen auszuhalten und die Ängste vor » Leere, Abgrund, Tiefe, Chaos, Dunkelheit, Katastrophen, Weltuntergang, tödliche, verschlingende Bedrohung.« (Müller 2013, S. 86) zu bewältigen, ihnen ins Auge zu schauen. Dies wird auch mit der bekannten Metapher vom Drachenkampf in zahlreichen kulturellen Darstellungen gemeint. Eine gereiftere Persönlichkeit mit ihrer Verbundenheit zum Überpersönlichen, die die Akzeptanz des eigenen Todes einschließt, würde dann über mehr Gelassenheit und geistige Ruhe verfügen, »weil es zunehmend weniger Persönliches zu verteidigen gibt.« (Müller 2013, S. 61). Bereits Jung hat in »Psychologie und Religion« (1939, 1995) festgestellt, dass der Mensch ein intuitives Verständnis von dem hat, dass das, was er in der Welt vorfindet, seine Entsprechung in seiner Psyche hat. Das Bewusstwerden dieses Zusammenhanges deute auf eine Integration des eigenen Schattens hin. Mit dieser individuellen, inneren Erfahrung sei aber gleichzeitig Entscheidendes für die Gemeinschaft der Menschen getan und damit für die Welt.

Neurophysiologische »Umgehungsstraßen«   Die Hoffnung, ein Thema ein für alle Mal hinter sich zu lassen, es, wie es so schön vieldeutig heißt, »verarbeitet« zu haben, ist trügerisch. Trotz aller sichtbaren und spürbaren Veränderungen in und durch Therapien aus der Sicht aller Beteiligter ereignen sich immer wieder Rückfälle in alte Verhaltensmuster und Erlebens- und Denkweisen. Dies hat die Ursache, dass tief eingebrannte, d. h. lange erlernte Muster nie wirklich verlernt werden können. Ihre neurophysiologischen Korrelate, das wissen wir heute, bleiben im Wesentlichen bestehen. Was Therapie bewirkt, ist, dass etwas dazukommt.

Rückfälle inklusive   Unsere Nervenbahnen bauen sozusagen »Umgehungsstraßen«, knüpfen neue Verbindungen, und so können Verhaltensweisen sich auch dauerhaft wandeln. Gerät eine Person

jedoch in eine Situation, die einer früher stressauslösenden sehr ähnlich ist, so kann es unter Druck auch zu erneuten heftigen Gefühlsreaktionen kommen, die als sehr unangenehm empfunden werden und manchmal auch als umso frustrierender, je mehr man glaubte, etwas ganz hinter sich gelassen zu haben. Doch in aller Regel sind solche Einbrüche weniger tief und langandauernd als frühere, die gewonnenen selbstregulativen Kompetenzen führen in der Regel dazu, dass man sich entweder bald selbst wieder aus einem »Loch« zu befreien vermag oder aber kurzfristig freundschaftliche, familiäre oder fachliche Hilfe in Anspruch nimmt.

Selbst und Selbstregulation   Die Bedeutung der Selbstregulation wird heute in vielen therapeutischen Schulen groß geschrieben. Aus jungianischem Blickwinkel wird diese manchmal etwas technisch anmutende Kompetenz ergänzt durch die Annahme, dass nicht alles in unserem psychischen Erleben von uns beeinflusst und gesteuert werden kann. Das Selbst in diesem Verständnis kann man keineswegs zu irgendwas bewegen, denn es ist gewissermaßen der »unbewegte Beweger«, wie Aristoteles seine Gottesvorstellung umschrieben hat.

11.7   Der verwundete Heiler

Die Idee des verwundeten Heilers beschreibt die Beobachtung, dass sich Heilung im psychotherapeutischen Bereich vor allem dann ereignen kann, wenn die Selbstheilungskräfte eines Patienten oder Klienten aktiviert werden können. Dies geschieht aber vor allem dann, so etwa die Schilderung bei Frick (2005), wenn der Therapeut selbst sich seiner eigenen Verletzungen und Wunden bewusst werden kann. Jeder Patient konfrontiert seinen Therapeuten mit einer anderen Facette seiner eigenen Persönlichkeit und Lebensgeschichte, mit einer anderen Episode, die auch von Enttäuschung oder Kränkung geprägt sein kann. Im strengen Sinn muss man annehmen, dass der Patient unbewusst eine Ahnung von diesen Prozessen im Therapeuten hat, er ahnt, dass dieser oder diese sowohl vergleichbare Erfahrungen gemacht als auch diese größerenteils bereits irgendwie überwunden hat. Dies aktiviert dann im Patienten den Glauben, seine inneren Konflikte auch lösen zu können. In der Mythologie wird der verwundete Heiler vom Mischwesen Chiron verkörpert. Im Übrigen liegt diese Erfahrung auch der Empfehlung zugrunde, dass angehende Psychotherapeuten eine intensive und längere Ausbildungstherapie absolvieren müssen.

11.8 Die Ethik des Psychotherapeuten – Gefahren nach der Lebensmitte

Gefährdung durch eine »déformation professionelle« In den vergangenen Jahren wurde in psychotherapeutischen Kreisen viel über Ethikfragen nachgedacht und diskutiert. Mir erscheint dieser Punkt auch im Zusammenhang mit einer möglichen Krise der Lebensmitte wichtig zu erwähnen. Denn auch Therapeuten kommen an den Themen der Lebensmitte nicht vorbei, ja sie sind sogar in besonderer Weise gefordert, sich damit auseinanderzusetzen. Vielleicht kommt es infolge der oft langen Ausbildung manchmal verspätet zu krisenhaften Entwicklungen; diese stehen dann aber schnell im Zusammenhang mit der Berufstätigkeit. Therapeutische Arbeit ist ja zunächst meist eine einsame Angelegenheit und spielt sich in der Dyade von Behandeltem und Behandelndem ab. Belastet werden Therapeuten durch das Containen von sehr viel Leid und oft zunächst auch nicht zu klärenden Spannungen, Depressionen und Misstrauen in Beziehungen. Sicherlich geht man davon aus, dass Therapeuten sich in Supervisionen und Intervisionsgruppen über ihre problematischen Fälle austauschen. Sind sie jedoch weder in eine institutionelle Gremienarbeit eingebunden noch verfügen sie über ein zufriedenstellendes Sozialleben, eine tragende Partnerschaft, so sind sie mehr gefährdet, ihre persönliche Anerkennung, ihre Bedürfnisse in ihrer Arbeitstätigkeit abdecken zu müssen. Dies stellt eine Gefahr im Hinblick auf Übergriffe dar, seien es verbale oder, immer noch zu oft, auch Grenzverletzungen, die den therapeutischen Raum zerstören, wenn diese etwa zu einer intimen Beziehung führen. Solche Entwicklungen haben immer desaströse Folgen für alle Beteiligten. Umso wichtiger ist es, darüber nachzudenken, wie die Wahrscheinlichkeit für solche Handlungen reduziert werden kann.

Ethische Verfasstheit jeder Therapie Hier gilt sicherlich der Aufruf an alle Psychotherapeuten, sich selbst und auch andere innerlich danach zu befragen, wie zufrieden sie mit ihrem Leben sind. Kollegen, die die allgemein akzeptierten therapeutischen Grenzen mit pseudotheoretischen Thesen geneigt sind hinter sich zu lassen, sollte man mit Argwohn begegnen. Es gibt keine Argumente gegen eine ethische Verfasstheit der therapeutischen Situation und gegen die Aufrechterhaltung der Abstinenzforderung (Ramshorn-Privitera 2015). Durch die heute weithin anerkannte intersubjektivistische Definiertheit der therapeutischen Situation, die neue Möglichkeiten und teils auch Notwendigkeiten der psychischen Verwicklung mit sich bringt, ist es umso mehr notwendig, sich als Therapeut Rechenschaft über die persönliche Lebensbilanz und Lebenszufriedenheit abzugeben.

11.9 Essentials

Zusammenfassende Überlegungen zur Therapie Will man die wichtigsten aktuellen Aspekte aus der postjungianischen Praxis zusammenfassen, so lassen sich die folgenden Punkte nennen. Lesmeister bringt die Frage, was in Therapien als notwendig und heilsam anzusehen ist, auf die prägnante Formel »um ein anderes Selbst von innen her zu verstehen gibt es letztlich keinen anderen Weg, als sich diesem **anzugleichen**« (Lesmeister 2009, S. 275). Zur Kompetenz des Behandlers gehöre es aber zudem, den Zustand der Vermischung zu erkennen, zu tolerieren und sich wieder aus ihm lösen zu können. Lesmeister bezieht sich auch auf den aristotelischen Begriff der Phronesis, der in seinen Augen ganz gut das beschreibe, was in einer Psychotherapie an Handwerkzeug und Künsten vonnöten ist. Phronesis sei ein »Amalgam aus geschulter Wahrnehmung, Empathie, Imagination, Intuition, geistiger Kreativität, Wissen, Erfahrung und wahrscheinlich noch einigem mehr« (ebd., S. 282). Diese Erkenntnisse auf der Basis eines grundsätzlich intersubjektivistischen Ansatzes stellen für viele therapeutische Methoden, die mehr auf Vorhersagbarkeit und Planbarkeit einer Behandlung abzielen, zweifellos eine Herausforderung dar. Sie nehmen den Erfahrungshintergrund der therapeutischen Arbeit zum Anlass zu sehr weitgehenden Schlussfolgerungen für deren theoretische Beschreibung.

Die Entfaltung des Selbst Die Thesen von Lesmeister, denen ich mich ausdrücklich anschließen mag, bringen zum Ausdruck, dass es in längeren und intensiven Psychotherapien vor allem um die Erfassung von etwas geht, was seinen Ausgangspunkt in der Beziehung zwischen Therapeut und Klient oder Patient hat, aber weit darüber hinausweist. Viele der in diesem Buch genannten Facetten der Midlife-Krise sind auch in dieser Begegnung präsent und sollten als solche gesehen und benannt werden. Sich nur auf die biografische Erfahrung und die aktuelle Übertragungssituation zu beziehen, kann sich als zu kurz gegriffen herausstellen. Die junge junianische Perspektive erlaubt es nach meiner Erfahrung gut, ein paar Schritte zur Seite zu gehen und die größeren Zusammenhänge in Augenschein zu nehmen. Dies entlastet keineswegs von therapeutischer Verantwortung, aber es lässt einen manchmal eher in das vertrauen, was sich selbstständig zur Entfaltung bringen kann und entlastet den Therapeuten, der angesichts so vieler theoretischer Überlegungen darüber, was er »tun« sollte, ins Zweifeln oder gar Verzweifeln gerät.

Vertrauen auf die Kreativität des »Selbst« Wer die Konzepte eines Puer oder das der Liminalität im Hinterkopf parat hat, wer die Midlife-Krise nicht als losgelöstes Phänomen, sondern im gemeinsamen Blick auf alle Lebenskrisen betrachtet, wer die Vorstellung einer archetypischen Ebene des inneren Erlebens und des Unbewussten aufgreift, der hat eine ganze Fülle von Möglichkeiten zusätzlich zu seinen erlernten Methoden und Theorien zur Hand, die zur Entlastung in der therapeutischen Arbeit und damit der Entlastung der Patienten in der Lebensmitte führen werden. Dass sich eine Entwicklung ohne äußeren Druck vollziehen kann, vorausgesetzt, es ist keine Gefahr in Verzug, ist der Grundsatz einer junianischen analytischen Therapie. Sich immer wieder, trotz aller Hindernisse, diese Freiheit innerlich zu erkämpfen, dies kann

zu einer therapeutischen Haltung der Gelassenheit führen, die selbst einem Burnout des Therapeuten verbeugen hilft. Dabei geht es im junianischen Ansatz nie um ein lediglich intellektuelles Verstehen – wie es fachfremden Kollegen oft die Bezeichnung Analyse nahelegt –, sondern, gerade bei Jung, darum, eine synthetische Funktion für den Austausch des Bewusstseins mit dem Unbewussten zu fördern. Es geht auch um die tiefe innere Gewissheit, dass sich Individuation ereignet, wenn die kontextuellen und Beziehungsfaktoren diese unterstützen und günstig für diesen Prozess sind.

Literatur

Jung CG (1995, [1]1939) Gesammelte Werke. Walter, Düsseldorf
Frick E (2005) Sich heilen lassen. Echter, Würzburg
Lesmeister R (2009) Selbst und Individuation. Brandes & Apsel, Frankfurt a. M.
Müller L (2013) Der Held – Jeder ist dazu geboren. Opusmagnum, Stuttgart
Ramshorn-Privitera A (2013) Die Abstinenzregel in der psychoanalytischen Behandlungstechnik – Versuch einer Differenzierung. Psyche 67, 1191–121

Die Krise unserer Zeit und die Krise der Lebensmitte

Volker Münch

V. Münch, *Krise in der Lebensmitte*, Psychotherapie: Praxis,
DOI 10.1007/978-3-662-47985-8_12, © Springer-Verlag Berlin Heidelberg 2016

You know that we are living in a material world
And I am a material girl
(Madonna)

In der Krise der Lebensmitte spiegelt sich heute auch die Krise unserer Zeit. Es wird ein immer stärkeres Pendeln zwischen Bewahren und Aufbruch spürbar, die Meinungen und Ansichten über gesellschaftliche und politische Fragen polarisieren sich zusehends. Darin ist zum einen erkennbar, wie sehr kollektive und individuelle Themen immer verschränkt sind, zum anderen zeigt sich, wie sehr daher Lösungsvorschläge für kollektive Probleme immer auch aus der Psyche des Einzelnen entstammen und umgekehrt in sie hineinwirken.

Beschleunigter Wandel In den letzten gut zehn Jahren hat sich der technologisch-wirtschaftliche, aber auch politisch-gesellschaftliche Wandel weiter beschleunigt. Ob der Siegeszug des Internets und die auf dessen Technik basierenden Algorithmen der Finanzwelt, ob die zunehmende Prekarisierung immer größerer Teile der westlichen Gesellschaften, die Radikalisierung der islamischen Welt oder die weiter zunehmenden Flüchtlingsströme – selten war so viel Wandel in so kurzer Zeit. Und doch scheint die Geschwindigkeit der Reaktionen auf die Veränderungen noch zu langsam, um den manifesten Veränderungen Herr zu werden (Schirrmacher 2013; Rosa 2005). Dieser kollektive Kontrollverlust erinnert an die Situation eines Menschen in der Krise, etwa der der Lebensmitte. Auch gesellschaftlich stehen wir nach einem rasanten Aufstieg der westlichen Lebensideologie und -wirklichkeit an einem Scheidepunkt der Entwicklung: Viele der Prozesse, die uns Erfolg und Wohlstand, Sicherheit und Zuversicht vermittelt haben, entpuppen sich bei näherem Hinsehen als zu einseitig, als von Schattenaspekten umgeben, als nicht länger tragbar, sei es aus moralischen oder auch schon praktischen Erwägungen.

Lebensmittekrise forciert Der Ruf etwa nach einer Veränderung unseres Umganges mit der Natur, der nun seit etwa 40 Jahren unser beständiger Begleiter ist und der bereits vielfach erhört wurde und zu einer Vielzahl von substanziellen, kreativen Veränderungen in unserer Lebenswirklichkeit geführt hat, etwa zu der festen Etablierung ökologischer Fragen im öffentlichen Diskurs, ähnelt auf der Mikroebene der Persönlichkeit der Frage nach dem »Wie weiter?«. Wie verhalten sich nun diese beiden Ebenen, die gesellschaftliche und die personale, individuelle zueinander? Wenden wir die bekannte Betrachtungsweise von Ursache-Wirkungs-Zusammenhängen an, könnten wir annehmen, dass die kollektiven Beschleunigungen und gestiegenen Anforderungen auch jedem Einzelnen einen noch größeren Druck bescheren können, ganz abgesehen von den Fragen der Lebensmitte, die allein mit dem Alterungsprozess und eher beziehungsbezogenen Konflikten entstehen. In einer Welt, die immer größere Bereiche des Lebens einer Verwandlung in digitale Einheiten zuführt und damit deren Wahrnehmung als Ware unterstützt, kann sich das, was man früher als »Seele«, als »Muße« bezeichnete und das sich als »innere Stimme« zu Ausdruck brachte, immer schwerer wahrnehmen. Doch auch das Gefühl, sein Leben zur Lebensmitte noch einmal neu ausrichten zu müssen oder zu wollen, könnte selbst ebenso ganz erheblich fremdgesteuert und medial mitbeeinflusst sein.

Die »therapierte Gesellschaft« Andersherum ist zu fragen, ob die in vielen Individuen in den vergangenen Jahrzehnten stattgefundenen Prozesse von Einsicht und Veränderung – in der westlichen Welt hat mittlerweile ein ganz erheblicher Prozentsatz von Menschen therapeutische und andere Selbsterfahrung – die kollektive Entwicklung mitprägen. Die Wahrnehmung und Gestaltung der Lebenswirklichkeit wird heute von vielen Aspekten geprägt, die aus den Bereichen Psychologie, Philosophie und Pädagogik stammen und weite Verbreitung in der populären Sachbuchbranche gefunden hat. Allein der Gedanke, in welchem Ausmaß psychologische Fragestellungen unser aller Leben beeinflussen, ist heute viel weiter verbreitet und anerkannt als noch vor 50 Jahren, wenn auch nicht in jedem gesellschaftlichen Bereich.

Verschränkung von kollektivem und persönlichem Wandel Schließlich sei sogar der Gedanke erlaubt, an der gegenwärtigen Popularität des Lebensmittekonzeptes sei nicht unerheblich die gegenseitige Verschränkung von beschleunigtem kollektivem und damit zusammenhängend auch persönlichem Wandel verantwortlich. Das noch einmal alles verändert gehört und dass man sich der Illusion hinzugeben vermag, noch einmal alles von vorne beginnen zu können, in diesem Gedanken spiegelt sich geradezu die allgegenwärtige Logik der Märkte und des Fortschritts (Illouz 2009; ▶ Kap. 9). Ist also die Krise der Lebensmitte mindestens zum Teil nun eine künstliche, »gemachte«? Wie erläutert wurde, sind deren Fragen uralte Menschheitsthemen.

Der Mensch in der Lebensmitte als Konsument Vielleicht lässt sich zunächst sagen, dass die Sensibilität gestiegen ist für die Fragen der Lebensmitte. Und der Blick auf diese Fragen wandelt sich. Im Verein mit der gestiegenen Lebenserwartung ist die Lebensmitte ganz erheblich nach hinten gerutscht. Zudem stellt sich mit der Juvenalisierung des Rentenalters die Frage nach der Existenz oder der Möglichkeit eines zweiten oder gar dritten »Frühlings«. Viele der Fragen der Lebensmitte hängen also ganz deutlich von diesen demografischen und gesellschaftlichen Veränderungen ab. Hier zeigt sich ganz deutlich der Einfluss des Kollektiven auf das Persönliche.

Psychologie der Lebensspanne Über allem steht aber die veränderte Wahrnehmung der Lebensspanne. Die moderne Entwicklungspsychologie widmet sich seit wenigen Jahrzehnten erst der Untersuchung der zweiten Lebenshälfte und den mit dieser Lebensphase verbundenen Herausforderungen und Chancen. Jung hat diese Frage bereits vor 100 Jahren auf seine Weise versucht zu erforschen. Seine These jedoch, dass psychische Entwicklung vor allem in dieser Lebensphase zuhause ist und erst mit der sog. introvertierten Individuation der Weg zu einer vollständigen Lebenssicht gelingen kann, kann in dieser Ausschließlichkeit so nicht Bestand haben. Viele der Veränderungen, die sich zur Lebensmitte ereignen, haben ihren Vorlauf. Oft unerkannt, aber durchaus wirksam, begleiten die sukzessiven Veränderungen einen auch durch die Jahrzehnte der Auseinandersetzung in Beruf, Karriere, Partnerschaft und Familie. Es geht darum, für diese subtilen Veränderungsprozesse sensibler zu werden und mehr in sich hineinzuhören als

vielleicht davor, weniger um einen grundlegenden Persönlichkeitswandel.

12.1 »Hauptsache gut verdrängt«

Unterschiedliche Entwicklungslinien Auf die Gefahr der Wiederholung hin sei noch einmal hervorgehoben, dass sich zur Lebensmitte relativ oft ein Persönlichkeitsanteil Bahn bricht, der vorher stärker verdrängt wurde. Wer seinen Schwerpunkt vor allem auf Karriere und Beruf legte, kommt in der Regel an den Zenit seiner Möglichkeiten und wird sich vielleicht vermehrt seinen anderweitigen Interessen zuwenden. Wer sich also stark an der äußeren Lebenswirklichkeit, dem alltäglichen Kampf gewidmet hat, der Versorgung der Familie, der wird oft daran erinnert, dass noch andere stillere, zurückgezogenere und introvertiertere Aufgaben im Leben warten. Oft werden die seit der frühen Erwachsenenzeit nicht mehr ausgeübten Hobbys im kreativen Bereich wiederbelebt.

Kontakt zur Welt Wer sich hingegen vor allem darin geübt hat, sich bereits früh mit sich selbst zu beschäftigen, wer psychische Probleme, Süchte, Beziehungsprobleme gehabt und nachfolgend Therapie gemacht hat, der wird oft bemerken, dass die aktive Auseinandersetzung mit der Welt zu kurz gekommen ist. Früher vermiedene Tätigkeiten können nun wichtiger werden, auch, weil einem zunehmend bewusster wird, dass die Zeit weniger wird. Reisen, Sport, Begegnungen mit Menschen zu suchen ist gerade für diejenigen Menschen, die ihre Extraversion zu wenig gelebt haben oder leben konnten, ein wichtiger Entwicklungsschritt. Dieser Ausgleich der Gegensätze, den die Lebensmitte in ihrer vielfältigen Symptomsprache einfordert, scheint wichtig, um die oft stark ansteigende innere Spannung wieder reduzieren zu helfen.

Konflikt Extra- und Introversion Unsere Gesellschaft freilich unterstützt vor allem die Extraversion. Dies könnte aber von denjenigen, die sich bislang oft wenig trauten und sich mit Innenschau, Intellektualismus, Selbsterforschung und Zweifeln beschäftigten, genutzt werden, um neue

Erfahrungen in ihr Leben zu lassen. Diejenigen hingegen, die an der äußeren Realität ihres Berufs oder ihrer Ehe scheitern, finden oft den Weg in eine Therapie oder Beratung, um entdecken zu können, dass jenseits von messbarem Erfolg, Macht und Geld noch ganz andere Aspekte des Menschseins Beachtung finden wollen.

12.2 Die Lebensmitte und der technologische Wandel

Lebenslanges Lernen Ein heute deutliches Zeichen dafür, dass man älter zu werden beginnt, sind die Skepsis und Überforderung, die viele angesichts der Verbreitung der neuen Medien im Alltag erleben. Sowohl im Beruf wie auch im Leben mit Kindern und Heranwachsenden werden wir ständig mit Neuerungen und »Updates« konfrontiert. Während sich Kinder und Jugendliche wie selbstverständlich dem Neuen überlassen und es freudig und mit hoher Lernbereitschaft aufnehmen und nutzen, bemerken die »Mittelalten«, wie sie an Grenzen ihrer Aufnahmefähigkeit und -bereitschaft stoßen. Die immer kürzer werdenden Zyklen der technischen Veränderungen werden als Ärgernis empfunden, die den Alltag nicht, wie oft versprochen, leichter, sondern immer komplizierter machen. Vor allem wird vom Einzelnen immer mehr verlangt: die Kompetenz, mit Programmen und Apps umzugehen, das Speichern, Verwalten und auch die Vervielfältigung des persönlichen »Datenschatzes« liegt nun ganz in der Hand des Individuums. Es beschleicht einen manchmal das nicht ganz unrichtige Gefühl, dass man nun Verrichtungen übertragen bekommt, die früher Behörden, Institutionen oder Firmen für einen erledigt haben. Angesichts der heutigen Vernetzung und der Möglichkeit der Überwachung und Kontrolle stellt sich aber gleichzeitig die Frage, ob die Privatisierung des Wissens nicht opportun ist.

Ein ökonomisches Selbstkonzept Der Umbruch zu einer Gesellschaft, in der der einzelne sich als »Ich-AG« begreifen lernen soll, geschieht seit den 1990er-Jahren und hält weiter an. Nehmen wir die Perspektive der Lebensmitte ein, ist die Generation der in den 1950er- und 1960er-Jahren Geborenen

in besonderer Weise von dieser neuen Selbstdefinition des Menschen betroffen. Der Alltag wird durch Internet, mobilen Zugang ins Netz, Handys und andere »tools« verändert und es wird zunehmend zur Aufgabe des Einzelnen, für sich zu regeln, wann er online sein will und wann er Ruhe oder Pausenzeiten braucht. Suchtartiger Gebrauch von digitalen Medien entwickelt sich nicht nur bei Jugendlichen, sondern findet sich auch bei aktiven Erwachsenen. Die Verschiebung der Sphären von »Privat« und »Öffentlich« ist beachtlich und beeinflusst unser tägliches Miteinander.

Neues Generationenverhältnis Das Verhältnis der Generationen wird ebenfalls von diesen Veränderungsprozessen berührt: während es bis vor einer Generation noch so war, dass die Älteren einen generellen Wissens- und Erfahrungsvorsprung hatten, müssen jetzt oft Eltern ihre Kinder fragen, wenn es um den Umgang mit den neuen Techniken geht. Damit ist aber auch auf der psychologischen Ebene der Beziehung eine neue Herausforderung vorhanden. Denn die Unterlegenheit der Kinder, so nahm man an, sorgte für jene Rivalitätsgefühle, die zu einer produktiven Auseinandersetzung mit den eigenen Grenzen führen sollte und für die psychologische Reifung der Persönlichkeit wichtig erschien.

Gefahr von Größenvorstellungen Stehen jetzt die Verhältnisse teilweise auf dem Kopf, besteht die Gefahr der Festschreibung von Größenvorstellungen, Kinder und Jugendliche könnten versucht sein, sich für erwachsener und reifer zu halten, als sie tatsächlich sind. Gleichzeitig könnte man aber auch an einen gegenteiligen Effekt denken und Entwarnung geben: der Umgang mit EDV und der Fachsprache der Informationstechnologie wird von jungen Menschen wohl auch als Teil jener sich von Generation zu Generation wandelnden Geheimsprache erlebt, die es ihnen ermöglicht, sich von den Eltern zu emanzipieren und ihnen Einblicke in die eigene Welt zu verweigern. »Computersprech« wird damit zum Teil eines Jargons von Jugendlichen, den diese brauchen und den es immer schon, freilich früher in anderer Form, geben musste. Im therapeutischen Bereich stellt sich die Frage, wie die genannten Veränderungen die Dynamik von ödipalen Konflikten, die eng mit der Generationalität verknüpft sind, beeinflussen. Der ödipale Konflikt spielt dadurch wohl keine geringere Rolle, aber die Dynamik des Konfliktes verändert und verkompliziert sich erheblich.

12.3 Neue gesellschaftliche Ordnungen

Veränderungen auf verschiedenen Ebenen Ein anderer Aspekt, mit dem sich Menschen, die heute in der Lebensmitte stehen, auseinandersetzen müssen, ist die Relativierung der althergebrachten patriarchalen Ordnung. Während in der Kindheit und Jugend der heute in der Lebensmitte Stehenden noch relativ ausgeprägt von preußischen Tugenden die Rede war und Männer weitgehend unhinterfragt den gesellschaftlichen Diskurs bestimmten, ist das Bild heute vielfältiger und verwirrender. Auch wenn wir sehen, dass nachhaltige Veränderungen viel Zeit brauchen, dass Männer immer noch wenig im Haushalt arbeiten, dass Vorstandsposten immer noch vor allem von Männern besetzt sind, sind im Alltag doch eine Menge Veränderungen spürbar; vor allem wird anders über diese Fragen gedacht und gesprochen.

Verunsicherung Dies kann sowohl Frauen wie zunehmend auch Männer in der Lebensmitte verunsichern, was u. a. daran liegt, dass deren Sozialisation in einer anderen Zeit und damit auch einem anderen Zeitgeist stattgefunden hat. Die so erlebte Diskrepanz zwischen der kollektiven Meinung damals und heute, noch verkompliziert durch eigene abweichende Lebenserfahrungen oder Idealvorstellungen von einem selbst, führt dann dazu, dass die eigene Haltung zu Geschlechterfragen oft mehr gelebt wird, als dass sie einem bewusst wäre. Ein von den Eltern abweichender Lebensentwurf wird unbewusst oft schuldhaft erlebt, auch fehlt in diesem Fall das Vorbild, man muss sich anderweitig Identifikationsfiguren suchen.

»midlife-crisis« heute anders als vor 30 Jahren All diese beschleunigten Veränderungsprozesse im gesellschaftlichen Bereich und im Verhältnis der Geschlechter betreffen die heutigen »Lebensmittigen«

viel mehr als in früheren Zeiten, als die Veränderungen selbst nicht so beschleunigt und massiv abliefen. Insoweit würde sich eine Zunahme von Lebensmittekrisen auch dadurch erklären. Als Symptom bemerkbar macht sich das dann allerdings in Form von Einsamkeit, Depression, Burnout, Mobbing, Angst.

12.4 Privatsphäre

Veränderungen machen Angst Als heute 40- bis 50-Jähriger muss man sich fragen, wie man zum veränderten Umgang mit der Privatsphäre steht. Nicht nur der Eingriff von Geheimdiensten und Konzernen in unsere digitalen Daten, auch soziale Netzwerke und die manchmal übergriffig agierende Arbeitsumgebung fordern eine Positionierung ein. Hier reicht die Reaktion von kritikloser Begeisterung bis zu harscher Ablehnung. Dabei ermöglicht uns die Diskussion über die Notwendigkeit einer Privatsphäre bewusster wahrzunehmen, wie wir bislang Privates und Öffentliches überhaupt definiert haben. Für gewöhnlich wird der Umgang mit diesen Grenzen so lange nicht hinterfragt, bis die althergebrachten Grenzen infrage gestellt werden. Man stellt plötzlich fest, dass die eigene, frühere Definition von Privatsphäre vielleicht auch phobische, sehr wenig offene Züge hatte. Mittels neuer Medien kann man einen niedrigschwelligen, angstfreieren Zugang zu anderen Menschen aufbauen. Das Bewusstsein des Vernetztseins erleichtert, sich die gesellschaftlichen Prozesse vorstellen zu können und unser Menschsein als hochkomplexes Vernetztsein zu verstehen.

Neue Medien mit vertrauten Inhalten Auch im psychotherapeutischen Bereich wird zunehmend erkannt, dass eine Dämonisierung der neuen Medien eher geeignet ist, die eigene Zunft ins Abseits zu befördern, als dass damit die mitunter entwicklungsfördernden Chancen erkannt und genutzt werden können, die etwa das Internet bieten kann. Kinder- und Jugendlichen-Psychotherapeuten arbeiten auch mit den PC-Spielen ihrer jungen Patienten, um sich in deren innere Welt besser einfühlen zu können. Damit sind wir aber jenseits einer Moralität, die danach fragt, ob diese oder jene technische Neuerung, die auch soziale Veränderungen mit sich bringt, lediglich nur Gut oder Böse ist. Denn aus den technologischen Veränderungen entsteht, und darum geht es mir hier, eine Entwicklungsnotwendigkeit vor allem für diejenigen, die ihr bisheriges Lebensmodell allzu rigide verteidigt haben. Besonders ängstliche Menschen sind dafür anfällig, Veränderungen nicht als Chance für eine Erweiterung ihres Horizonts und ihrer Möglichkeiten, sondern vor allem als Bedrohung ihrer Lebensgewohnheiten zu sehen, man denke nur an das Pegida-Phänomen. Manche ältere Patientin von mir ist da offener im Umgang mit dem Netz als mancher zur Lebensmitte in seiner ideologiebegründeten Abwehr.

12.5   Work-Life-Balance

Nicht mehr Mithalten-Können   Neben den oben in zahlreichen Aspekten aufgefächerten innerseelischen Aufgaben für die »Lebensmittigen« ergibt sich daraus, dass aufgrund der sich wandelnden Kultur und auch Arbeitskultur um sie herum zum Teil erhebliche Irritationen entstehen können. So resultiert zumindest ein Teil jener epidemischen Mobbing-Fälle und auch der Probleme, die Menschen mit veränderten Arbeitsstrukturen, etwa dem Fehlen unmittelbarer Vorgesetzter in flachen Hierarchien haben, daraus, dass sie über ganz andere primäre Erfahrungen aus ihrem kindlichen und jugendlichen Umfeld verfügen und dementsprechend ihre »innere Welt« nicht mit der veränderten »äußeren Welt« in Übereinstimmung bringen können. Man könnte daher auch formulieren: je schneller die gesellschaftliche Beschleunigung (Rosa 2005), desto häufiger das Entstehen von Midlife-Krisen. Die gesellschaftliche Entwicklung, wie das auch Rosa sieht, geht dabei in einem Tempo vor sich, die für den Einzelnen nicht mehr einholbar wird, er krankt am Zurückgebliebensein und am Endlosstress des Glaubens, Aufholen oder Nachholen zu müssen.

Protest regt sich   Neben der erwähnten Beschleunigung und dem Versuch der Effizienzsteigerung in allen gesellschaftlichen Bereichen, aber vor allem in denen der Produktion und Dienstleistung, und

dem Versuch, die Grenzen zwischen Beruflichem und Privatem niederzureißen, ist eine Gegenbewegung auszumachen, die die alten Leistungsmaßstäbe relativiert und vor allem in sozialen Berufen zu einem »clash of generations« führt, da die Älteren umso mehr Arbeit zu schultern haben, je mehr sich der Nachwuchs Optionen auf eine angenehmere Balance zwischen Arbeits- und Freizeitanteilen offen halten will. Die Opferbereitschaft ist zwischen den Generationen durchaus sehr unterschiedlich ausgeprägt. Auch dies kann für die Älteren ein Anstoß für eine Entwicklung sein, in der die bisherigen Ideale und Werte vermehrt hinterfragt werden und eine Auseinandersetzung damit beginnt. Würden sich jedoch die heute »Lebensmittigen« an ihre Jugend richtig erinnern, so käme ihnen auch ihr Protest gegen die »spießige und leistungsorientierte« Welt der Eltern wieder in den Sinn. Dieser Gedanke ließe etwas Platz für gegenseitiges Verständnis und Gelassenheit zwischen den Generationen.

Literatur

Illouz E (2009) Die Errettung der modernen Seele. Suhrkamp, Frankfurt a. M.
Schirrmacher F (2012) Ego – das Spiel des Lebens. Blessing, München
Rosa H (2005) Beschleunigung. Suhrkamp, Frankfurt a. M.n

Generationalität

Volker Münch

V. Münch, *Krise in der Lebensmitte*, Psychotherapie: Praxis,
DOI 10.1007/978-3-662-47985-8_13, © Springer-Verlag Berlin Heidelberg 2016

When I dream, I see
My mother´s eyes because she raised me
And in my father´s steps I go
To a goal that´s unknown.
(Mighty Oaks)

Die Lebensmitte ist die Zeit, in der vor allem die eigenen Eltern in ein Alter kommen, das von Gebrechen, Einschränkungen, Krankheiten und dem näher rückenden Tod geprägt ist. Je mehr diese Aspekte bislang verdrängt wurden, umso machtvoller werden sie, wenn sie sich tatsächlich ereignen. Und umso schwieriger kann der Umgang mit den Schattenseiten des Lebens werden. Aspekte wie die Verschiebung der Maßstäbe, Kinderlosigkeit, ein schleichender Wandel der Beziehungsverhältnisse sowie Transgenerationalität spielen hierbei eine wesentliche Rolle.

13.1   Die Verschiebung der Maßstäbe

Unterschiedliche Voraussetzungen Die Anforderungen an den Menschen der Lebensmitte sind unterschiedlich, je nachdem, ob er oder sie bislang vornehmlich allein gelebt hat oder eine Familie gegründet hat, ob eine engere oder distanzierte Beziehung zu den Eltern bestand. Das hautnahe Erleben von Generationalität, etwa in den Großfamilien früherer Zeiten, hatte gewiss seine Nachteile, immer aber hatte man anschaulich vor Augen, wo im Leben man gerade stand. Dabei erinnern einen sowohl Kinder wie Eltern an jenes Fortschreiten der Zeit, das man lange Zeit bis zur Lebensmitte selbst kaum wahrzunehmen in der Lage ist. Während ein Single zur Lebensmitte vielleicht über die Veränderungen des eigenen Körpers ins Grübeln gerät und den »Zahn der Zeit« zu spüren beginnt, konnte ein Mensch, der in seiner Familie älter geworden ist, quasi jeden Tag die Erfahrung machen, dass die aufwachsenden Kinder ihn an die eigene weitere Veränderung erinnern, die vielleicht manchmal im monotonen, gleichförmigen Alltag nicht mehr wahrgenommen wird. Das eingebunden Sein in eine eigene Familie vermittelt eine große Sicherheit und vermittelt quasi als Subtext in verdaulichen Einheiten die Lektion vom Älterwerden und der Aufeinanderfolge der Generationen. Man könnte

es auch so ausdrücken, dass Kinder einen »in die Kollektivität«, also das tradierte Gemeinsame der Menschheitserfahrungen, jenseits aller Kulturen und Zeiten, »hineinziehen« und einen damit vertrauter machen können.

Schmerzliche Wahrheiten Doch auch der gegenteilige Effekt ist nachweisbar: Kinder, die den eigenen Musikgeschmack nicht mehr teilen, machen einem dann schlagartig die Unwiederbringlichkeit der eigenen Geschichte bewusst. Dies kann sowohl mit melancholischen Gefühlen einhergehen als einem auch dabei helfen, zu erkennen, was die Einzigartigkeit der eigenen Geschichte, eingebettet in eine kollektive Geschichte der eigenen Alterskohorte, ausmacht. Nur die unmittelbaren Altersgenossen, vielleicht mit einer Streubreite von wenigen Jahren, erkennen dieselben sozialen Codes, haben einen vergleichbaren zeitgeschichtlichen Hintergrund, sind von denselben kollektiv-gesellschaftlichen Bewegungen und Debatten geprägt wie man selbst. Neben dem schmerzlichen dieser Einsichten kann sich aber auch eine Art Leichtigkeit einstellen, die daraus resultieren kann, dass man von Entscheidungen entbunden ist. Man ist eben so, wie man geworden ist, es ist zu spät mit dem Schicksal zu hadern.

Viele Abschiede – und Neubeginn Sowohl die Generation der eigenen Kinder wie die der Eltern lassen jenes kuschelige Gefühl nicht aufkommen, dass die Vertrautheit mit Freunden derselben Altersgruppe geben kann. Während Kinder ihre eigenen Erfahrungen auch jenseits der Herkunftsfamilie machen müssen und irgendwann ihr »eigenes Leben« leben, haben dies die Eltern immer schon getan. Sie müssen in aller Regel vorangehen und die Kinder hinter sich lassen. Dieser Abschied kann sehr viel in Gang setzen. Das Bewusstsein für die Endlichkeit des eigenen Daseins tritt nie deutlicher zutage als beim Tod von Angehörigen. Eltern von Kindern haben zur Lebensmitte gleich zwei solcher Abschiede zu meistern. Der Abschied von den eigenen Eltern fällt häufig in die Zeit, in der die eigenen Kinder das Haus verlassen. Die Einsamkeit, die entstehen kann, wenn man alleinerziehend war, die Partnerprobleme, die nun nicht mehr hinter die Sorgen um die Eskapaden der heranwachsenden

Jugendlichen zurückgedrängt werden können, all dies kann zur Belastung werden.

Die Vergangenheit kann zurückkehren Dieses Zurückgeworfensein auf sich selbst wird oft als ein Zurückgeworfensein auf einen überwunden geglaubten und unglücklich vorgestellten früheren Lebensabschnitt erlebt. Die Erfüllung des Lebens in Form der Identifikation mit Erfolg, Verbundenheit mit Familie und Freunden, dem Aufbau eines handfesten »Lebens« mit materiellen Gütern, Ressourcen, aber auch Ideellen wie Plänen und Phantasien über das, was noch kommt, noch kommen kann, weicht langsam einer Ahnung, dass der weiteren Expansion des »äußeren Ichs« Grenzen gesetzt sind und für die weitere Entwicklung neue Wege gesucht werden müssen.

Die Krise als Bewegung Insofern kann man die Krise der Lebensmitte auch als eine Bewegung zwischen den Größen Extraversion und Introversion, Materialität und Geistigkeit, Jugend und Alter begreifen. All diese Aspekte prallen zur ebendieser Zeit auf heftige Weise zusammen und wollen in eine neue Balance gebracht werden. Wer sich bereits früher mehr mit inneren Prozessen, mit der »Psyche«, mit Seelischem auseinandersetzen musste, der kann nun manchmal sogar im Vorteil sein, weil die Auseinandersetzung mit dem Schatten, dem Verdrängten eine fortwährende, während der Lebensmittekrise nur zugespitzte Notwendigkeit darstellt.

Die neue »Warte« Die Krise der Lebensmitte ist »die« Lebenskrise, weil von der Warte der Lebensmitte alle anderen »Zeitalter« unseres Lebens gewissermaßen »gleich weit« entfernt sind: Geburt und Aufwachsen, Alter und Tod. Die Notwendigkeit der Bilanzierung ergibt sich allein schon aus der zurückliegenden Zeit, die zunehmend ins Bewusstsein rückt. Während frühere Theorien das Bild des Berges zu Hilfe nahmen, der in der ersten Lebenshälfte zu erklimmen sei, während in der zweiten nur noch ein Abstieg bevorstünde, muss das heute relativiert werden. Eine allzu negative Sicht auf das Altern verrät sich ebenso als Kind seiner Zeit. Seit die Alterspyramide auf den Kopf gestellt wurde, gilt es, auch das Älterwerden neu

zu durchdenken. Auch im Zuge dieser Entwicklung, die zwar manch merkwürdige Blüten treibt, Stichwort »Jugendwahn«, ist aber insgesamt zu bemerken, dass älteren Menschen heute viel mehr Wege offen stehen als in der Vergangenheit. Gerade die Neubewertung von Erfahrung und sozialen Kompetenzen hat in den vergangenen Jahrzehnten zunehmend dazu geführt, dass ältere Menschen durchaus nicht mehr nur zum »alten Eisen« gehören, sondern ein aktives Leben führen können.

Veränderlichkeit der Erinnerung Es stellt sich die Frage, was unter dieser Oberfläche eines aktiven Älterwerdens in der Psyche der Menschen alles passiert. Einer dieser Vorgänge ist die ständige Neubewertung der Vergangenheit. Wir wissen heute, dass unsere Erinnerungen an das, was gewesen ist, nicht einfach abgespeicherten Dateien gleichen, die objektiv und unbestechlich sind. Auch die Erzählung unseres Lebens, unsere Narration, die sich aus dem heutigen Blickwinkel rückblickend ergibt, ist immer eine neue, je nachdem, wie meine jetzigen Lebensumstände aussehen, wie sehr sich mein gegenwärtiges Leben noch wandelt. Denn mit dieser äußeren Wandlung geht oft eine innere einher: die Vergangenheit wird neu bewertet, Erinnerungen werden sozusagen umcodiert und in neue Zusammenhänge gerückt. Ein Beispiel wäre eine neue Sicht auf den Beruf und den persönlichen Ehrgeiz der Vergangenheit, wenn Herzinfarkt oder Burnout Grenzen aufgezeigt haben. Oder die veränderte Sicht auf die eheliche Beziehung, die vielleicht früher idealisiert wurde, nun aber als unbewusste Wiederauflage von konflikthaften früheren Beziehungen, auch der Beziehung zu den eigenen Eltern erlebt werden kann. Die ehrliche Trauer über früher nicht genutzte Gelegenheiten führt jenseits von Selbstvorwurf und Reue zu neuer Aktivität.

Die Einzigartigkeit des eigenen Lebens Spätestens zur Lebensmitte wird also mit Wucht die Generationalität jedes Lebens ins Bewusstsein gerückt. Und damit wird die Frage nach der eigenen Individualität, nach der Unverwechselbarkeit gestellt. Dass alles Leben vergeht, bedeutet nicht die Nichtigkeit desselben, sondern hierdurch gewinnt man im günstigen Fall ein gesteigertes Gespür dafür, was, neben der Ubiquität des eigenen Lebens, dessen persönliche Note ausmacht. Damit bietet die Krise der Lebensmitte eine so nie da gewesene Chance der Wertschätzung der eigenen Erfahrungen und Prägungen, auch wenn diese teils schwierig gewesen sein sollten. Während sich das Leben in anderen Phasen einfach so abspielt und sich ereignet, man beschäftigt ist mit Lehre, Ausbildung, Prüfung, Streit, Liebe, Eheschluss und Kinderbekommen, ist oft keine Zeit und Muße vorhanden, um das, was geschieht, noch eingehend zu bedenken. Und das ist auch nicht immer notwendig. Erst wenn die Zeit schneller zu vergehen scheint, oder manchmal auch still zu stehen scheint, kündigt sich eine Veränderung an.

Der Zauber des Stillstands Roger Willemsen (2014) hat in einem Essay auf poetische Weise die tiefe Verbindung zwischen Tod und Liebe zum Thema gemacht. »Außer im Tod ist so viel Stillstand nur in der Liebe« (Willemsen 2014, S. 86) schreibt er und erinnert uns an unsere Sehnsucht nach der Dauer, der wir in manchen intimen Momenten am nahesten zu kommen glauben. Doch Willemsen anerkennt auch, »Stillstand ist eine Fiktion« und «Fortschritt ist keine Kategorie des Innenlebens. In der Annäherung an das Bei-sich-Sein aber verlangsamt sich der Zeitlauf, die Stabilität in festen Eigenschaften und Werten wird fassbar. Wir drehen uns in ihren Scharnieren.« (ebd., S. 87).

13.2 Kinderlosigkeit

Unterschiedliche Chancen und »Nebenwirkungen« In eine spezielle Situation kommen Menschen, die zur Lebensmitte festzustellen haben, dass sie aus vielerlei möglichen Gründen heraus keine Nachkommen haben. Besonders Menschen, die bis dahin fast verzweifelt darum bemüht waren, eine tragfähige Beziehung aufzubauen, um die Voraussetzungen für die Gründung einer Familie zu schaffen, sind sehr enttäuscht. Je größer der Wunsch, desto schwieriger scheint es dann, das Ziel zu erreichen. Obwohl die moderne Reproduktionsmedizin Abhilfe verspricht, schafft sie oft in Wirklichkeit neue Ängste und Abhängigkeiten, fordert gar ihren eigenen gesundheitlichen Tribut. Meine Erfahrung als Psychotherapeut lässt mich

glauben, dass die Entscheidung für ein Kind immer zugleich eine bewusste **und** eine unbewusste ist, soll es mit dem Nachwuchs »klappen«. Stehen unbewusste Hindernisse, also Ängste oder Vorbehalte, die oft mit Zweifeln am Partner zu tun haben oder mit eigenen Ängsten vor Überforderung oder vor der Wiederkehr des eigenen seit der Kindheit Verdrängten, tut sich ein Paar sehr schwer. Die biologische Uhr schiebt der Beschäftigung mit der Thematik zur Lebensmitte einen Riegel vor und fordert dann die Verarbeitung des Schicksals, ohne Kinder geblieben zu sein.

Formen der Generativität Umso bedeutsamer ist es für die Kinderlosen sich anderer Quellen der Generativität sicher zu wissen. Neben der hier einmal außer Acht gelassenen Möglichkeit, Kinder zu adoptieren oder Pflegekinder aufzunehmen, kann das Engagement im sozialen, gesellschaftlichen oder auch politischen Bereich einen guten Ausgleich bieten und befriedigende zwischenmenschliche und auch selbstwertrelevante Erfahrungen vermitteln. Als »virtuelle« Nachkommen kommen auch kreative Werke wie Kunst, Malerei, Musik oder Bücher in Frage. Wieder andere widmen sich intensiv dem Garten, dem Haus oder auch Tieren, die Möglichkeiten sind unbegrenzt. Schließlich gibt es viele Möglichkeiten, sich um andere Menschen zu kümmern, ohne mit ihnen in einer Verwandtschaftsbeziehung stehen zu müssen.

Singles und Mingles Für viele Menschen ist Kinderlosigkeit, wie erwähnt, kein freiwilliges Schicksal. Entweder hat es mit den biologischen Voraussetzungen nicht zum Besten gestanden, der richtige Partner tauchte nicht auf oder aber die eigene Persönlichkeitsreifung war noch nicht soweit, dass man sich traute, die Verantwortung für ein neues Leben stemmen zu können. Insbesondere das sich ausbreitende Phänomen der Singles, also häufig von Menschen, die eine Vielzahl von Partnerschaften beginnen und immer wieder scheitern, bezeugt, dass es immer schwieriger wird, die eigenen widerstreitenden Wünsche nach Innigkeit und gleichzeitig die gesellschaftlichen Erwartungen nach Erfolg und Unabhängigkeit zufriedenzustellen. Aufgrund langer Ausbildungszeiten warten viele lange, bis sie sich die Frage nach dem Nachwuchs stellen.

Erscheint dieser nicht, wie so oft, aus der gegebenen inneren Bereitschaft heraus, Kinder haben zu wollen, so wird die ganze Angelegenheit schnell eine des jahrelangen Ringens mit sich selbst und den Partnern. Das Phänomen der endlosen Beschäftigung mit sich selbst im Sinne einer Selbst-Psychologisierung führt dann in Situationen, aus denen man schwer allein wieder herausfindet. Die israelische Soziologin Eva Illouz (2011) hat in ihrem vielbeachteten Buch »Warum Liebe weh tut« die Dilemmata der modernen Partnersuche akzentuiert dargestellt.

Verantwortung tragen Kinderlosen stellt sich mit der Lebensmitte, die bei Frauen auch auf die bevorstehende Menopause hinzudeuten beginnt, die Frage, wie sie quasi unter Auslassung der Möglichkeit von Mutterschaft oder Vaterschaft ihre ihnen wichtigen Eigenschaften, worunter auch Fürsorglichkeit und Menschenliebe gehören können, in den Dienst einer Aufgabe stellen können. Der Sprung, um noch einmal die Metapher der Puella heranzuziehen, von der jungen, fruchtbaren Frau zur doch so anderen Generativität der älteren Frau ist auch eine Gratwanderung. Die vielfältigen virtuellen Kinder in Form von gesellschaftlicher Selbstverpflichtung können die zu bewältigende Trauer und den Prozess des Überganges erleichtern, ebenso wie eine Mutterschaft zu kreativer Entfaltung in vorher unbekannten Lebensbereichen führen kann. Hier berühren sich, wie so oft beim Thema Lebensmitte Privates und gesellschaftliches Leben aufs Innigste. Der Verzicht auf eigene Kinder führt auf andere Art das Thema des Opfers ein, das diejenigen, die Kinder groß zu ziehen hatten, oft bereits viel früher aufbringen mussten. Auch hier lohnt es sich, das Thema Kinder nicht einseitig zu idealisieren und zu gedanklichen Spaltungen zu kommen.

Eigenes Weitergeben Eine späte Elternschaft wiederum kann großes Glück bedeuten, verschiebt aber wiederum viele der Übergänge der Lebensmitte an den Rand des Alters. Eine sich möglicherweise anbahnende Krise der Lebensmitte kann dann durchaus verzögert werden und beim Eintritt ins Rentenalter akut werden, da nun der Wegfall des Berufs und das Flügge-Werden der Kinder in Eins fallen. Die Coping-Forschung spricht von der Akkumulation von Lebensbelastungen. Der

Wunsch, Eigenes weiterzugeben, wird zur Lebensmitte besonders stark, da man sich bewusst wird, was man schon erreicht hat und auf welchen Gebieten man Expertise und Ansehen hat. Man erkennt für sich selbst, dass man sich auf die hergebrachte Weise nicht endlos weiter Wissen oder Fertigkeiten aneignen kann, sondern entdeckt die Lust am Weitergeben derselben. Die eigene Entwicklung stagniert in einer gewissen Weise, man hat ein Plateau der beruflichen Entfaltung erreicht, nun muss es um Anderes gehen.

Stagnation oder Generativität Die Erikson-Konflikte (Erikson, 1973) zwischen dem Wunsch nach Generativität und der Angst vor Stagnation können unlösbar erscheinen, gerade wenn man als Persönlichkeit nicht lernen konnte, dass man mit Konflikten flexibel und kreativ umgehen und auch alternative Lösungen finden kann. Der im Alter hinzutretende Konflikt zwischen den Polen von Ich-Integrität und Verzweiflung verweist auf die emotionalen Untiefen, die eine ungelöste Konfliktdynamik aus einer unbewältigten Kindheit bis ins hohe Erwachsenenalter haben kann. Manchmal entwickelt sich aus Bindungsproblemen, Einsamkeit und wiederholten Enttäuschungen eine Depression, die behandlungsbedürftig ist.

Zur je eigenen Lebensfreude finden Die unterschiedlichen Lebenswege von Menschen mit und ohne Kinder fordern unterschiedliche Bereitschaft zum Loslassen und bieten verschiedene Quellen der Lebensfreude. Mag es für den einen traurig sein, sich endgültig von der Realität von Nachkommen verabschieden zu müssen, werden Eltern zum etwa gleichen Zeitpunkt vor die Anforderung gestellt, ihre Kinder in deren eigene Verantwortung zu entlassen und damit auch lieb gewonnene Gewohnheiten und Denkmuster loslassen zu müssen. Somit sind letztlich alle Menschen zur Lebensmitte vor vergleichbare Aufgaben gestellt.

Patientenbeispiel 7

Eine Patientin, die in einer schwierigen Ehe drei Kinder groß gezogen hatte, musste diese Aufgabe vor dem Hintergrund ihrer eigenen Vernachlässigung durch die kranke Mutter leisten. Früh übernahm sie deren Aufgaben und konnte nicht lernen, ihre eigenen Ziele im Leben zu finden. Dieses Muster setzte sich im Lebenslauf wie ein roter Faden fort und führte zu einer Situation der Verwirrung und Überforderung. In der längeren Behandlung differenzierte und beruhigte sich sowohl die Beziehung zu ihrem Partner wie auch die zu ihren Kindern zusehends. Sie erkannte klarer ihre Rolle und ihre Befindlichkeiten, gab für sie nicht passende Kontakte im Bekanntenkreis auf. Der Blick zurück ergab, dass nicht alles auf ihrem Lebensweg nur als Defizit anzusehen ist. Sie verfügte auch über eine Anzahl von Ressourcen und konnte dies schätzen lernen. Die früher der Mutter gegoltenen Schuldgefühle wurden von ihr zunächst auf ihre Kinder übertragen. Sie konnte allmählich nachsichtiger mit ihren Versäumnissen werden, als sie verstand, dass sie immer ihr Bestes gegeben hatte. Dadurch konnten auch die Kinder offener und versöhnlicher auf sie zugehen.

13.3   Der schleichende Wandel

Eltern werden abhängig von ihren Kindern Irgendwann, meist in der Mitte des eigenen Erwachsenenlebens, wird das übliche Verhältnis zwischen Eltern und Kindern nachhaltig erschüttert. Während einige den Eltern gegenüber bis dahin eher gleichgültig oder gar distanzierend begegnet sind oder aber in einem leidlich guten Verhältnis zueinander standen, was vor allem dann begünstigt wird, wenn man selbst eine Familie gegründet hat, verändert sich das Gleichgewicht, wenn die Eltern, wann auch immer dies geschehen mag, krank oder hilfsbedürftig werden und der Sorge und Unterstützung der Kinder bedürfen. Viele Erwachsene, gerade solche, die kinderlos geblieben sind oder Menschen, die sich aufgrund schwieriger früher Erfahrungen mit den Eltern räumlich oder innerlich sehr von den Eltern abgegrenzt haben und nur wenig Kontakt mit diesen unterhalten, erleben in dieser Zeit eine Wandlung. Angesichts der sichtbaren und spürbaren Ohnmacht der eigenen Eltern fällt es zunehmend schwer, noch auf dem eigenen Groll wegen deren Unzulänglichkeit in der eigenen Kindheit zu beharren. Eine wirkliche Ablösung ist in diesen Fällen meist sowieso noch nicht geleistet worden. Eine mit Hass aufgeladene Beziehung

verbindet die Beteiligten schließlich fester als jede Liebesregung, der oft etwas Vorübergehendes und sehr Unsicheres anhaftet.

Neue Positionen Es sind zunächst die eigenen Kinder, die einen sozusagen im doppelten Sinn in die Mitte des Lebens katapultieren, zum einen, weil sie einen um eine ganze Generation älter machen und damit als zwischen den Kindern und den Eltern stehend, zum anderen, weil sie jedwedes Hadern oder Zögern oder Bereuen wenn nicht unmöglich machen, so doch teuer zu stehen lassen kommen. Dann bringt einen die beginnende Hilflosigkeit und damit in gewissem Sinn das »Wieder-Kind-Werden« der eigenen Eltern erneut zu Bewusstsein, dass man längst mitten im Leben steht, auch wenn man gelegentlich mit seiner Rolle im selbigen oder auch mit dem bisher Geleisteten oder Erlebten unzufrieden sein mag. Diese Verschiebung der Verhältnisse kann auch innerlich für ein verändertes Bewusstsein sorgen. Gerade die Zeit, in der man sich heute sowohl den Kindern und dem Beruf widmet, ist oft von solcher Dichte, im positiven, aber auch belasteten Sinn, dass hier Leben einfach gelebt wird. Oft fehlt die Zeit oder die Muße, eine Auszeit zu nehmen und über das nachzudenken, was hinter einem liegt oder gerade akut ist.

Die Not mancher Kinderloser Hier fehlt manchen kinderlosen Menschen, auch gerade jenen, die lange oder immer wieder als »Singles« auf Partnersuche gehen, eine elementare Erfahrung. Sie wachen dann oft erst auf, wenn die biologischen Fakten auf die Endlichkeit des Lebens aufmerksam machen, seien dies die ausbleibende Regel, die körperlichen Beschwerden, eine Krankheit oder der Tod der Eltern. Zu allen Zeiten jedoch gab es offenbar Menschen, die weniger gute Entwicklungsbedingungen hatten und manchmal auch noch als Erwachsene weiter bei den Eltern leben, sei es als Frau oder als Mann. Sie haben oft die eigene Entwicklung aus unbewussten Motiven den Bedürfnissen der Eltern geopfert. Sich dieser Tragik bewusst zu werden, ist auch im Rahmen einer Therapie oft nicht leicht und mit einem tiefgreifenden Trauerprozess verbunden. Ähnlich wie dies Franz beschrieben hat, muss hier auch sehr auf eine mögliche Suizidalität geachtet werden.

Entlastend: die nachwachsende Generation Oft ist es auch das sich schleichend einstellende Gefühl des »Damit-habe-ich-nichts-mehr-Gemein«, wenn man auf aktuelle Strömungen der Jugendkultur, der Musik, des Umganges mit Kommunikationselektronik stößt. Es ist dann kein willentliches oder bewusstes Ablehnen des Neuen, sondern ein diffuses Unbehagen, ein Nicht-mehr-Zuhause-Fühlen mit etwas. Zuweilen führt das zu den bekannten Auseinandersetzungen mit dem Nachwuchs, die wir selbst in anderer Rolle schon einmal erlebt haben. Es geht um die »bekloppte«, eintönig wirkende oder auch zu laute Musik, das stundenlange Daddeln am Computer, die 180 SMS an einem Nachmittag. Man hatte sich zwar vorgenommen, selbst nicht so kleinkariert zu sein, aber es nervt halt … Im Kontrast dazu kommt es zu einem bewussteren Erleben dessen, was einem selbst am Herzen liegt, sei es kulturell, sei es die Zeit für einen selbst, der eigene Körper, die Beziehungen. Man kann die eigene kulturelle Geprägtheit, den eigenen »Geschmack« deutlicher abgrenzen, erkennt die Einflüsse der eigenen Prägung in der Jugendzeit und die seit damals vielleicht nicht wesentlich veränderten Vorlieben. Mancher mag sich anregen lassen von den wenigen Perlen, die die »playlist« des Nachwuchses hergibt, oft handelt es sich auch um »Remakes«, Coverversionen von sehr gut bekannten Songs oder Filmen.

13.4 Transgenerationalität

Das transgenerational vermittelte Trauma Das bereits oben kurz zitierte Konzept der sog. transgenerational vermittelten Traumata ist mittlerweile in der Psychotherapie angekommen. In ihm ist die Vorstellung formuliert, dass unbewusste und unverarbeitete, heute würde man auch sagen nichtmentalisierte Erlebnisse, die traumatischen Charakter haben können, dennoch auf psychologischem Weg an die nächsten Generationen weitergegeben werden. Dabei geht man weniger von der Vorstellung einer genetischen Vererbung aus, sondern eher von der im täglichen Miteinander unbewusst inszenierten Vergangenheit. Das muss man sich in etwa so vorstellen, dass wir uns alle unbewusst fragen, wenn das Verhalten der Eltern nicht stimmig, nicht erwartungsgemäß, unlogisch in einem menschlichen Sinn ist, was die möglichen Ursachen dafür sein könnten. In uns entstehen dann quasi »um die Lücke der Erklärung« zu füllen, Vorstellungen und Bilder darüber, was die Eltern zu ihrem bizarren Verhalten motiviert haben könnte.

Nichts kann verheimlicht werden Genau hier greift wieder die Vorstellung, dass wir alle archetypische Bilder von Menschheitserfahrungen in uns tragen, die unsere Erwartungen an das Verhalten anderer beeinflussen. Letztlich können Eltern auf diese Weise ihren Kinder nichts wirklich verheimlichen, weil diese das Ungesagte quasi erspüren können. Dazu muss man wissen, dass die heutige Forschung neben dem expliziten, narrativen Gedächtnis inzwischen viele Belege für implizite Gedächtnisprozesse hat. Die Art, wie wir uns verhalten und entscheiden, hat, ohne dass wir dies bewusst wissen müssen, sehr viel mit unseren frühen Erfahrungen und Prägungen zu tun. Beispielsweise wird jemand, der früh gelernt hat, dass er sich nicht auf seine nahen Bezugspersonen verlassen kann, schneller und nachhaltiger lernen, auf sich selbst zu bauen, Probleme und affektive Störungen allein zu bewältigen suchen.

Nachwirkung der Kriege Dass die Ereignisse des zweiten Weltkriegs eine nachhaltige Wirkung bis in die heutige 3. Generation haben, hat vor allem der Altersforscher Hartmut Radebold (2014) hervorgehoben. Sabine Bode hat sich in den vergangenen Jahren das Verdienst erworben, die Erzählungen von Flüchtlingen, Vertriebenen und deren Kindern (Bode 2015) in eine gut lesbare, sehr berührende und doch fachlich fundierte Form zu bringen, sodass heute auch einer breiten Öffentlichkeit klarer werden kann, warum unter die Geschehnisse der Vergangenheit nicht nur aus moralischen Gründen kein Schlussstrich gezogen werden darf, sondern aus psychologischen Gründen auch gar nicht gezogen werden kann.

Tragweite unbewusster Prozesse Transgenerationalität zeigt auch, dass Erziehung weit mehr ist als die bewusste Vermittlung von Wissen und Regeln, sondern als in großen Teilen unbewusster Prozess verstanden werden muss, der von Generation zu

Generation immer nur zu allmählichen Veränderungen führen kann. Wir sind geneigt, den Fortschrittsglauben unserer westlichen »Wachstumskultur« auf unsere Auffassung anderer Lebensbereiche zu übertragen und übersehen dabei subtile Wandlungsprozesse. Zwar lassen sich in den vergangenen Jahrzehnten unbestreitbar viele Liberalisierungs- und Öffnungstendenzen in unserer Gesellschaft beobachten. Dennoch wirken sich manche vergangenen und auch aktuellen Repressionssysteme lediglich mehr im Verborgenen aus. Man denke nur an die Möglichkeiten, die das Internet mit sich gebracht hat. Neben vielen Vorteilen gibt es eine beachtliche »dunkle Seite der Macht«:

Neue Formen der Unterdrückung   Immer weniger Menschen bekommen immer größere finanzielle Macht über viele andere, die Befreiung der sexuellen Revolution der 1960er-Jahre hat auch zu einer riesigen Pornoindustrie geführt, die Millionen von Menschen mit einer mechanistischen, kalten und suchtartigen Vorstellung von Sexualität überschwemmt. Beziehungen erscheinen in mancherlei Hinsicht systemimmanent nicht gewünscht zu werden. Einiges spricht dafür, dass sich die menschliche Neigung zur Machtausübung und zur Unterdrückung Anderer nur andere Betätigungsfelder gesucht hat. Das einfache Glück scheint ohnehin immer schwerer erreichbar, je komplizierter und dissoziierter das moderne Leben wird.

Das eigene Älterwerden scheint dennoch unter dem Strich viele wieder mit dem Leben zu versöhnen, sind die Untiefen der Lebensmitte erst einmal umschifft oder durchgestanden. Den statistischen Tiefpunkt der Lebenszufriedenheit verortet die aktuelle Forschung mit genau 42,9 Jahren. Jedenfalls berichtet dies Werner Bartens in der Süddeutschen Zeitung (Bartens 2014) von einer Studie, die im Lancet-online-Dienst zu lesen sei. Dass es danach wieder aufwärts gehe und viele 60-Jährige sich wieder ähnlich zufrieden wie 30-Jährige äußern, gelte allerdings nur für unsere westlichen, privilegierten Gesellschaften. Auch das ist ein Hinweis auf die kulturelle Relativität des Konzeptes einer Lebensmittekrise.

Literatur

Bartens W (2014) Durchhalten! Süddeutsche Zeitung vom 6.11.2014, Nr. 255, Rubrik Wissen, S. 16.
Bode S (2015) Kriegsenkel. Klett-Cotta, Stuttgart
Erikson E (1973) Identität und Lebenszyklus. Suhrkamp, Frankfurt a. M.
Illouz E (2011) Warum Liebe weh tut. Suhrkamp, Berlin
Radebold H (2014) Die dunklen Schatten unserer Vergangenheit. Klett-Cotta, Stuttgart
Willemsen R (2014) Essay »Stehenbleiben«. In: Zeit Wissen Nr. 6, 2014, Hamburg

13

Kultur und Lebensmitte

Volker Münch

V. Münch, *Krise in der Lebensmitte*, Psychotherapie: Praxis,
DOI 10.1007/978-3-662-47985-8_14, © Springer-Verlag Berlin Heidelberg 2016

Die Sehnsucht nach Liebe ist die einzige schwere Krankheit, mit der man alt werden kann, sogar gemeinsam.
(B. Kirchhoff 2012)
Es handelt sich darum, alles zu leben.
Wenn man die Fragen lebt, lebt man vielleicht allmählich,
ohne es zu merken,
eines fremden Tages
in die Antworten hinein.
(Nach R. M. Rilke. Auszüge eines Briefes an F. X. Kappus)

Das Konzept des Heldenweges soll eingehender vorgestellt werden, da es in kulturellen Produktionen sehr oft verarbeitet wird. Die Motivation dafür ist selbstverständlich unbewusst, aber umso mächtiger, wie die einschlägigen Filmerfolge der letzten zwanzig Jahre zeigen. Hauptzielgruppe der »Blockbuster« sind die auch in einer labilen Übergangsphase lebenden Jugendlichen. Auch sie sind besonders offen für archetypische Bilder und symbolische Handlungen. Am Prinzip des Heldenweges lässt sich noch einmal die Vorstellung des Individuationsweges und der inneren Wandlung zur Lebensmitte nachvollziehen. Allerdings kontrastiert das psychologische Heldenmotiv deutlich von vereinfachenden, idealisierenden Vorstellungen etwa in der militärischen Propaganda. Dabei sind die äußeren Bilder symbolische Darstellungen psychischer Prozesse, die weitgehend unbewusst ablaufen.

14.1   Literatur – Die Poesie der Lebensmitte

»Dem Schmerz eine Welt geben« Schriftsteller Bodo Kirchhoff hat das Schreiben als eine Form charakterisiert, wie dem Schmerz eine Welt gegeben werden kann (2012a). Dies erinnert an das, was Freud als Trauerarbeit bezeichnet hat, freilich mit einer kreativen Note versehen. Die einem bis zum Zeitpunkt der Lebensmitte zugefügten Verwundungen und Entbehrungen, heute würde man wohl allumfassend von Traumata sprechen, verlangen in dieser Zeit oft sehr heftig nach einem Ausdruck. Kirchhoff selbst hat dies exakt um die Zeit in seinen Mittvierzigern getan (1990). Die

Auseinandersetzung mit den eigenen Verletzungen wird im Konzept des »verwundeten Heilers« (Frick 2005) auch auf die therapeutische Arbeit bezogen. Auch jeder, der anderen dabei helfen will, sich der eigenen Wunde zu stellen und sie besser zu versorgen, um nicht den Euphemismus des »Heilens« gebrauchen zu müssen, muss zuerst in den eigenen Abgrund zu schauen gewillt sein.

Versprachlichung und Abgrund Ähnlich wie der Versprachlichungsprozess einer Therapie (der allerdings etwas überschätzt wird, so neuere Erkenntnisse) als Arbeit am Selbst und als Beziehungs-Kunst zur Vergangenheitsbewältigung betragen kann, sieht Kirchhoff (2012a) im Schreiben sowohl ein Handwerk, weist aber auch auf die notwendige Bereitschaft hin, sich während dieser Tätigkeit in der Nähe des eigenen Abgrunds aufzuhalten. Schreiben und therapeutischer Prozess stehen also durchaus in einer gewissen Nähe zueinander.. Ganz wie ein jungianischer Therapeut umkreist Kirchhoff immer wieder die Frage der Liebe, der Beziehungen, der Leidenschaften. Er spricht vom »Verlangen, das immer nur fast erreichbare Glück, die ewige Differenz« (Kirchhoff 2014), die uns nie von der Seite weicht und kommt mit seinen Romanfiguren zu sehr nuancierten und persönlichen Schlüssen am Ende dessen, was ich hier als »midlife-crisis« besprochen habe.

14.2   Der Heldenweg

Der Lebensweg als »Odyssee« Von Jung und seinen Nachfolgern wurde der seelische Entwicklungsweg als Heldenreise beschrieben (Neumann 1963; Müller 2013). Das Motiv des Helden, der auf seinem Weg zur Erreichung seiner Ziele, etwa dem Finden eines Schatzes, (der in der Regel durch eine gegengeschlechtliche Person verkörpert wird, auf die die eigenen seelischen Schattenseiten projiziert werden), Gefahren und Herausforderungen begegnet, die er zu meistern hat, ist in den darstellenden Künsten weit verbreitet. Wir sind ihm bereits bei Saint-Exupéry und in Homers Odyssee begegnet. Wie sehr die Krise der Lebensmitte die Themen der Jugend wieder ins Bewusstsein bringt, kann man sehr schön daran ablesen, welche Handlungsstränge die bei Jugendlichen beliebten

Fantasy- und Science-Fiction-Action-Dramen wie Herr der Ringe oder Star Wars aufweisen. Immer geht es um Bedrohungen, die entweder von einer dunklen Vergangenheit, den Verfehlungen der Elterngeneration (siehe die heute vielbeachtete transgenerationale Vermittlung von Traumata) oder anderen aus dem Unbewussten der Akteure stammenden Ungeheuern und Monstern ausgehen.

Die Dissoziabilität der Psyche

Dissoziabilität

Jung sieht die Psyche aus Komplexen zusammengefügt, die er auch als »Teilpsychen« betrachtet hat. Die verschiedenen, zunächst nicht unbedingt verbundenen, also dissoziierten Teile sollten im Lauf des lebenslangen Individuationsprozesses miteinander verbunden und zunehmend integriert werden.

Die Annahme der Dissoziabilität und die Möglichkeit der Deutung von psychischen Phänomenen auf der subjektstufigen Ebene kann nicht nur helfen, persönliche Konflikte besser zu verstehen, sondern auch kulturelle Erzeugnisse wie Literatur, Musik oder Filme aus neuer Perspektive zu betrachten. Schließlich hat sich auch die Philosophie jüngst wieder der Multiplizität des Ichs angenommen, erinnert sei nur an Richard David Prechts Bestseller »Wer bin ich und wenn ja, wie viele?« (Precht 2012)

Subjektstufigkeit

Basierend auf der Idee der Dissoziabilität der Psyche betrachtete Jung, anders als Freud, der die Traumgestalten mit realen Personen in Verbindung setzte, die in Träumen auftretenden Figuren alle als Teilaspekte der Psyche des Träumenden. Wenn sich also etwa jemand im Traum von jemandem verfolgt sieht, könnte man danach fragen, welcher verfolgende Persönlichkeitsanteil im Träumer diesem zusetzt.

14.2.1 Der Heldenweg im Kino

Eine kurze jungianische Filminterpretation Wir können dem Heldenmotiv sehr gut in zeitgenössischen Kino-Epen nachspüren. Tauchen wir einmal

in den Film »Herr der Ringe« ein, den viele vielleicht kennen: Die Gemeinschaft der Helden ist nach Moria, der Unterwelt, eingedrungen und sucht nach einem Weg hinaus. Betrachten wir die einzelnen Heldengestalten, so könnten sie subjektstufig als Aspekte der Psyche des Haupthelden gelten. Doch wer ist der Hauptheld? Es ist, denke ich, der »normalste« unter den Figuren, Sam. Dass auch Frodo Beutlin, die im Vordergrund stehende Figur, nur seinen eigenen, nämlich Sams Heldenanteil repräsentiert, wird nie deutlicher als in der Schlussszene, wo er sich von ihm verabschieden muss, um sein normales, erwachsenes Leben (hier mit Heirat und Familiengründung) zu beginnen.

Gut und Böse vereint Auf der Flucht vor einem Wesen der »alten Welt«, einer Art Teufel, stirbt der »alte Weise« der Gruppe, Gandalf scheinbar. Dass beide, Gandalf und das böse Wesen, in dieselbe Schlucht stürzen, mag darauf hinweisen, dass sie letztlich zusammengehören. Eine symbolische Darstellung, dass Böses und Gutes untergründig immer zusammen gehören. Man könnte vermuten, dass in der Trauer von Sam (der übrigens nach der gelungenen Flucht aus der Unterwelt der erste ist, den man trauern sieht) um Gandalf die Erkenntnis reift, dass er die Kraft seines inneren »Weisen« nun besser zu integrieren vermag. Was im Außen nicht mehr sichtbar ist als Projektion (gestorben ist) ist innerlich repräsentiert. Fürs erste wird er seinen Weg mit Frodo (seinem inneren Zwilling) allein weiter gehen müssen.

Auf der Flucht vor dem »Bösen« Die abwärts laufende Brücke in der Filmszene ist übrigens ein Motiv, das bereits Jung zu seiner Annahme eines kollektiven Unbewussten inspiriert hat. Dazu schildert er in Erinnerungen, Träume, Gedanken (Jung, 1971) einen Traum, den er auf der Überfahrt nach Amerika hatte. Hier stieg er in einem Treppenhaus immer tiefer vom Keller noch weiter in ein Gewölbe hinab, indem er Totenschädel visualisierte. Gandalf sagt angesichts der Bedrohung durch das Böse zu diesem »Du kannst nicht vorbei!« Das heißt im Ergebnis, dass auch sie (die scheinbar nur gute Seite des Weisen Gandalf) und damit subjektstufig dass Sam nicht einfach vor dem Bösen in sich (differenziert dargestellt in dem Konflikt Frodo-Gollum) davonlaufen kann. Er muss sich ihm stellen, geht dabei zunächst unter und taucht später unter anderen (psychischen) Voraussetzungen wieder auf. Man fragt sich, wer wen in die Tiefe zieht, das Gute das Böse oder umgekehrt und kommt zu dem Ergebnis, dass sie beide im Urgrund, in dem sie verschwinden, vermutlich eins sind. Dass die Brücke zwischen den Welten dabei zerstört wird, deutet darauf hin, dass es kein Zurück gibt auf dem Weg des Helden (dem Weg des Lebens).

Die Versuchung der Macht In einer späteren Szene des Films befinden sich die Helden schon im Einflussbereich des bösen Sauron: Die Gestalt Gollum will Frodos Ziel vereiteln, den Ring, dessen Besitz unendliche narzisstische Macht und Unzerstörbarkeit bedeutet, zu zerstören. Er selbst ist Symbol für die auch in Frodo immer wieder erwachende Versuchung und Gier, ein solches (unsterbliches) Leben zu führen. So führt er Frodo in die Nähe einer archetypischen Gefahr: der Gefahr, durch Leichtgläubigkeit und den Wunsch, Erleichterung zu erfahren, vom furchtbaren Kali-Aspekt der Urmutter eingesponnen und getötet zu werden. Dass es nie ganz einfach nur um die Tötung dieser Mutter, sondern darum geht, ihr zu begegnen und dabei die eigene Kraft zu behalten und sie so in die Schranken zu weisen, zeigt der Verlauf des Abenteuers: Frodo wird von dieser Mutter-Spinne gestochen und eingesponnen, nachdem er den narzisstischen Einflüsterungen Gollums nachgibt, doch Sam bewahrt sich das Bewusstsein und tötet so die Spinne. Frodo kehrt verändert ins Leben zurück. Die Stimme der guten Mutter in Form einer Elfin macht ihm Mut, aber sie macht ihm gleichzeitig klar, dass niemand sein Leben an seiner Stelle leben kann, dass nur er in die Tat umsetzen kann, was in ihm an Bildern vorhanden ist. Soweit die Parallelen auch zum Individuationsprozess, wie er sich in der Lebensmittekrise abermals zuspitzt.

Parallelen zur Persönlichkeitsentwicklung Ein paar Worte noch zu den Grundlagen der Entwicklungstheorie der analytischen Psychologie. Entwicklung wird im hier verwendeten Zusammenhang so gedacht, dass sie weniger linear, denn in zyklischen Bahnen verläuft. Verwandte Themen und Konflikte kehren in einem späteren Lebensabschnitt wieder. So sind die Zeiten des Endes der frühen Kindheit (um fünf, sechs Jahre), die Adoleszenz als Abschied vom Kind und Auftakt des Erwachsenseins und die Krise der Lebensmitte formell verschieden, jedoch unsichtbar verbunden über die verwandten psychologischen Inhalte und Themen.

Entidealisierungen Aufgeräumt wird in dieser Sicht mit einer idealen Sicht auf die Lebensziele. So, wie sie vorgestellt werden, müssen sie verfehlt werden. Erst im Prozess der Auseinandersetzung mit der Welt können Integration und passageres »Ankommen« sich ereignen. Müller schreibt in seinem Online-Buch »Der Held – jeder ist dazu geboren« »Wir sind von allem Anfang Wesen, die sich selbst in hohem Maße unbekannt sind und in eine fremde, unbekannte Welt hineingeboren werden. Keine noch so gute Mutter und kein noch so einfühlsamer Partner werden sich in unsere Eigenart wirklich einfühlen können, keine noch so intensive Selbsterforschung wird uns uns selbst ganz verstehen lehren, kein Mensch wird uns in unseren großen Ängsten, Demütigungen und Schmerzen wirklich trösten können und keiner kann für uns und mit uns jene Reifungsschritte tun.« (Müller 2013, S. 25)

Jugend im Kino Wenn sich also vor allem Jugendliche mit dem Heldenepos im Kino identifizieren, so geschieht das, weil sich in dieser Zeit die psychischen Gegensätze auf besonders deutliche Weise manifestieren und konstellieren. Wie wir gesehen haben, hat auch Jung selbst seine Lebensmittekrise als Heldenweg, als Nachtmeerfahrt interpretiert. Alles, was im frühen Erwachsenenalter noch unverarbeitet geblieben ist, taucht nun als Konflikt wieder auf, dazu kommen die Themen des mittleren Erwachsenenalters. Die hier bereits präsenteren Abschiedsthematiken und die Tatsache, dass im günstigen Fall zur Lebensmitte bereits einiges erreicht worden ist, auch im inneren Leben, machen es zuweilen sogar leichter, die Themen der Jugendzeit noch einmal und diesmal vielleicht weniger im Kampf-Flucht-Modus, also annehmend und auch betrauernd zu verarbeiten.

Der Film als innere Reise Doch noch einmal zurück zum »Herrn der Ringe«: Das Schlussbild der Zerstörung des Ringes fordert ein Opfer von Frodo.

Sam hat den Ursprung seiner Kraft gefunden, indem er es in das Innere des Vulkans geschafft hat. Hier trifft das Innerste (der Archetyp der »Erdmutter«) auf das geistige Prinzip des Vaters: die Adler entheben das (Zwillings-)Heldenpaar von der Schwerkraft, was auf eine Transformation durch das Aushalten der Gegensatzspannung hinweist. Nachdem Sams gieriger und narzisstischer Teil in Gollum untergegangen ist, wird deutlich, dass auch Frodo seine Funktion als Mittler zwischen Sams konstruktiven und destruktiven Anteilen verloren hat. Es braucht ihn nicht mehr.

Verschiedene Anteile der Heldenfigur   Sam kann nun seinen Kindern die Geschichte seines (inneren) Frodo-Helden weitergeben, die immer nur seine eigene innere Geschichte war. In dieser Heldengeschichte wird sehr deutlich, dass die äußeren Bilder Projektionen der inneren Welt des Helden darstellen. Sam wird durch das Geschehen mit Frodo und in Form von Aragon selbst König, nach dem dieser den Kontakt zu den Ahnen wiederhergestellt hat, diesen Respekt erweist, worauf sie ihm helfen, seine Schlacht für sich zu entscheiden (▶ Kap. 13) Auch die Parallelität der Erzählstränge zwischen dem, was die Erwachsenen und die Heranwachsenden tun, verweist auf die Bedeutung, die der Verlauf der Adoleszenz für ein gelingendes Erwachsenenleben hat. Die filmtechnische Umsetzung selbst verweist in ihrer Konzeption darauf, dass äußere Ergebnisse immer innere Veränderungen zur Voraussetzung haben, Dinge, die ihr vorangehen.

Vertrauen in den eigenen Weg   In dem Film »Herr der Ringe« wird bildhaft deutlich, dass der Weg des Helden auch einer ist, der ein sich Einlassen, ein fast blindes Vertrauen in die Notwendigkeit des eigenen Weges braucht. Dass dabei verschiedenste Tode gestorben werden müssen, würden Psychoanalytiker vermutlich mit Trauerarbeit beschreiben, für die analytische Psychologie geht es auch um die Integration, die dieser vorausgeht. Denn ansonsten wäre kein Weitergehen möglich. So ist der Held auch hier der ganz normale, sterbliche Hobbit, der ja äußerlich zunächst so naiv wirkt. Nach dem Durchleben all der Abenteuer ist auch das Auenland nicht mehr dasselbe. Im Wissen um die (innere) Welt des eigenen Schattens, repräsentiert

durch die dunkle Welt von »Mordor«, erst kann das Leben gelingen. Eine Individuationsgeschichte par excellence.

Grundstrukturen der Psyche   Zur Lebensmitte muss der Held, also unser Ich, die paradoxe Aufgabe meistern, sich eben nicht nur als strahlender Held zu sehen und auf weitere Erfolge zu hoffen, sondern die eigenen Erfolge neu zu bewerten und auch das eigene Opfer anzuerkennen, das notwendig war, um das eigene Leben soweit zu leben. Die Begriffe des Selbst, der Individuation sind ganz entscheidend mit dem jungianischen Verständnis des Heldenweges verbunden. Jungs ausführliche Beforschung der Mythen und Geschichten aus verschiedensten Kulturen ergab das Bild, dass sich die Geschichten gleichen und daher auf ähnliche Grundstrukturen der Psyche verweisen. Diese Urbilder nannte er Archetypen. Neuere Forschung, Hand in Hand gehend mit der neueren beziehungsorientierten, intersubjektivistischen Psychoanalyse ergänzt diesen Befund dadurch, dass dieses kollektive Wissen immer auch kulturell geprägt ist, das bedeutet in Beziehungen erlernt und überformt wird (Roesler 2010). Schließlich ist nicht zu vergessen, dass auch der Therapeut sich mit jedem Patienten auf eine »Heldenreise« mit ungewissem Ausgang begibt.

14.3 Narzissmus – die selbstpsychologische Interpretation des Heldenweges

Abschied von der Grandiosität   Die Thematik des Helden ist zum Teil einer der narzisstischen Aspekte der Persönlichkeit, aufgespannt zwischen den Polen empfundener Ohnmacht und Selbstunwertes einerseits sowie (hier: aufgeblasener) Macht und Grandiosität andererseits. Wir müssen uns daher von dem uns gebräuchlichen Verständnis des »Helden« als unbesiegbarem Übermenschen lösen; gerade das ist ein Held in diesem psychologischen Sinn nicht, eher ein »Held des Alltags«. Dies verweist auch auf die therapeutische Praxis. Als Mensch und als Therapeut immer im Hinterkopf zu haben, dass das, was andere, also auch Patienten erleben, immer auch seinen Bezug zu eigenem Erleben hat und haben darf, das wäre eine Grundeinstellung in der analytischen Psychologie. Der Patient ist hier einerseits der zu Behandelnde, aber auch der Andere in einer Begegnung, die die Entfaltung des Selbst des Patienten zum Ziel hat – dieser Prozess wiederum steht auch mit der Persönlichkeit des Therapeuten in engerem Zusammenhang.

Therapie des Narzissmus   Gerade im Umgang und in der Anwendung der Theorien zur Entstehung und zur Behandlung des Narzissmus ist es m. E. wichtig, sich nicht nur die Frage zu stellen, welche Möglichkeiten eine narzisstische Persönlichkeitskonstellation bietet, seine unbewussten Aggressionen an seinen Mitmenschen auszulassen (Kernberg 2010), sondern auch mit (Kohut 1976), welche unbewusste Not sich hinter Grandiosität und Machbarkeitsstreben verbirgt. Das Ich hat sich mit einer Vielzahl heroisch erscheinender Ziele identifiziert, die oft auch von der Gesellschaft angeboten und gut geheißen werden. In der Regel geraten unsere Patienten in Übergangsphasen von einem »Lebensalter« in ein neues in psychische Krisen. Während sich Reifungsprozesse in Richtung Integration oft schleichend und fast unbemerkt vollziehen, fehlt es in diesem Fall plötzlich an Ressourcen, die anstehenden Probleme zu bewältigen. Dies hat meist mit mangelnder emotionaler Differenzierung und damit mit einer mangelnden Integration der verschiedenen Komplexbereiche der Persönlichkeit zu tun.

Lebenslanger Wandel der »Selbstobjekte«   Dies sind Zeiten und Umstände, in denen die übliche Umwelt sich verändert, die üblichen Bewältigungsmechanismen nicht mehr greifen. Normalerweise sind dies neben dem Eintritt in die Latenzzeit (Abschied vom Kleinkind) die Adoleszenz und das frühe Erwachsenenalter, dann die Zeit um die sog. Lebensmitte (»midlife-crisis«) sowie der Übergang zu Rentnerdasein und Alter. Für den Begründer der Selbstpsychologie Kohut (1976) geht es bei der Behandlung des Narzissmus dabei immer um einen schrittweisen, verdaubaren Abbau von Grandiositätsvorstellungen. Konfrontationen helfen hier oft nicht. Dabei finden zwei Bewegungen parallel statt: Einerseits die wachsende Fähigkeit zur Unterscheidung von Innen-Außen, Ich-der Andere, Subjekt-Objekt, andererseits die Integration der projizierten Anteile z. B. das Erkennen, dass die Angst vor etwas Äußerem – Menschen, Situationen, Tieren – allem, was die Psyche symbolisch verarbeitet, Ängsten vor inneren, eigenen Anteilen entspricht. Kohut geht davon aus, dass wir in allen Lebensphasen sog. »Selbstobjekte« benötigen, Vorstellungen und innere Bilder von Menschen und Handlungen, die unser Selbstwertgefühl und unser Gefühl für Selbstkohärenz aufrechterhalten.

Patientenbeispiel 8

Eine Patientin Mitte Vierzig kam in Behandlung, weil sie sowohl beruflich wie auch privat bislang keine Stabilität in ihr Leben bringen konnte. In Beziehungen ließ sie sich tendenziell ausnutzen, beruflich probierte sie einiges aus, was im weitesten Sinn mit ihrem Ausbildungsberuf in Verbindung stand. Ihr früheres Leben wünschte sie gern hinter sich zu lassen, da es von Einschränkungen und Enttäuschungen geprägt gewesen sei. In der therapeutischen Beziehung entwickelte sich anfangs auch eine eher abhängige Beziehung, bevor die Patientin mithilfe ihrer Enttäuschungswut einen Weg zu neuem Selbstbewusstsein fand. Ihr vorher wenig besetzter Ich-Komplex wurde lebendiger, sie knüpfte allmählich neue Kontakte, was schließlich zu einer stabilen Beziehung und ihrer sich gut entwickelnden beruflichen Selbständigkeit führte. Hierzu musste die große Angst vor der Annäherung an die archetypisch bedrohlich erlebten Eltern durchgearbeitet werden. Die Erfahrung, dass der Therapeut auch stellvertretend ihren Zorn darüber, dass dieser sich als Privatperson nicht zur Verfügung stellte, aushielt und die therapeutische Beziehung sich dennoch weiter entwickeln konnte, war wesentlich. Durch die Aufgabe von unrealistischen Wünschen wurden neue Energien frei und somit konnten andere Menschen und Aufgaben psychisch besetzt werden, was zu den im Alltag sichtbaren Veränderungen führte. Die Patientin gewann anhand ihrer konstruktiv verarbeiteten Enttäuschungserfahrung Kontur und Bewusstsein für ihre eigene Person, auch eine differenziertere Wahrnehmung und Respekt vor ihren Wünschen und Gefühlen.

14

Abbau von Minderwertigkeits- und Größengefühlen

Die früher verworfenen Bausteine ihrer Identität und die Kompetenzen, die sie sich im Lauf des Lebens, auch in der engen Beziehung zum Vater (der denselben Beruf ausübte wie sie) angeeignet hatte, konnte sie zunehmend in ihr Leben integrieren, was zu einer versöhnlicheren und weniger unterschwellig aggressiven Lebenshaltung führte. Dadurch waren anderen Menschen aber auch erst in der Lage, offener auf sie zuzugehen, was die positive Entwicklung stabilisierte. Ganz wesentlich ging es auch um den Abbau von zunächst heimlichen Größen- und Perfektionsansprüchen, die sich, wie oft, hinter Minderwertigkeitsgefühlen verbargen. Die zunehmend annehmende und wohlwollende Selbstbeziehung konnte allmählich am Beispiel der korrigierenden therapeutischen Beziehungserfahrung integriert werden, was zu einer realistischeren und auch positiveren Einschätzung der eigenen Person führte.

14.4 Die Heldenreise hat ein Ziel – Der Gedanke der Finalität

Wo will eine Entwicklung hin? Wenn ein Patient von seinen Belastungen und Problemen berichtet, so frage ich mich als analytischer Psychotherapeut immer auch, wozu dient diese Situation, wozu ist sie gut, was drückt sie eigentlich symbolisch aus? Die Fixierung auf eine defizitäre Perspektive im Sinne der Deutung erwachsenen Leids als bloßer Wiederholung kindlicher unaufgelöster Konflikte greift oft zu kurz. Zum einen, da es sich ja um einen Erwachsenen handelt, der unser Gegenüber ist und der über eine Reihe von kreativen und konstruktiven Möglichkeiten entwickelt hat, um so weit zu kommen, wie er eben gerade gekommen ist (was oft erstaunlich ist und wichtig zu würdigen, gerade angesichts seiner früheren Entbehrungen). Zum anderen kommt hier einer der Grundgedanken der Analytischen Psychologie zum Tragen, nämlich der Aspekt der Finalität, die Frage nach dem Wozu eines Ereignisses. Wichtigster Punkt erscheint mir die Wertschätzung der Abwehr, z. B. gegenüber einem Menschen, der sein Leben in sehr engen Grenzen lebt, um sich sicher fühlen zu können.

Anbindung an das kulturelle Erbe Wie Müller (2013) betont, ist die Reise des Helden im Grunde eine lebenslange und vielleicht tritt die Dynamik der beteiligten bewussten und unbewussten Kräfte in bestimmten Schwellensituationen stärker in den Vordergrund. Das Wissen um den Heldenmythos, nicht immer auch unbedingt seine Deutung oder Amplifikation (► Abschn. 14.6.) bindet mich und damit auch den Patienten ein in das kulturelle, kollektive Erbe und die Symbolik, die uns verbindet. Neurose, verstanden auch als eine aus der Not entstandene Hypertrophisierung des Ich-Bewusstseins zu kollektivem Ausmaß (Größenvorstellungen), wird behandelt, indem versucht wird, eine Rückbindung zu den Beschränkungen, aber damit auch den einmaligen Begabungen des Individuums herzustellen. Ein Baum, der seine Wurzeln nicht kennt, kann nicht in den Himmel wachsen, wäre etwa ein Bild hierzu. Wo der narzisstisch Verletzte Halt und Bestätigung sucht in seiner Bedeutsamkeit für andere, versucht der jungianische Therapeut ihm zu helfen, für seine ganz persönlichen, jedoch von allen Menschen zu teilenden und verstandenen Gefühle und Regungen, Gedanken und Phantasien eine innere Anteilnahme zu entwickeln, indem er diese zunächst für ihn empfindet.

Beruhigung der Symptomatik Die langsame und subtile Anbindung der Geschichte des Patienten an die Logik und den Sinn kulturell tradierter Geschichten führt oft zu einer Beruhigung der Symptomatik. Dabei erachte ich es nicht als zwingend notwendig, diese explizit zu besprechen. Oft reicht eine innere Amplifizierung im Therapeuten aus, gerade auch um der Gefahr der Inflationierung, das heißt, dem Überflutetwerden von inneren Bildern im Patienten zu begegnen. Auch Lesmeister (2009) betont die Notwendigkeit der Differenzierung der Patientengruppen, in solche, für die ein solches amplifizierendes Vorgehen möglich ist und andere, für die dies eher eine weitere Regressionsgefahr bedeuten kann. Ob es dabei freudianisch im Sinne der Betonung der ödipalen Thematik oder eher jungianisch-selbstpsychologisch zugeht, ist letztlich zweitrangig.

Therapie ist Beziehungsarbeit Sehr wichtig ist es zu beachten, dass der Patient zunächst über genügend Ich-Stärke verfügt. Nur so kann die Anbindung an den Historienkanon der Kultur und damit der Mitmenschen (der Gleichwertigen) gelingen – nicht nur abstrakt, sondern immer unter Beachtung der individuellen Voraussetzungen. Neben der Übertragungssituation spielen in dieser Frage die Außenkontakte, also das Vorhandensein realer stützender Beziehungen, eine wichtige Rolle. Therapie findet auch bei Jungianern immer in Beziehung statt. Mehreres ist demnach in der therapeutischen Arbeit von Bedeutung: die Beziehung zwischen Patient und Therapeut, die sog. (Außen) Beziehungen des Patienten, aber auch das Eingebettetsein der Beziehungen in das größere Ganze der archetypischen Themen, die sich wiederum in eben jenen Beziehungen aktualisieren.

14.5   Die Normalität des Heldenweges

Ein Blick auf den Lebenslauf als Heldenweg stellt so das Besondere jeder Individuation, jedes individuierten Menschen heraus. Es ist zunächst nichts Pathologisches, Krankhaftes daran, in Krisen zu geraten, Ängsten ausgeliefert zu sein und sich nach seinen Kräften um Fortentwicklung, Reifung und Integration (nicht so sehr: Krisenbewältigung, da hier der Kampf gegen in der Krise außen sichtbar werdende Selbstanteile betont wird) zu bemühen. »Der Weg ist das Ziel« könnte man mit den buddhistischen Lehren sagen, es geht um Integration dessen, was nur scheinbar in meinem Weg steht, was aber mein Weg ist. Es geht also um Normalisierung und auch um Entdramatisierung des oft genug dramatischen Geschehens, wegen dem uns Therapeuten unsere Patienten aufsuchen. Hier sei an die oben beschriebene Patientin (▶ Abschn. 5.7, ▶ Patientenbeispiel 2) erinnert, deren Symptom des Schwindels erst verschwand, als sie aufhörte, dagegen anzugehen. Ähnlich verhält es sich sehr häufig mit psychophysischen Beschwerden.

Nach unten Wachsen   Hillman (1998) hat das mit der griffigen Formulierung des »Nach unten Wachsens« beschrieben: Erst wenn ich mich genügend mit meinen Wurzeln auseinandergesetzt habe, gewinne ich die Fähigkeit zu wachsen. Im selben Maß, wie man sich innerlich verortet, ist man in der Lage, nach Außen und zu Anderen Verbindung aufzunehmen. Dies beschreibt sehr schön den Prozess, der mit einer nachlassenden narzisstischen Weltbeziehung in Gang kommen kann. Ein Patient, der mit der Zeit bemerkt, dass der Therapeut (und vielleicht auch andere Menschen) ihn nicht wegen seiner vermeintlichen Großartigkeit, sondern vielmehr wegen seiner einzigartigen Art als Mensch schätzen, als Mensch wie du und ich sozusagen, der braucht, um sein inneres Selbstwertgefühl zu erhalten, irgendwann nicht mehr auf großartige Phantasien über sich selbst auszuweichen, um seine Scham zu kompensieren.

14.6   Und wenn die Krise ausfällt?

Entwicklungen ohne Dramatik   Man könnte fragen, was mit denen ist, die eine ausreichend gute Bemutterung erfahren, hinreichende Spiegelung ihres (nach Winnicott 2002) »wahren« Selbst erfahren haben, die also gesund zu sein scheinen oder dies tatsächlich sind, die auch durch Lebenskrisen keine wesentlichen Erschütterungen erfahren, sondern diese leichter und scheinbar ohne fremde Hilfe zu »durchleben« scheinen, als die Patienten von uns Therapeuten? Kommen sie dann nicht in den Besitz dieser in der analytischen Psychologie als wertvoll und für die Entwicklung wichtig erachteten Erfahrungen von Verlust, von Aufgabe, Auflösung und darauf folgendem Neubeginn? Muss es immer eine dramatische innere oder auch äußere Entwicklung und Zuspitzung geben? – Es geht nicht immer dramatisch zu, Gott sei Dank. Ich denke, letztlich steht jeder Mensch angesichts von Krankheit und Tod vor solchen Herausforderungen, die ihn zu überfordern drohen. Letztlich hat vielleicht der in seiner Kindheit besser »Ausgestattete« aber doch bessere Voraussetzungen und kommt vielleicht aufgrund seiner guten inneren Objekte (klassisch), seiner guten Verbindung zum Selbst (Neumann [1963] für die analytische Psychologie: Ich-Selbst-Achse) auf kreative Weise und ohne (professionelle) Hilfe weiter. Und sicher spielen auch anlagebedingte Voraussetzungen eine Rolle.

Ohne Belastungen geht es nicht   Dennoch: Der Heldenmythos und seine schwierigen Phasen streichen heraus, dass unser aller Leben nie immer glatt und problemlos verlaufen kann und auch, dass gerade dies wohl einer unserer Chancen darstellt, auf dem Weg zu einem »menschlicheren« Menschen zu reifen und zu wachsen. Gerade Menschen, die bereits frühere Entwicklungsschritte nicht gut gehen konnten und sich von Erwartungen und Verhaltensweisen, die für frühere Lebensphasen typisch sind, nicht trennen konnten, sind gefährdet für eine krisenhafte Zuspitzung zur Lebensmitte. Dies wirft ein, wie ich finde, entlastendes und neues, vollständigeres Bild auf die Krise der Lebensmitte. Die Krise ermöglicht damit eine umfassendere, auch die Menschen mit ernsthaften, therapiebedürftigen Problemen umfassende Sicht auf den normalen, also problematischen und damit risiko- aber auch chancenreichen Lebensweg. Immer geht es aber um eine erneute Auseinandersetzung mit »Angst, Trauer und Ohnmacht« (Müller 2013, S. 30) sowie um den »Mut zu Unterscheidung, zur Abgrenzung und Trennung, denn das bedeutet ja immer wieder Risiko und Wagnis« (ebd., S. 48). Ich denke, wir finden dies oft in den ersten Phasen von längeren Therapien, wenn eine erste Unterscheidung und Wahrnehmung der idealisierten Kindheit und den (idealisierten) Eltern eintritt mit zunehmenden Abgrenzungswünschen und -bemühungen, die zuweilen zunächst übertrieben wirken. Oft treffen diese Abgrenzungsbemühungen auch stellvertretend die Partner. Dies dient aber der Festigung des noch schwachen Ichs, Voraussetzung für die oben beschriebenen inneren Prozesse.

14.7 Die Frage der Amplifikation

Amplifikation als »Anreicherung« Da der Begriff Amplifikation bislang noch nicht hinreichend genau erklärt wurde, soll er im Zusammenhang mit der analytischen Psychotherapie noch genauer ausgeführt werden. Vorab: Der Gedanke an die Amplifikation hat die ersten Kapitel dieses Buches unterschwellig begleitet, denn ich habe versucht, die symbolischen Themen und Konflikte der Lebensmitte mit einer Amplifikation mit den Metaphern und Mythologemen von Odysseus, Sisyphos, Circe und Hermes und dem Puer und deren Rolle

auf der inneren, psychologischen Bühne zu veranschaulichen.

Amplifikation

Amplifikation bedeutet so etwas wie Verstärkung oder Anreicherung durch assoziativ und inhaltlich verwandtes psychisches Material. Verbindung ist die symbolische Aussagekraft, die in Erzählungen oder Mythologemen enthalten ist. Auch in Gruppentherapien wird mit diesem Prinzip gearbeitet, wenn die Gruppenmitglieder nach und nach ein besseres Verständnis ihrer eigenen Problemsituation aus den Narrationen der Anderen gewinnen. Es geht also um eine Weitung des Blickwinkels aus einer rein persönlichen Perspektive heraus, der eine bereichernde und entlastende Wirkung zu eigen ist.

Kanon der großen Erzählungen Durch die Beistellung der großen Dramen der Kulturwelt und der Geschichte kann also paradoxerweise eine Entdramatisierung des Individuellen befördert werden. Wer spürt, dass dem Therapeuten (ohne dass dieser etwas manifest verrät) und wohl auch vielen anderen idealisierten Helden der Geschichte die eigenen Wirrungen und Irrungen sehr wohl bekannt sind, der tritt in eine vertrautere Beziehung zu den widrigen eigenen Gefühlen und Anteilen. Der analytische Therapeut erarbeitet mit dem Patienten gleichzeitig aber auch eine Dramatisierung, eine Narration, eine sinnhafte Geschichte seines Inneren heraus.

Erkenntnis liegt bereit Er stellt sich in Kenntnis der Ubiquität dessen, was dem Patienten widerfährt, als Begleiter auf dem Weg zur Erkenntnis dessen, was im eigenen Inneren als kollektive Gewissheit und Gemeinsamkeit schon längst bereitliegt, aber noch Angst macht, zur Verfügung. Ist schließlich der Kontakt zwischen Ich und Selbst als dem sowohl persönlich wie kollektiv determinierten Kern der Person verbessert hergestellt, kommt es im Austausch von Unbewusstem und Bewusstem zu emergenten, vorher nicht geplanten und vorhersehbaren Entfaltungen. Irgendwann ist der

Therapeut als Katalysator dieser Prozesse dann nicht mehr notwendig, da sie sich selbst verstärken, also positiv auf die Gesamtpersönlichkeit zurückwirken. Die persönliche Begegnung mit ihm hat dann zu einer Integration von Eigenem geführt, was den Patienten nun wiederum befähigt, auch andere Kontakte aufzubauen, die weniger durch die Projektion ihm vorher nicht bewusster Selbstanteile und Objektrepräsentanzen »kontaminiert« sind. Das Leben kommt in Fluss.

Der »Heldinnenweg« Für den weiblichen Heldenweg hat, wie bereits erwähnt, C. Estes in der »Wolfsfrau« (Estes 1993) wertvolles Material zusammengetragen. Interessant ist bei der Betrachtung des weiblichen Individuationsweges wieder ein Ausflug in die Welt des Kinos, genauer die Betrachtung des Films »Alice in Wonderland« von Tim Burton. Folgen wir Jung und Neumann, so stellen sich für die weibliche Entwicklung und den entsprechenden Heldenweg in manchen Aspekten ganz ähnliche Herausforderungen. Filmisch wird dies exemplarisch verdeutlicht, indem die Heldin ihre (nach außen projizierte) narzisstische innere Zwillingsschwester zur Raison und das Ungeheuer der furchtbaren Großen Mutter mit einem Schwertstreich zu Fall bringen muss. Zuhilfe kommen ihr die Tierwelt (das Triebleben, das Spiel, der Humor, die »Verrücktheit«) und eher nicht dem Mainstream der Kultur verhaftete junge Kreative wie die Figur des Hutmachers, der sie zeitweise in seine Obhut nimmt, sie aber letztlich auch nicht vor der Auseinandersetzung mit ihren feindlichen inneren Mächten schützen kann. Gut vorbereitet steht sie so auch die Ängste der finalen Auseinandersetzung durch, auch hier, wie im Herrn der Ringe, fallen die Mächte der Finsternis in sich zusammen, sobald der Held resp. die Heldin der Gefahr ins Auge geblickt hat.

Literatur

Estes CP. (1993) Die Wolfsfrau. Heine, München
Frick E (2005) Sich heilen lassen. Echter, Würzburg
Hillman J (1998) Charakter und Bestimmung. Goldmann, München
Jung CG (1971) Erinnerungen, Träume, Gedanken. Walter, Düsseldorf
Kernberg O (2010) Narzissmus. Schattauer, Stuttgart
Kohut H (1976) Narzissmus. Suhrkamp, Frankfurt a. M.
Kirchhoff B (1990) Kirchhoff, B.: Infanta (1990) Frankfurter Verlagsanstalt, Frankfurt a. M.
Kirchhoff B (2012a) Legenden um den eigenen Körper. Frankfurter Verlagsanstalt, Frankfurt a. M.
Kirchhoff B (2012b) Die Liebe in groben Zügen. Frankfurter Verlagsanstalt, Frankfurt a. M.
Kirchhoff B (2014) Verlangen und Melancholie. Frankfurter Verlagsanstalt, Frankfurt a. M.
Lesmeister R (2009) Selbst und Individuation. Brandes und Apsel, Frankfurt a. M.
Müller L (2013) Der Held – Jeder ist dazu geboren. Opus magnum, Stuttgart
Neumann E (1963) Das Kind. Rhein-Verlag, Zürich
Precht R D (2012) Wer bin ich und wenn ja wie viele? Goldmann, München
Roesler C (2010) Analytische Psychologie heute. Karger, Freiburg
Winnicott D (2002) Reifungsprozesse und fördernde Umwelt. Psychosozial, Gießen

14

Viele Wege führen durchs Leben – die individuelle Bewältigung der »midlife-crisis«

Volker Münch

V. Münch, *Krise in der Lebensmitte*, Psychotherapie: Praxis,
DOI 10.1007/978-3-662-47985-8_15, © Springer-Verlag Berlin Heidelberg 2016

Wenn wir kurz halten
Dann nur um zu sehen
Dass der Weg, den wir gehen
Schön und doch steil ist
Ein Stück nur vom Teil ist
Die Suche geht weiter, nach vorn
(Rosenstolz)

Wir kommen an das Ende unseres Streifzugs durch die psychologischen Aspekte der Krise in der Lebensmitte. Hinter vielen negativen Symptomen wurden psychologisch sinnvolle und potenziell bereichernde Erfahrungsmöglichkeiten aufgespürt. Das Augenmerk einer Therapie der Krise sollte vor allem auf die Zukunft hin ausgerichtet sein und auf die Frage, wie das Leben auf veränderte und zufriedenstellende Weise weiter geführt werden kann. Die Möglichkeiten der Psyche liegen vor allem in ihrer Fähigkeit zur individuellen Findung und Deutung des eigenen Lebensweges, des vergangenen und damit auch des zukünftigen. Diese Plastizität, die auch durch die aktuelle neurowissenschaftliche Forschung untermauert wird, gilt es zu nutzen.

Die Fülle der Erfahrung Nach der Betrachtung der vielen Schwierigkeiten und Fallstricke, die im Lauf der mittleren Jahre auf uns warten, lohnt sich eine Perspektivenerweiterung auf die positiven Aspekte: Wer die Zeit der Lebensmitte erreicht oder hinter sich gebracht hat, der blickt, auch ohne es bewusst so einschätzen zu müssen, auf eine Fülle wertvoller Erfahrungen zurück. Normalität ist, dass wir alle, auch jenseits der Rollen eines Therapeuten oder Patienten bis dahin versucht haben, aufbauend auf unseren Ressourcen und trotz unserer Defizite und der Widrigkeiten des Aufwachsens etwas aus unserem Leben »zu machen«. Wir haben Beziehungen aufgebaut, sind Bindungen eingegangen, was mehr oder weniger gelungen sein mag, je nachdem, welche primären Erfahrungen wir als Kind mit unseren Eltern machen durften.

Selbstheilungskräfte Die prägenden Einflüsse der Kindheit können in ganz erheblichem Umfang relativiert worden sein, durch Einflüsse, die seit unserer Jugendzeit und auch dann im späteren Erwachsenenalter auf uns eingewirkt haben und denen wir uns, oft auch in unbewusster Heilungsabsicht, ausgesetzt haben. Auch wer selbst aufgrund von frustrierenden Erfahrungen den Eindruck gewonnen hat, dass neue Menschen im eigenen Leben regelmäßig wiederum enttäuschten, ist nicht vor vielfältigen positiven Einflüsse sicher, die dem Leben immer wieder neue Impulse geben können. Mit anderen Worten: neue Kontakte bringen nie nur eine Wiederholung der alten Erfahrungen – diesen Anschein erzeugt oft mehr unsere eigene Neigung zur Projektion und Übertragung –, meist bringen neue Menschen etwas in unser Leben, was uns beglückend erscheint und uns auch faktisch bereichert.

Veränderung der Selbstsicht Wenn man in der Lage ist, aus dem so oft von Patienten vorgetragenen Wunsch nach persönlicher Veränderung den Wunsch nach Selbstakzeptanz und nach einer Versöhnung mit der Vergangenheit herauszuhören, kommt man weiter. Dies ist nicht so gemeint, dass die damit verbundenen Hassgefühle, die Verzweiflung und der Schmerz dabei umgangen werden könnten. Dies ist mitnichten möglich und auch nicht sinnvoll. Zur Ganzheit des Menschen, wenn man schließlich doch noch einmal diesen oft missverstandenen Begriff der Analytischen Psychologie bemühen will, gehören Licht und Schatten, Gutes und Böses, Lustvolles und Unlustvolles. Und es gibt immer Unaufgearbeitetes, Liegengelassenes, Rohstoff für weitere psychische Verarbeitungen, auch kreative Leistungen.

Risiken auf dem »freien Markt« Es gibt, wie bereits kurz erwähnt, eine ganze Fülle von Angeboten auf dem Markt der Selbsterfahrung, jenseits von Kassenpsychotherapie – auch viele weniger seriöse bis gefährliche darunter. Vision Quests, Reisen in die Wildnis, die, verbunden mit Herausforderungen in der Natur, den Weg zu verborgenen, inneren Kräften freilegen sollen, bis zu Männergruppen, die sich an die archetypischen Bilder des Kriegers, des Königs und des Magiers anlehnen, um diese Qualitäten für die Teilnehmer persönlich erfahrbarer werden zu lassen, und vieles andere mehr. Entscheidend für die oft zunächst sehr interessanten Seminare ist die Persönlichkeit des Leiters, dessen Vita und dessen Professionalität. Für die meisten Männer sind solche Gruppenerfahrungen wohl ohne psychische Folgeschäden zu überstehen, schwierig wird es jedoch, wenn man persönlich bereits sehr in einem labilen Zustand ist und keine Anbindungen an einen niedergelassenen Psychotherapeuten hat, mit dem man das in solchen Seminaren erlebte besprechen kann. Im Zweifelsfall ist also immer ein Kassenpsychotherapeut die bessere Adresse.

Spirituelle Bedürfnisse Dennoch spricht die Fülle der Angebote nicht nur für die Beeinflussbarkeit der Menschen, sondern auch für deren nachhaltiges Bedürfnis nach Orientierung. Die eigene Verortung im Leben, in der Gesellschaft zu hinterfragen, ist ein legitimes Bedürfnis und kann zu sinnvollen Wandlungs- und Veränderungsschritten führen. Die Sehnsucht nach initiatischen Erfahrungen und tiefgreifenden Veränderungen kann sehr tief motiviert sein. Wichtig ist es, sich klar zu machen, dass binnen fünf Tagen, und sei es durch noch so spektakulär erscheinende Handlungen wie den Sprung von einer Klippe oder andere Mutproben, keine tiefreichende psychische Wandlung zu erwarten ist. Lediglich als Auslöser einer solchen können solche Erfahrungen dienen, wenn sie danach mit fachlicher Unterstützung weiter begleitet, bearbeitet und verstanden werden können.

15.1 Die Lebensmitte – Zeit der Fülle und der Ernte

Es stellt sich die Frage, wie eine geglückte, sagen wir besser gut genutzte Krise der Lebensmitte aussehen könnte. Wie sollen wir uns einen Menschen vorstellen, der diese schwierige Lebensphase gewinnbringend im Sinne des persönlichen Wachstums hinter sich bringen konnte? Sicherlich ergeben sich die Antworten auf diese Frage auch aus manchen bereits angestellten Überlegungen. Doch schauen wir noch einmal genauer hin:

Offenheit und Toleranz gegenüber sich selbst Jemand, der beginnt, sich mit der bereits zurückliegenden Lebenszeit zu beschäftigen, hat bereits begonnen, zu untersuchen, welchen Schatz er im Verlauf seines Lebens angesammelt hat. Der Erfahrungsschatz eines erwachsenen Menschen besteht aus einer unglaublichen Vielzahl von Erinnerungen an menschliche Begegnungen, an Eindrücke,

an Gefühle, an Gedanken, Vorstellungen, Konzepte. Die Wertschätzung dessen, was ist, kann erst beginnen, wenn man erkennt, was und wer man geworden ist. Dies schließt die Anerkennung von Lücken, verpassten Gelegenheiten und Chancen, von Verletzungen ein, denn sie gehören ebenso zum Erfahrungsschatz, sind letztlich nicht von vornherein negativ zu bewerten, wie man vielleicht zunächst meinen würde. Auch über manches, was man nicht erleben musste, kann man im Nachhinein froh sein. Wie viel Glück dazu gehörte, begreift man aber ebenfalls erst dann. Individualität entsteht so paradoxerweise aus der eigenen Mischung aus Erlebtem und Nichterlebtem, aus Erfahrung und Defizit, aus Erkenntnis und Nichtwissbarem, auch »Numinosem« (▶ Abschn. 2.9, ▶ Abschn. 3.1.).

Hadern mit der Gegenwart Bevor man aber erkennen kann, was man an sich und seinem Leben hat, muss man sein Hadern mit der Vergangenheit beenden und auch mit Selbstmitleid und -vorwürfen aufhören. Solange man meint, dass noch etwas ganz anderes zum eigenen Leben gehören müsste oder gar, dass die Vergangenheit von einem anders gelebt hätte werden sollen, ist man nicht dazu in der Lage, zu erkennen, was eigentlich die eigenen persönlichen Stärken sind, was den eigenen persönlichen Weg eigentlich ausmacht. Dazu braucht man auch Menschen, die einen seit langem kennen und die einem offen sagen können, was sie an einem schätzen und was nicht, die auch die eigenen Veränderungen miterlebt haben und weiter zu einem gestanden sind. Das Hadern mit der Vergangenheit führt oft zu einem Hadern mit der Gegenwart, sodass aktuelle Chancen oft gar nicht gesehen und ergriffen werden können, weil man noch immer etwas Unerledigtem hinterherhängt.

Kraft aus der Akzeptanz Erst nachdem wir etwas in unserem Leben aufgebaut haben und erlebt und erfahren haben, können wir unsere eigenen Möglichkeiten realistischer einschätzen und auch unsere Grenzen. Somit liegt gerade in der Akzeptanz von dem, was **ist**, eine große Kraft, die auch das, was ist, zu verändern und zu transzendieren in der Lage ist. Eigentlich ist es eine ganz einfache Gleichung: erst wenn man sich in seiner Vielfalt einigermaßen begreifen lernen konnte und damit anerkennen kann, wer man ist und wer nicht, wer man immer sein wird und wer nie, kann so etwas wie Identität tief innerlich erlebt werden. Hier hilft, wenn notwendig, eine therapeutische Beziehung, die einem zeigen kann, dass man als Mensch durchaus interessant und wertvoll ist und ein Recht auf sein Erleben und seine Sichtweisen hat, in Abgrenzung zu Anderen. Mit dieser Abgrenzung aber wird man erst sichtbar und kann eigentlich dann erst in einen realistischen Austausch mit anderen treten und so seine Identität bestätigen und ggf. auch weiter hinterfragen und damit weiterentwickeln.

Die Hauptaufgabe analytischer Psychotherapie Psychotherapien haben oft zum Inhalt, Menschen, die es darin sehr schwer haben, in dieser Selbstannahme, auch angesichts eines schwierigen Lebensweges, zu begleiten und zu unterstützen. Dies mag auf den ersten Blick resignierend bis hoffnungslos klingen und genau das ist es auch, was manche Menschen von dieser wichtigen Auseinandersetzung abhalten kann. Doch letztlich geht es in keiner Weise um eine Selbstaufgabe, sondern, im Gegenteil, um eine Selbstannahme. Erst, wenn es möglich ist, nicht mehr gegen sich selbst zu denken, zu handeln und zu fühlen, werden neue Kräfte frei, die lange nicht gelebte Bereiche der Persönlichkeit wiederzubeleben in der Lage sind. Erst mit dem realistischen Blick auf einen selbst, auf die eigene Geschichte und seine Fähigkeiten, kann man aus diesen noch mehr und Besseres machen. Vor allem kann man die Fähigkeit erlangen, seine Wünsche und Fähigkeiten in Einklang zu bringen mit den Gegebenheiten seines gegenwärtigen Lebens(alters). Viele Menschen leiden darunter, dass sie verpassten Gelegenheiten hinterhertrauern, sich Vorwürfe machen, darüber grübeln, was sie nächstens ganz anders machen sollten. Darüber zieht das Leben an ihnen vorbei.

Wertschätzen, was ist Die Lebensmitte zu einer Zeit der Ernte zu machen hieße, sich auf das zu besinnen, was im eigenen Leben wirklich zählt. Die Veränderungen nämlich, die zur Zeit der Lebensmitte (noch) möglich sind, sind subtiler Natur. Vieles am eigenen Geworden-Sein, dem eigenen Körper, eigenem Wissen, eigenen Erfahrungen kann man nicht austauschen gegen ein anderes

Leben. Der wieder erwachende Hunger nach einem »Mehr« kann irreführen. Er kann aber ein Ansporn sein, sich zunächst zu fragen, wo dieses »Mehr« in einem verborgen liegt, statt es einmal mehr im Außen zu suchen. Um nicht missverstanden zu werden: Die neue Beziehung, der neue Job, das neue Haus können Glück bedeuten, doch ohne den gleichzeitigen Blick nach innen, der fragt, ob ein Mensch oder eine Umgebung wirklich zu einem passt, ist vieles nur Kosmetik.

Die Bedeutung von Freundschaften Das, was eine Psychotherapie zur Lebensmitte leisten kann, übersteigt die Möglichkeiten, die einer guten Freundschaft ebenfalls innewohnen. Dabei wirken lange Freundschaften meist auf so gute Weise, dass eine Therapie sich erübrigt. Vorteil der Psychotherapie ist die Außenperspektive und die Möglichkeiten, dass der Patient auf jegliche Rücksichtnahme verzichtet. Auch wenn er dies oft zunächst aus Übertragungsgründen heraus nicht tun wird, so kann ihm jedoch der Therapeut diese unbewusste Beziehungsgestaltung vor Augen führen, was zu einer genaueren Selbsterforschung und auch einer heilsamen Selbstdistanz führen kann.

Patientenbeispiel 9
Eine Patientin ließ sich von der Therapie durch die für sie sehr ängstigenden Veränderungsschritte der späten Lebensmitte begleiten. Bei ihr fiel die Trennung von Ehemann, der Auszug aus dem gemeinsamen Haus und die erstmalige Aufnahme einer Berufstätigkeit außerhalb der ehelichen Beziehung, die zudem Arbeitgeber-Arbeitnehmer-Verhältnis war, zusammen. Der Behandler fungierte daher lange Zeit als auch idealisiertes Objekt. Erst allmählich gelang es der Patientin, selbst wieder Vertrauen und Hoffnung in die eigenen Fähigkeiten zu entwickeln. Den von ihr positiv erlebten Veränderungsschritten gesellte sich ein Wermutstropfen hinzu. Aufgrund eingeschränkter finanzieller Möglichkeiten musste sie wieder ins Elternhaus, hier mit dem Vater zusammenziehen, was erhebliche innere Konflikte mit sich brachte. Einerseits war da die Angst vor Fremdbestimmtheit durch den autoritären Vater, andererseits schien sich auch ein (sie letztlich mehr beunruhigender) ödipaler Wunsch zu verwirklichen. Unter dem Strich

konnte sich die Patientin in kleinen Schritten weiter emanzipieren und zeigte eine erstaunliche Fähigkeit, kreativ mit Konflikten, Unzufriedenheit und Spannungen umzugehen. Wesentlich war dabei, dass sie zu ihrer früheren Neigung, sich selbst in eine Spirale der Empörung über andere »hineinzuschrauben«, und damit zu ihrer histrionischen Persönlichkeitsseite, Abstand gewinnen konnte.

Probleme am Ende der Lebensmitte An dieser Stelle sei noch etwas angemerkt. Wie vielleicht aufgefallen ist, sind doch einige der berichteten Patienten schon relativ am Ende der Lebensmittephase in Therapie gekommen. Das Charakteristische ihrer Identitätssuche und der tiefgreifenden Suche auf persönlichem, beruflichem und spirituellem Gebiet kann jedoch m. E. eindeutig unserem Themenkreis zugeordnet werden. Viele Menschen versuchen zunächst lange, ihre bewährten Coping-Strategien anzuwenden, um ihre zur Lebensmitte eskalierenden Konflikte zu lösen. Letztlich scheitern manche aber daran, dass sie nicht wirklich neue Gedanken in ihr Leben lassen können, was wiederum an der Angst vor der Wiederholung negativer Erfahrungen mit anderen Menschen liegt. Der Schritt zum Therapeuten allein ist daher schon ein entscheidender Schritt zur Veränderung bzw. an sich schon eine Veränderung. Jemand anderen an seinen Problemen und oft schambesetzten Persönlichkeitsaspekten teilhaben zu lassen, ist nicht leicht und keineswegs alltäglich. Der Gang zum Therapeuten ist damit schon oft ein erster Schritt aus Isolation und Narzissmus heraus. Er ist getragen von der Hoffnung auf eine neue, korrigierende emotionale Erfahrung.

15.2 Lineare und zyklische Anschauungen des Lebenslaufs

Vergangenheit nie ganz abgeschlossen Der Perspektivenwechsel, der von uns zur Lebensmitte gefordert wird, kann auch einen Gedanken enthalten, der, gemessen an dem, was in der Alltagswelt für normal gehalten wird, überrascht: Die meisten von uns sind es gewohnt, sich ihr Leben als stetiges Fortschreiten auf einer Linie, also linear, vorzustellen. Dass dies jedoch vor allem auf das Konzept

der messbaren Zeit zurückgeht und stark durch unsere westliche, abendländische Kultur geprägt ist, fällt zunächst wenig auf. Doch bereits die Griechen gesellten dem Gott der messbaren Zeit, der objektivierbaren Güter, Kronos, den Gott Kairos an die Seite, der symbolisch für die Gunst der Stunde, die Zeit, die gekommen war, den glücklichen Zufall oder auch Einfall stand. Manchem mag es im Lebenslauf bereits so vorkommen, als wiederholten sich die Erfahrungen, die Fehlschläge wie die Erfolge.

Zyklizität der Zeit Auch im Vergleich der Generationen gibt es jenseits aller sich verändernden äußeren Ausgestaltungen eine Ebene, wo alle Menschen in den verschiedensten Lebensaltern durch ähnliche Erfahrungen zu gehen haben. Dies betrifft die Erfordernis, Abschied nehmen zu können und mit der Vergangenheit in einem bestimmten Sinn abschließen, besser, sie integrieren zu können. Hier zeigen sich bereits Hinweise auf die in unserer Welt so an den Rand gedrängte Anschauung der Zyklizität der Zeit. Auch ein einzelner Lebenslauf kann in diesem Sinne, wenn nicht als Kreis, so doch als Spirale gedacht werden. In diesem Bild kommen die Wiederkehr des Bekannten und die Weiterentwicklung hin auf etwas Höherentwickeltes gemeinsam zum Ausdruck.

Ewige Wiederkehr des Lebens Schon unser christlicher Jahreslauf, in vielem angelehnt an seine heidnischen Vorläufer, verbindet sich immer wieder mit den ewig wiederkehrenden Verfalls- und Erneuerungsprozessen in der Natur. Sabina Spielrein, eine frühe Schülerin Jungs, formulierte diesen Vorgang bereits 1912 als »Destruktion als Ursache des Werdens«. Sie hebt hervor, »daß zum Zustandekommen des Lebens der Tod erforderlich ist« (Spielrein 1986, S. 116). Der Gedanke der Wiederkehr des Lebens im Frühling oder in Form der nächsten Generation ist dabei gebunden an den Gedanken, dass das Alte, also auch wir selbst, einmal nicht mehr sein werden. Dennoch wird etwas von uns weiterleben, das ist die tröstende Grundannahme des zyklischen Entwicklungsgedankens.

Zielgerade oder Weiterentwicklung? Sind wir hingegen auf die Vorstellung einer Zielgeraden angewiesen, um unser Leben als Ganzes denken zu können, müssen wir uns nach der Lebensmitte so weit von unseren Ursprüngen denken wie niemals zuvor. Der vorgestellte Weg zurück in die Kindheit wird in diesem Bild in jedem Fall länger und weiter als der zu unserem Tod. Je nachdem, wie sehr wir uns mit uns selbst verbunden haben und wie wir uns im Leben verwurzelt haben, kann dies große Angst auslösen, denn die Vorstellung enthält den Gedanken, dass die Vergangenheit hinter uns wegbricht und uns die Zeit ohne die Möglichkeit einer Rückbesinnung ständig weiter nach vorne treibt.

Renaissance des zyklischen Weltbildes Die Vorstellung von einer spiralförmigen Entwicklung des individuellen wie kollektiven psychischen Lebens wird sowohl in der neueren, holistischen Psychologie wie auch bereits in alten astrologischen Systemen, aber auch in bestimmten philosophischen Systemen tradiert. Da sie mehr mit einem polyvalenten Gottesbild in Zusammenhang steht, ist sie derzeit nicht besonders anerkannt, findet aber vermehrt Beachtung (Maffesoli 2014; Tarnas 2006).

Wunsch nach einem »Ankommen« Was die Idee der Zyklizität für die Lebensmittekrise bereithält, ist der mitunter hilfreiche Gedanke, dass sich die Vergangenheit nie eins zu eins wiederholt, sondern sich immer auch neue Entwicklungsmöglichkeiten auftun, dass auch ein »Ankommen« in einem Zustand der größeren Integration der inneren konflikthaften Kräfte möglich ist, eben auch unter Beibehaltung des Wertvollen, was man aus der Vergangenheit mitgebracht hat. Auch in Jungs Psychologie kommt der Vorstellung der sich immer wieder neu konstellierenden archetypischen Übergänge im Lebenslauf eine tröstende und kreative Kraft zu. Ob es der Übergang vom Kleinkind zum Schulkind, der vom Jugendlichen zum Erwachsenen, der von der ersten Lebenshälfte zu zweiten ist, immer bestehen sowohl Gefahren wie auch große Chancen auf Veränderung in Richtung auf die Entdeckung und die zunehmende Akzeptanz des eigenen Wesens, der eigenen Talente, aber auch der eigenen Schwächen und des, wie Jung ihn nannte, eigenen Schattens, der bislang unerkannten unbewussten Seelenanteile.

Konfrontation mit dem Schatten Konkret bedeutet das natürlich die Konfrontation mit den unliebsamen Seiten der eigenen Person, der Faulheit, Kleinlichkeit, dem falschen Stolz, dem Neid, der Eifersucht. Sicher ist niemand begeistert, wenn er wieder Kontakt mit diesen Persönlichkeitsmerkmalen oder Affekten hat. Aber die Wiederholung büßt mit der Vorstellung einer zyklischen oder spiralförmigen Entwicklung etwas von der Negativität, von der Bitternis ein, die einen befallen mag, wenn man meint, wieder am selben Punkt im Leben zu stehen. Gerade dieser Vorstellung selbst gilt es Widerstand entgegenzusetzen. Daran kann der Einzelne dann wachsen, so die Vorstellung der analytischen Psychologie. Wachstum ist dabei so gedacht, dass wir uns nicht von den vorschnellen Versprechungen auf ein anderes, ein besseres Leben verführen lassen, sondern wirklich prüfen, nach was wir eigentlich auf der Suche sind.

Bedeutung der Wiederholung Viele derjenigen, die zur Lebensmitte frohgemut endlich ihr »Hamsterrad« gemeint hatten verlassen zu haben, stellen einige Zeit umso mehr enttäuscht fest, dass sie sich in einer neuen »Mühle« wiederfinden, die mitunter zu schnell getroffenen Entscheidungen auf einem Trugschluss fußten. Die unter dem Eindruck der vielfältigen Ängste der Lebensmitte getroffenen Entscheidungen können deshalb nicht bestehen, da sie ein Charakteristikum der oft lästigen Wiederholung negativer Erfahrungen außer Acht lassen. Ähnlich wie die Erfahrung Sisyphos´ enthalten Wiederholungen eine oft nicht richtig verstandene Mitteilung des Unbewussten. Es gilt oft eben nicht lediglich auszusteigen und endlich den ganz anderen Job, den ganz anderen Partner zu finden, sondern darum, den Sinn und die Bedeutung einer Wiederholung herauszufinden. Was wollte und will unser Unbewusstes uns über uns mit dieser erneuten Erfahrung einer Enttäuschung mitteilen? So könnte die Frage als Dialog zwischen Ich und Selbst z. B. formuliert werden. So gelangt man zu der Feststellung, dass man sich abermals getäuscht hat. Doch die Täuschung besteht darin, dass man ein äußeres Ereignis mit einem inneren Wandlungsprozess verwechselt. Es sollte klarer geworden sein, wie dies zustande kommen kann und was gegebenenfalls dagegen zu tun ist.

15.3 Ein gelungenes Leben

Die unendliche und endliche »midlife-crisis« Ich möchte den ungezählten Ratschlägen für ein gelingendes Leben nicht weitere hinzufügen. Doch sollte zwischen den Zeilen deutlich geworden sein, dass es nicht die **eine** Krise der Lebensmitte gibt, die jeden ereilt, sondern dass sich zur Zeit der Lebensmitte, wann immer wir sie auf unserem Kontinuum lokalisieren, die Fragen nach dem Sinn und der Bedeutung unseres Lebens ein vielleicht (vor)letztes Mal so deutlich stellen und in ihrer Konflikthaftigkeit und Dramatik auch besonders intensiv erlebt werden. Anders als beim Übergang in den Ruhestand, ins Rentenalter, ins Alter selbst können hier noch viele Entscheidungen neu getroffen werden, immer auf der Basis dessen, was ist. Es geht somit in der Lebensmitte in zugespitzter Weise um all jene Themen, die uns im Prinzip seit frühester Kindheit beschäftigen: den Widerstreit zwischen Autonomiestreben und Bindungswünschen, den Wunsch nach Selbstverwirklichung und den nach Kontakt, den Wunsch, sich zu verwurzeln und den Wunsch, über sich selbst hinauswachsen zu können. Haben wir ein bestimmtes Alter überschritten, so erübrigen sich bestimmte Entscheidungen, dafür werden andere Optionen sichtbar und möglich.

15.4 Spiritualität, Glaube und Transzendenz

Grundfragen des Lebens Gerade jene Transzendenz, uns selbst hinter uns lassen zu können, mehr geschehen lassen zu können und zu genießen, was sich bietet und sich nicht zu bemitleiden für das, was wir nun mal nicht mitbekommen haben und auch im Leben nicht erringen konnten, ist eine große Option und damit ein Thema für die Lebensmitte. Hier beginnt die Auseinandersetzung mit der Frage, was trotz aller Endlichkeit und Sterblichkeit von uns bleibt und in welche größeren Zusammenhänge wir uns eingebettet sehen, sei dies die Familie, die Gesellschaft oder die geschöpfliche Welt an sich. Die Fragen des Glaubens stellen sich neu. Es entwickelt sich ein engerer Bezug zu dem, was in allgemeiner Form in theologischen oder philosophischen Vorstellungen und Schriften formuliert

ist. Es hat etwas Beruhigendes, zu erfahren, dass wir auch dazugehören, auch nur eines jener vergänglichen Geschöpfe ist, wir auf diese Weise mit aller Angst und Beschwernis mit anderen Menschen verbunden sind.

Große und kleine Welten Erst die Perspektive auf die Überzeitlichkeit des Lebens an sich, auf das, was weitergeht, nun mit dem eigenen Beitrag zum großen Ganzen, verleiht die Fähigkeit, in Demut und Respekt vor sich selbst, vor anderen und in der Welt zu leben. Damit in Verbindung steht dann auch die belebende Erfahrung des »trotzdem« der eigenen Existenz und der Vielschichtigkeit des inneren und äußeren Lebens. Es gibt den Tod und es gibt das, was ihm trotzt und auch Bestand hat.

15.5 Erfüllung

Leben braucht kreative Spannungen Ein erfülltes Leben, das ergibt sich aus unserer bisherigen gedanklichen Wanderung, könnte ein solches sein, dass auch die Untiefen, die ja Tiefen sind, ausloten konnte und an den Klippen der eigenen Widerstände, des eigenen Stolzes und der eigenen Ängste nicht gestrandet ist. Ein wesentlicher Punkt in der erfolgreichen Bewältigung der Krise der Lebensmitte ist der, dass die eigenen Ideale nicht mehr so hoch gehängt werden, dass ein angemesseneres und stabileres Gleichgewicht zwischen den Polen Minderwertigkeit und Größengefühl aufgebaut werden kann, mehr Zufriedenheit damit herrscht, ein ganz normales Leben zu leben, ein ganz normaler Mensch zu sein. Klinisch gesehen, wird so die Entwicklung hin zu einem gesünderen Narzissmus beschrieben.

Neuere jungianische Konzepte Lesmeister stellt die These auf, »dass Individuation und Identität wenn nicht gerade im Gegensatz-, so doch mindestens im Spannungsverhältnis zueinander stehen.« (Lesmeister 2009, S. 57). Für ihn ist die »Identität zur Offenheit des Selbst hin ständig aufgebrochen« (ebd., S. 57). Damit kritisiert er eine Vorstellung des Selbst, die mit Ideen der Ganzheit und Vollständigkeit liebäugelt. Im Alltag gehe es vielmehr darum, auch die Widersprüchlichkeit und den

Spannungsbogen in einer Persönlichkeit anzunehmen und kreativ nutzbar zu machen. In diesem Sinn taugt vielleicht das althergebrachte Verständnis des Begriffs Identität nicht mehr allzu viel (Dornes 2012). Auch der Umgang mit den neuen Medien fordert von Psychotherapeuten und auch allen anderen eine neue Sichtweise des Individuums. Nicht aus überschneller Anpassung an die veränderten Verhältnisse, sondern weil der ständig wechselnde und sich erweiternde Blick auf den Menschen zur menschlichen Entwicklung und zur Geistesgeschichte dazugehört.

Wissen um die Relativität   Auch unser heutiger Erkenntnisstand ist in 100 Jahren sicherlich deutlich überholt und überarbeitet. Also: auch die Selbstfremdheit kann Teil des Selbst sein. Wenn wir zur Lebensmitte an einen Punkt kommen, an dem wir sehen, dass bestimmte Entscheidungen in unserem Leben irreversibel sind, können wir uns dagegen auflehnen oder versuchen, es zu ignorieren. Dennoch ist auch die bleibende Fremdheit uns selbst gegenüber ein Merkmal, das nicht nur Dichter und andere Künstler bewegt. Winnicott (2002) hat dies einmal mit dem Begriff des »incommunicado« beschrieben. Es gibt etwas in uns, das jenseits von unserem Willen und auch unserer Einsicht existiert. Es hat wohl mit dem zu tun, was uns am Leben hält und was seit Jahrtausenden im Zentrum des Interesses von Philosophen und Theologen steht: dem Rätsel unserer Existenz, dem Numinosen bei Jung.

Lebensmitte als vulnerabler Zeitpunkt   Die Lebensmittekrise ist einer der besonders vulnerablen und damit aber auch prägenden Phasen unserer Lebensgeschichte, nach früher Kindheit, Jugend und vor dem Alter und der endgültigen Konfrontation mit dem Tod. Das Abschiednehmen im Leben beginnt spätestens mit der Geburt und führt normalerweise in Stufen, die auch zu bewältigen sind, zu mehr Reife und Lebensweisheit, zu Ruhe und Gelassenheit, zu Erfüllt-Sein und Dankbarkeit. Wer sich schwer tut mit dem Weitergehen und Abschied hat die Gelegenheit, dies an der nächsten Schwelle noch einmal neu anzugehen, sich mit der Endlichkeit des Lebens auseinanderzusetzen und daraus neue Kraft zu schöpfen, um endlich bei sich anzukommen. So können Ängste schrittweise bearbeitet, d. h. anerkannt und integriert werden.

Abschließende Gedanken   Es dürfte deutlich geworden sein, dass die Krise der Lebensmitte paradoxerweise nicht an ein genaues Lebensalter gebunden ist, eher an die innere Verfasstheit des Betroffenen und abhängig von der Frage, wie frühere potenziell krisenhafte Übergänge gemeistert werden konnten. Von einer verfrühten oder verspäteten »midlife-crisis« zu sprechen wäre daher etwas merkwürdig, der Gedanke öffnet aber für die Möglichkeit, dass sich bestimmte Fragen bei bestimmten Menschen durchaus untypisch früh oder verspätet zeigen können. Die gedankliche Klammer unserer überwiegend psychoanalytisch-jungianisch inspirierten Gedanken zur Lebensmitte sind universale Prinzipien: die Polarität von Bewahren und Verändern (symbolisiert durch die archetypischen Bilder »Puer« und »Senex«).

Den eigenen Mythos leben   Die Angst vor dem Tod, die größtenteils unbewusst bleibt, fordert auf zu einer Synthese von verschiedenen Lebenslinien, von früheren Lebensentwürfen mit gegenwärtiger Realität, verlangt im Sinne einer Weiterentwicklung eine größere Offenheit gegenüber der eigenen Fremdheit, »Verrücktheit«, dem eigenen Mythos gegenüber, wie Jung einmal sagte. Dies alles kann gelingen, wenn die »transzendente Funktion« wirksam wird, die letztlich neue Symbole schafft, in denen die alten aufgehen können. Alles dreht sich darum, zu erkennen, was ist. Dies ist die schwierigste Aufgabe, was man nicht meinen sollte, denn vieles, was für Andere direkt vor unseren Augen liegt, ist für uns selbst unsichtbar. In dieser Hinsicht ist der tragende Kontakt zur Familie, zu Freunden oder vorübergehend auch zu einem Psychotherapeuten unentbehrlich, da nur andere Menschen einen spiegeln können.

Antworten liegen bereit   Wie oft liegt die Antwort auf die Fragen der Patienten in dem, was sie bereits über sich wissen, was sie aber noch nicht zu integrieren und zu erfassen vermögen. Die Aufgabe des Therapeuten ist dann, die bei ihm auftauchenden seelischen »Sprengsel« des Patienten einzusammeln und in verträglicher Weise zurückzugeben.

So werden verschiedene Talente wie ein soziales und ein musisches oder ein technisches und ein pädagogisches in neuen Berufsvorstellungen vereint. Hobbys und früherer Beruf werden eins oder aber getrennt, sollte sich der Beruf zu weit in die Freizeit erstreckt haben. Doch um diese konkreten Veränderungen zu erreichen, ist ein Mindestmaß an Selbstakzeptanz und Selbstliebe nötig. Erst dann können verzerrte und überhöhte Vorstellungen über sich selbst aufgegeben und korrigiert werden. All dies geschieht dann manchmal scheinbar wie von selbst, wenn ein längerer therapeutischer Kontakt besteht.

Keine fixen Ziele und Bewertungen Die Erfahrung, in den verschiedensten Aspekten des eigenen So-Seins angenommen zu werden, ohne bewertet zu werden, ohne dass der Therapeut einen in eine bestimmte, sozial geforderte Richtung meint schieben zu müssen, von einem Therapeuten, der immer wieder von Neuem versucht, theoriefrei und offen seinem Gegenüber zu begegnen, um seine Entwicklung möglichst zu befördern, diese Erfahrung kann die Entwicklung des Selbst im Patienten/Klienten anstoßen. Unser Unbewusstes scheint unter diesen Bedingungen in Kontakt mit dem bewussten Ich zu treten und einen veränderten Realitätsbezug anzuregen und selbst möglich zu machen. Der Therapeut, Arzt oder Berater ist Katalysator, nicht Motor dieser Bewegung. Diese kommt aus dem Leben des Betroffenen selbst.

Literatur

Dornes M (2012) Die Modernisierung der Seele. Fischer, Frankfurt a. M.

Lesmeister, R. (2009): Selbst und Individuation, Brandes und Apsel, Frankfurta. M.

Maffesoli M (2014) Die Zeit kehrt wieder. Matthes und Seitz, Berlin

Spielrein S (1986) Destruktion als Ursache des Werdens. In: Spielrein S (1986) Ausgewählte Schriften. Brinkmann und Bose, Berlin

Tarnas R (2006) Cosmos and Psyche. Plume, New York

Winnicott D (2002) Reifungsprozesse und fördernde Umwelt. Psychosozial, Gießen

Serviceteil

V. Münch, *Krise in der Lebensmitte,* Psychotherapie: Praxis,
DOI 10.1007/978-3-662-47985-8, © Springer-Verlag Berlin Heidelberg 2016

Stichwortverzeichnis

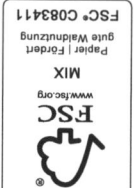

Zeitfracht Medien GmbH
Ferdinand-Jühlke-Straße 7
99095 Erfurt, Deutschland
produktsicherheit@kolibri360.de